Die

Medicinischen Verbandmaterialien

mit besonderer Berücksichtigung ihrer

Gewinnung, Fabrikation, Untersuchung und Werthbestimmung

sowie ihrer

Aufbewahrung und Verpackung.

Von

P. Zelis,
Apotheker und Verbandstoff-Fabrikant.

Mit in den Text gedruckten Figuren.

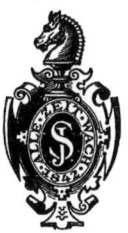

Berlin.
Verlag von Julius Springer.
1900.

ISBN-13:978-3-642-90594-0   e-ISBN-13:978-3-642-92452-1
DOI: 10.1007/978-3-642-92452-1

Softcover reprint of the hardcover 1st edition 1900

Alle Rechte, insbesondere das der
Uebersetzung in fremde Sprachen vorbehalten.

Vorwort.

Der Beginn der fabrikmässigen Herstellung der Verbandstoffe fällt in den Anfang der siebziger Jahre unseres Jahrhunderts, als Professor von Bruns die gebleichte und hydrophile Charpiebaumwolle in den Verbandstoffschatz und Professor Lister die antiseptische Wundbehandlung einführten. — Damals und noch in den ersten Jahren nach Gründung dieser neuen Industrie waren es verhältnissmässig wenige Artikel, die herzustellen waren; Baumwolle-Watten und -Stoffe bildeten so ziemlich das einzige Grundmaterial, abgesehen von Näh- und Drainagemitteln; und von Imprägnirungen wurden kaum mehr als solche mit Karbolsäure, Salicylsäure, Sublimat und Borsäure ausgeführt. — Das ist inzwischen von Grund aus anders geworden. Nicht nur, dass es niemals an Versuchen fehlte, die Baumwolle durch andere Materialien zu ersetzen und neben diese Asche, Sand, Torf, Moos, Holzwolle, Cellulose, Papier etc. einzuführen, sondern es brachte auch jedes Jahr zahlreiche neue Antiseptica, die in der Branche verarbeitet werden mussten. Die aseptische Wundbehandlung und die stetig wachsende Nachfrage nach sterilisirten Verbandstoffen brachten eine grosse Veränderung in den bisherigen Betrieb, besonders dadurch, dass nun auch der Verpackung eine erhöhte Sorgfalt gewidmet werden musste. Die inzwischen mächtig angewachsene Konkurrenz that ein Uebriges, sich mit neuen Präparaten oder Aufmachungen einzuführen und die Artikelliste einer Verbandstoff-Fabrik mehr und mehr zu vergrössern. — Die Zunahme der Konkurrenz veranlasste, wie es natürlich und in anderen Industrien ebenfalls ist, ein beständiges Sinken der Verbandstoffpreise· War dasselbe auch zum grossen Theile begründet in der ständigen

Entwerthung der Rohmaterialien, besonders der Baumwolle und der Chemikalien, so sorgten ausserdem der nach und nach rationeller werdende Betrieb der Fabriken und die von Jahr zu Jahr mehr hervortretende Anspruchslosigkeit in der Werthschätzung der Watten und Stoffe dafür. Es ist eine auffallende Thatsache, dass jene kurzfaseriger, diese weitmaschiger und schmaler geworden sind. Solche minderwerthigen Materialien, besonders solche lockeren Gazen, vermögen Chemikalien mechanisch weniger fest zu halten als langfaserige Watten oder dichte Gewebe und diesem Uebelstande ist es mit zuzuschreiben, dass so viele minderprocentig imprägnirte Fabrikate in den letzten Jahren im Handel angetroffen werden. — Dass es, wie überall, auch in der Verbandstoff-Industrie gewissenlose Fabrikanten giebt, die aus dem einen oder anderen Grunde zu Unterdosirungen ihre Zuflucht nehmen, und, um diese dem Auge zu verbergen, zu Färbungen schreiten, machen die in letzter Zeit in den Fachblättern wiederholt veröffentlichten Untersuchungsresultate fast zur Gewissheit.

Eine Koncessionspflicht für Verbandstoff-Fabriken und eine staatliche Beaufsichtigung derselben, wie sie in Oesterreich-Ungarn bestehen, wären auch in Deutschland sehr empfehlenswerth.

Das vorliegende Buch soll dem Apotheker, Drogisten und Arzte wie überhaupt dem ganzen ausgedehnten Kreise der Interessenten ein zuverlässiger Rathgeber sein beim Einkaufe und der Beurtheilung der gesammten Verbandstoff-Materialien; es soll den Fachmann in Stand setzen zur Herstellung derselben im Grossen wie im Kleinen, besonders dem fernabwohnenden Apotheker und Drogisten ermöglichen, seltener vorkommende oder dem leichten Verderben ausgesetzte Imprägnirungen schnell und sicher auszuführen.

Chemnitz, im December 1899.

Paul Zelis.

Inhaltsverzeichniss.

Erster Theil.
Die Verbandstoff-Materialien.

Seite
Einleitung 3

Erster Abschnitt.
Die Grundmaterialien.

A. Baumwolle 5
   1. Rohwatte (Polsterwatte, Ungebleichte Spitalwatte) 7
   2. Verbandwatte (Dr. von Bruns' Charpie-Baumwolle) 9
   3. Webstoffe 15
      a. Mull, ungebleicht (Kaliko; Rohnessel) 20
      b. Mull, gebleicht (hydrophiler Verbandstoff; Battist) . . . 22
      c. Mull, gebleicht und appretirt (Appretirte Gaze; Organdin-Gaze; Kleister-Gaze) 22
      d. Cambric (Englischer Mull) 22
      e. Flanell 23
      f. Lint (Englische Charpie) 23
      g. Docht 24
      h. Geölte Baumwollgewebe 24
   4. Wirkwaaren 24
      a. Strumpfschlauch 24
      b. Trikot 26
B. Holz 26
   1. Holzwolle (Holzschliff) 26
   2. Holzwollwatte 28
   3. Holzcharpie 29
   4. Cellulose 30
      a. Zellstoffwatte (Zellstoffblätter) 30
      b. Zellstoffgewebe 30
      c. Papier (Seiden-, Filtrir-, Pergament-Papier, Christia) . . . 31
   5. Waldwollwatte 32

	Seite
C. **Jute**	32
1. Rohe Strangjute	33
2. Rohe Vliesjute	34
3. Gebleichte Vliesjute	34
4. Jutewatte	34
D. **Wolle**	34
1. Wollener und halbwollener Flanell	36
2. Elastischer Flanell (Crepon)	36
E. **Chinagras** (Ramé, Ramié)	37
1. Chinagras-Werg	37
2. Chinagras-Watte	37
F. **Seide**	37
1. Nähseide, a) drellirt	39
— b) geflochten (Turner's Patentseide)	40
2. Bourette (Seidenabfall-Gewebe)	40
3. Seidenwatte	40
4. Seidenwurm-Darm (Fil de Florence)	41
5. Schutztaffet (Silk protectiv)	41
G. **Leinen**	41
1. Hede, Werg	43
2. Oakum (Theerhanf-Charpie)	43
3. Leinwand (Leinen-Charpie)	44
H. **Moos**	44
I. **Torf**	45
K. **Asbest, Sand, Asche, Kohle**	48
L. **Glaswolle, Glasdrains**	49
M. **Badeschwamm**	49
N. **Penghawar-Djambi** (—Watte)	51
O. **Kautschuk**	52
1. Paragummi	53
2. Patentgummi	53
3. Weichgummi	53
4. Hartgummi	54
5. Gummirte Gewebe (Betteinlagen)	55
P. **Guttapercha**	56
1. Guttapercha-Papier	57
2. Guttapercha-Mull (— Schwammfilz)	57
Q. **Catgut, Knochendrains**	58

Zweiter Abschnitt.
Die antiseptischen Verbandmaterialien.

A. **Die Vorbereitungen**	62
B. **Fixirungsmittel**	64
C. **Vom Färben**	65
D. **Das Imprägniren**	67
E. **Die Imprägnirräume**	71

Inhaltsverzeichniss. **VII**

Seite

F. Die Imprägnirapparate 73
   1. Wringmaschine mit Zubehör (Ständer, Schale etc.) 73
   2. Irrigatorspritze mit Zubehör (Tafel, Presse etc.) 75

G. Das Trocknen der Verbandstoffe und die Trockenräume 79

H. Die Procentuirung 82

I. Die Chemikalien 85
   1. Acidum benzoicum. 2. — boricum. 3. — carbolicum. 4. — chromicum. 5. — picrinicum. 6. — salicylicum. 7. — tannicum. 8. Actolum. 9. Aether. 10. Airolum. 11. Albumen ovi siccum. 12. Alumnolum. 13. Ammonium chloratum. 14. Amyloformium. 15. Amylum Tritici. 16. Aqua destillata. 17. Argentolum. 18. Argentum. 19. Argoninum. 20. Aristolum. 21. Auraminum. 22. Balsamum Peruvianum. 23. Benzoe. 24. Bismutum oxyjodatum. 25. Bismutum subnitricum. 26. Camphora. 27. Cera alba. 28. Cetaceum. 29. Chinaseptolum. 30. Chinolinum tartaricum. 31. Chinosolum. 32. Cocainum hydrochloricum. 33. Colophonium. 34. Creolinum. 35. Cumarinum. 36. Dermatolum. 37. Diaphterinum. 38. Dijodoformium. 39. Eka-Jodoformium. 40. Eosinum. 41. Europhenum. 42. Ferripyrinum. 43. Ferrostyptinum. 44. Ferrum sesquichloratum crystallisatum. 45. Formalinum. 46. Fuchsinum. 47. Glutolum. 48. Glycerinum. 49. Hydrargyrum bichloratum (corrosivum). 50. Hydrargyrum-Zincum cyanatum. 51. Ichthyolum. 52. Itrolum. 53. Jodoformalum. 54. Jodoformium. 55. Jodoforminum. 56. Jodjodoforminum. 57. Jodolum. 58. Jodum. 59. Kalium jodatum. 60. Kresalolum. 61. Larginum. 62. Liquor Aluminii acetici. 63. Loretinum. 64. Lysolum. 65. Methylviolett. 66. Morfinum hydrochloricum. 67. Naphtalinum. 68. Natrium chloratum. 69. Nosophenum. 70. Oleum Eucalypti. 71. Paraffinum. 72. Paraffinum liquidum. 73. Paraformolum. 74. Pix liquida. 75. Protargolum. 76. Resorcinum. 77. Resorcinolum. 78. Safraninum. 79. Salithymolum. 80. Salolum. 81. Salubrolum. 82. Sanoformium. 83. Sozojodolum. 84. Spiritus. 85. Tannoformolum. 86. Thiophenum bijodatum. 87. Thioformium. 88. Thymolum. 89. Xeroformium. 90. Zincum chloratum. 91. Zincum sulfocarbolicum.

K. Die Fabrikation. Eigenschaften, Prüfung, Aufbewahrung 110
   I. Benzoesäure-Präparate 110
      Benzoesäure-Watte 4 %, — — 10 %, — Gaze 5 % 110
   II. Bismut-Präparate 111
      Airol-Gaze 5 % 111
      Bismut-Amylum-Gaze 5 % + 20 % 112
      Bismutoxyjodid-Gaze 5 % 113
      Dermatol-Gaze 5 %, — — 10 % 113
      Thioform-Gaze 5 % 113
      Xeroform-Gaze 5 %, — — 10 % 113
   III. Borsäure-Präparate 114
      Borsäure-Watte 10 %, — — 20 %, — Gaze 10 %, — Lint 50 % . 114

Inhaltsverzeichniss.

Seite

IV. Chinolin-Präparate 115
   Chinolin-Gaze 5% 115
   Diaphtol-Gaze 2,5% (Chinaseptol-Gaze) 115
   Chinosol-Gaze 5% 116
   Diaphterin-Gaze 5% (Oxychinaseptol-Gaze) 116
   Loretin-Gaze 5%, — — 10% 117
V. Cocain-Präparate 118
   Cocain-Borsäure-Watte 2% + 5% 118
   — Morphium-Watte 2% + 1% 118
VI. Eisen-Präparate 118
   Eisenchlorid-Watte 20%, — Gaze 20%, — Lint 20% ... 118
   Ferripyrin-Watte 10%, — Gaze 10% 119
   Ferrostyptin-Watte 10%, — Gaze 10% 120
VII. Eukalyptusöl-Präparate 120
   Eukalyptusöl-Gaze 10% 120
VIII. Formol-(Formaldehyd-)Präparate 121
   Formalin-Catgut 121
   Amyloform-Gaze 10% 121
   Glutol-Gaze 10% 121
   Paraform-Gaze 121
   Tannoform-Gaze 10% 121
IX. Ichthyol-Präparate 122
   Ichthyol-Watte, — Gaze 20% 122
X. Jod-Präparate 123
   Jod-Watte 5% (+ 10% Jodkalium) 123
   Aristol-Gaze 5% 125
   Europhen-Gaze 5% 125
   Jodol-Gaze 5% 125
   Nosophen-Gaze 3% 126
   Sanoform-Gaze 5% 126
   Sozojodol-Gaze 5% 126
   Thiophendijodid-Gaze 10% 127
XI. Jodoform-Präparate 128
   Jodoform-Watte 5%, — — 10%, — Gaze 5%, — — 10%, 128
   — — 20%, — 30%, — — 50%. — Gaze, klebend, Billroth's 129
   5%, — — — 10%, — — — — 20%. — Tannin-Gaze 5% 130
   +5%, — Docht 10%, — — 20%, — Seide, — Drainagen . 130
   Dijodoform-Gaze 5% 136
   Eka-Jodoform-Gaze 137
   Jodoformal-Gaze 5% 137
   Jodoformin-Gaze 5% 138
   Resorcinol-Gaze 5% 138
XII. Karbolsäure-Präparate 138
   Karbolsäure-Watte 5%, — — 10%, — Jute 5%, — — 10%, 139
   — Gaze Lister's, — — Volkmann's, — — Bruns', — — 10% 140
   gefettet, — — — hydrophil, — Lint 10%, — Verband- 141
   pergamentpapier, — Nähseide, — Zwirn, — Catgut, 141
   — Chromsäure-Catgut, — Drainagen 142

Inhaltsverzeichniss. IX

		Seite
XIII.	Kresol-Präparate	144
	Kreolin-Watte 5%, — — 10%, — Gaze 10%	144
	Lysol-Watte 5%, — — 10%, — Gaze 10%	145
	(Desinfektol, Izal, Sapokarbol, Solutol, Solveol, Trikresol.)	
XIV.	Naphtalin-Präparate	146
	Naphtalin-Watte 5%, — Gaze 10%	146
XV.	Perubalsam-Präparate	147
	Perubalsam-Gaze 15%, — Jodoform-Gaze 15% + 10%	147
XVI.	Pikrinsäure-Präparate	147
	Pikrinsäure-Gaze 2%	147
XVII.	Pyoktanin-Präparate	147
	Pyoktanin-Watte, blau 1‰, — Gaze, blau 2‰, — Watte, gelb 1‰, — Gaze, gelb 2‰	147
XVIII.	Resorcin-Präparate	148
	Resorcin-Watte 3%, — Jute 3%, — Gaze 3%	148
XIX.	Salicylsäure-Präparate	148
	Salicylsäure-Watte 4%, — — 5%, — — 10%, — Gaze 10%,	148
	— Jute 4%, — — 5%, — — 10%, — Lint 10%	149
	Kresalol-Gaze 5%	149
	Salithymol-Gaze 5%	150
	Salol-Watte 2%, — Gaze 10%	149
XX.	Salubrol-Präparate	153
	Salubrol-Gaze 3%	153
XXI.	Silber-Präparate	153
	Actol-Gaze 0,5%, — Watte 0,5%	153
	Argentol-Gaze 0,5%	154
	Argonin-Gaze 0,5%	154
	Itrol-Gaze 0,5%	154
	Largin-Gaze 0,5%	154
	Protargol-Gaze 0,5%	154
	Silber-Gaze	154
XXII.	Sublimat-Präparate	157
	Sublimat-Watte 0,5%, — Jute 0,5%, — Holzwollwatte 0,5%,	157
	— Holzwolle 0,5%, — Gaze 0,5%, — Lint 0,5%, — Seide,	158
	— Catgut, — Wachholderöl-Catgut, — Kochsalz-Watte 0,5%,	160
	— — Gaze 0,5%, — Serum-Watte 0,5%, — — Gaze 0,5%,	157
	— Pyoktanin-Gaze 0,5% + 1% (Alembrothsalz-Pyoktanin-	159
	Gaze).	159
	Alembrothsalz-Watte 1%, — Gaze 1%	158
	Quecksilber-Zinkcyanid-Gaze, Lister's 4%	159
XXIII.	Theer-Präparate	163
	Theer-Jute 10%	163
XXIV.	Thonerde-Präparate	164
	Essigsaure Thonerde-Watte 5%, — Gaze 5%	164
	Alumnol-Gaze 5%	164
XXV.	Thymol-Präparate	165
	Thymol-Watte 1%, — Gaze, gefettet 3%, — —, hydrophil 2%	165

Inhaltsverzeichniss.

Seite

XXVI. Zink-Präparate 166
    Zinkchlorid-Watte 10%, — Jute 10%, — Gaze 10% 166
    Zinksulphophenylat-Watte 5%, — Gaze 10% 167

Dritter Abschnitt.
Die aseptischen oder sterilisirten Verbandmaterialien.

A. Allgemeines über die Bakterien 168
    Geschichtliches 168
    Morphologisches: Gestalt, Bau, Vermehrung, Lebensäusserungen, Lebensbedingungen. — Reinzüchtung, mikroskopische Untersuchung 168
    Die wichtigsten Bakterien 175

B. Die Vernichtung der Bakterien 179
    Durch die Flamme 180
    „ trockene Hitze 180
    „ kochendes Wasser 181
    „ strömenden, ungespannten Wasserdampf 181
    „ strömenden, gespannten Wasserdampf 186
    „ diskontinuirliche Sterilisation 194
    „ Chemikalien 195
    „ Licht 197
    Rekapitulation und Prüfung der verschiedenen Sterilisations-Methoden in Bezug auf ihre Anwendbarkeit auf Verbandstoffe 197
    Kontrolle und Untersuchung 199

Vierter Abschnitt.
Imprägnirte, nicht-antiseptische Verbandmaterialien.

1. Geleimte Watte; Kataplasma; Gichtwatte; Gichtpapier 201
2. Gips-Binden, — Watte, — Schienen (Beely's) 204
3. Plastische Pappe, plastischer Filz, plastische Binden 208
4. Nachtrag.
    a. Wasserdichte Materialien 209
    b. Unverbrennliche Materialien 210

Fünfter Abschnitt.
Die konfektionirten Verbandmaterialien.

A. Watte-Fabrikate 212
    Roll- und -Press-Watte; Plissee-Watte; Watte-Filz 212
    Scheiden-Tampons; Speichel-Tampons; Ohren-Tampons . . . 216

B. Stoff-Fabrikate 218
    Kompressen 218
    Dreieckige Tücher; Armbinden 219
    Ohren-Tampons 220

Inhaltsverzeichniss.

	Seite
Rollbinden	220
a) gewebte, festkantige	221
b) schlauchförmige	222
c) maschinell geschnittene	222
d) von Hand gerissene	224
Fingerlinge; Finger- und Kopf-Binden	225
Augenbinden; Augenklappen	226
Umschläge	227
C. Watte- und Stoff-Fabrikate	229
Kompressenstoff (Wattekompressen); Wattestoffbinden	229
Bäusche	231
Augen-Kompressen	232
Damen-Binden (Schutzkissen, Menstruations-Binden); Wochenbett-Kissen; Gonorrhoë-Beutel; Impf-Polster	232

Zweiter Theil.

Die Verpackung der Verbandstoff-Materialien.

Einleitung	243
A. Die Verpackung in Papier	244
B. Die Verpackung in Kartons (Faltschachteln)	251
C. Die Verpackung in Dosen	252
I. Blech-Dosen	252
II. Blech-Karton-Dosen	254
III. Karton-Dosen	256
D. Die Verpackung der Näh-Materialien	256
I. Catgut	256
II. Seide und Zwirn	258
III. Fil de Florence	258
E. Die Verpackung in Päckchen, Taschen und Kästen	259

Berichtigung.
Seite 7, Zeile 13 von oben muss es heissen: $C_6H_{10}O_5$ statt $C_{12}H_{10}O_{10}$.

Erster Theil.
Die Verbandstoff-Materialien.

Einleitung.

Was verstehen wir unter „Medicinischen Verbandmaterialien"? Im weiteren Sinne alle diejenigen Materialien, einfache sowohl wie zusammengesetzte, Natur- wie Kunsterzeugnisse, welche an sich eine Beschaffenheit besitzen oder durch zweckentsprechende Verarbeitung erlangt haben, dass sie nach den jeweilig geltenden Ansichten der medicinisch-chirurgischen Wissenschaft zum Verband leidender Körpertheile an Menschen und Vieh geeignet erscheinen. — Aus allen drei Naturreichen hat sich der Mensch von jeher zusammen gesucht, was ihm für diesen Zweck dienlich erschien, und Preis und Entfernung spielten keine Rolle, wo es galt, dem leidenden Mitmenschen Heilung zu verschaffen. Wie im Wechsel der Zeiten die medicinisch-chirurgische Wundbehandlung eine andere geworden, so sind auch die ihr dienenden Materialien andere geworden; mit der Erweiterung ihres Arbeitsfeldes genügten die meist aus einfachsten Naturprodukten bestehenden Verbandartikel nicht mehr. Und als die Chirurgie nicht mehr von wohl praktischen, aber meist wissenschaftlich ungebildeten Badern und Quacksalbern ausgeübt wurde, da begannen sich auch die Anforderungen zu steigern, welche man an die Verbandmaterialien stellte; in dem Maasse, wie die Chirurgie an Wissenschaftlichkeit zunahm, veredelten sich ihre Bedarfsartikel und mit dem Beginn der antiseptischen Wundbehandlung durch Lister traten auch die Verbandmittel aus ihrer bisherigen Nebensächlichkeit hervor, sie wurden ein gewichtiger Faktor, ein gepriesener Bundesgenosse des Chirurgen in dem nun auf allen Seiten entbrennenden heissen Streite gegen Wundvergiftung und unnöthige Verkrüppelung, Ansteckung und Verseuchung, Siechthum und Tod. Eine grosse Zahl von Gliedern unserer hochentwickelten Industrie stellte sich mit Praxis und Wissenschaft in den Dienst des Chirurgen, auf allen Seiten entbrannte ein edler Wettkampf, die Verbandstoff-Materialien zu vervollkommnen; Spinnerei und Weberei mit ihren zahlreichen Branchen, Papierindustrie, chemische Industrie, Gummi- und Glasfabriken und viele andere selbstständige und Hilfsbetriebe, wie Bleichereien, Appreturen liefern heute die Grundstoffe zu den Verbandmaterialien, die in besonderen Verbandstoff-Fabriken weiter verarbeitet werden.

Verbandmaterialien im engeren Sinne nennen wir alle die Stoffe, welche der Arzt, abgesehen von Apparaten und Instrumenten zur Wundbehandlung, der Orthopädist zur Polsterung und Lagerung bedarf. Ich rechne ferner nicht dazu alle pharmaceutischen Zubereitungen, welche zum Theil wohl in besonderen chemisch-pharmaceutischen Fabriken hergestellt werden, dem allgemeinen Handelsverkehr aber entzogen sind.

Die Verbandstoff-Fabrikation in diesem engsten Sinne umfasst trotz der aus dem eben angeführten Grunde erfolgenden Ausserachtlassung der ganzen Reihe der Pflaster- und Salben-Präparate noch ein so weites Gebiet, dass ihre Uebersicht und Beherrschung nicht allzu leicht ist.

Erster Abschnitt:
Die Grundmaterialien.

Das wichtigste Grundmaterial zur Herstellung von Verbandstoffen ist heute, darüber lässt sich garnicht streiten, die Baumwolle; aus diesem Grunde ist ihr der erste und grösste Platz in diesem Buche eingeräumt. Aus technischen Rücksichten habe ich ihrer Besprechung diejenige von Holz, Jute und Wolle angereiht; alle drei werden wohl in reinem Zustande als Verbandmaterial gebraucht, jedoch ebenso viel und noch mehr in Verbindung mit Baumwolle. Es folgen einige andere Gespinnstfasern, Chinagras, Seide und Leinen, dann Natur-Rohprodukte wie Moos, Torf, Asbest, Sand und Badeschwamm. Den Beschluss der ersten Abtheilung bilden Erzeugnisse der Gummi-Branche und Catgut nebst Knochendrains. Nur bei unwichtigeren Grundmaterialien habe ich schon in dieser Abtheilung ihre weitere Verarbeitung mit Antisepticis besprochen, um diese kleinen Kapitel nicht theilen zu müssen und die Uebersichtlichkeit nicht zu beeinträchtigen, — sowie auch um Raum für wichtigere Kapitel zu gewinnen. —

A. Baumwolle.

Stammpflanzen der Baumwolle sind in China und Ostindien, Aegypten und Innerafrika, allen wärmeren Theilen Amerikas, besonders in den Südstaaten Nordamerikas heimische und kultivirte malvenartige Kräuter, Sträucher und strauchartige Bäume, Gossypium-Arten mit 3—5 lappigen Blättern, meistens ziemlich grossen gelben, bisweilen purpurrothen, fünfblätterigen, blattwinkelständigen Blüthen. Die 3—5 fächrige Frucht springt bei der Reife in ebenso viele Klappen auf, von denen jede 3—8 Samenkörner, umhüllt von einer weisslichen bis gelblichen Samenwolle, der Baumwolle, enthält.

Diese Baumwollwulste werden, noch ehe sie vom Winde weggeführt und durch Staub und Sand verunreinigt werden können, gesammelt und an Ort und Stelle durch den „Entkörner" von den Samen befreit.

So vorbereitet kommt die Baumwolle in ca. 200 kg schweren, scharf gepressten, mit Juteleinen umhüllten und von eisernen Bändern umspannten Ballen in den Handel, und zwar die bei weitem grösste Menge aus den Mississippistaaten unter der Bezeichnung „Louisiana-Baumwolle". Die noch feinere, auch daher stammende „Sea-Island" wird fast ausschliesslich in England zu den allerfeinsten Garnen versponnen. Aegypten liefert die unter dem Namen „Maco" bekannte, sehr feine und langfaserige, Ostindien die „Bengalbaumwolle", die ziemlich unrein, bedeutend kürzer, härter und fast gekräuselt wie Schafwolle ist. Gut gereinigt, wird sie von den Verbandstofffabriken meist direkt als Mischwolle verarbeitet, um die Watten griffiger und elastischer zu machen. Dagegen kommen von den erstgenannten besseren Handelsmarken hauptsächlich nur Spinnereiabgänge zur Verwerthung.

Zunächst wird die in Ballen bezogene Rohbaumwolle, welche noch viele Unreinigkeiten, wie Samen, Kapselreste, Sand etc. enthält, in den Spinnereien durch den „Oeffner", eine sehr schnell laufende, durch Centrifugalkraft und Luftsauger wirkende Maschine, von diesen specifisch schweren Unreinigkeiten befreit und dann auf der „Schlagmaschine" gelockert. Nun gelangt die so vorbereitete Baumwolle auf die „Krempel", wo die noch büschelförmige Baumwolle zertheilt, gekämmt und nach ihrem Durchgang durch „Trichter" und „Drehtopf" bandförmig erhalten wird. Diese Bänder sind noch ungleichmässig, auch liegen in ihnen die Fasern noch wirr; um diese Mängel zu beseitigen, werden sie „gestreckt". Es nehmen 3—4 zahnradförmige Walzenpaare, von denen jedes folgende Paar um ein Gewisses schneller läuft als das vorhergehende, 6—8 Bänder auf und strecken sie auf die anfängliche Stärke eines Bandes. Zur Verarbeitung auf ganz feine Garne muss die Baumwolle nach einer vorläufigen „Strecke" die „Kämmmaschine" passiren; hier werden die kürzeren Fasern, die „Kämmlinge", die einen schlechten, rauhen Faden geben würden, abgesondert. Das Strecken der Bänder wird so lange wiederholt, bis dieselben die gewünschte Stärke erreicht haben. Hierbei werden sie wegen zunehmender Feinheit zur grösseren Haltbarkeit „gedreht" und verlassen nun als „Lunte" die Maschine. Auf dem „Feinspinner" wird die Lunte zum letzten Male gestreckt, gedreht und gespult und stellt nun in den verschiedenen Stärken das Baumwollgarn dar, wie solches zu den Verbandstoffen verwendet wird. Ehe es in den Handel kommt, wird es mittels der „Weife", die einen Umfang von $1\frac{1}{2}$ Yards hat, abgehaspelt. 80 Weifentouren werden zu einem „Strahn" vereinigt, der wieder in 7 „Gebinde" getheilt wird. Die Zahl der Strähne in 1 Pfd. engl. bezeichnet die Feinheitsnummer des Garnes.

Die von der Kämmmaschine herrührenden Kämmlinge, daneben auch die bei den verschiedenen mit der Rohbaumwolle vorgenommenen Reinigungsarbeiten entstandenen Abgänge, deren Handelswerth sich ganz nach ihrer Reinheit und der Länge ihrer Fasern richtet, bilden das Hauptmaterial zur Herstellung der Verbandwatten. Diese Abgänge kommen in Säcken von ca. 50 kg oder in gepressten Ballen von ca. 200 kg in den Handel. Hauptlieferanten sind nach alledem besonders diejenigen Länder, welche einen hochentwickelten Baumwollspinnereibetrieb haben, als: Deutschland, England und die Schweiz. Da nun auch andere Industrien, z. B. die chemische, zur Herstellung von Kollodium, Schiessbaumwolle etc. die genannten besseren Baumwollabgänge in grossen Massen verarbeiten, so hängt die Preislage weniger von dem Ausfall der Ernten (hauptsächlich der amerikanischen) und von dem mehr oder weniger grossen Vorrath an roher Baumwolle ab, als von der industriellen Beschäftigung der Baumwollspinnereien.

In chemischer Beziehung besteht die rohe Baumwolle aus nahezu reiner Cellulose, $C_{12}H_{10}O_{10}$, vermischt mit ca. 5 % Fett, Wachs, Farbstoff und mineralischen Bestandtheilen. Die Fasern verbrennen leicht, ohne einen Geruch zu entwickeln, unter Hinterlassung einer ganz geringen Menge weisser Asche. Gegen Laugen verhalten sich die Baumwollfasern widerstandsfähiger als gegen Säuren; Chlorkalk greift sie nicht an. Hierin unterscheiden sich die Baumwollfasern zugleich mit den übrigen pflanzlichen Fasern von den thierischen wie Wolle und Seide. Beide enthalten ausser C, H u. O Stickstoff, die Wolle ausserdem noch Schwefel. Sie verbrennen leicht, entwickeln dabei einen starken Geruch nach verbranntem Horn und hinterlassen eine derbe, schwarze Kohle. Gegen Alkalien sind Wolle und Seide empfindlicher als gegen Säuren; Chlorkalk zerstört sie, während schweflige Säure sie nicht angreift.

Unter dem Mikroskop bei 400 facher Vergrösserung betrachtet, zeigen die Baumwollfasern zusammengefallene, bandartig flache, schraubenförmig gewundene oder wellenförmig gebogene Zellen.

1. Rohwatte (Polsterwatte. Ungebleichte Spitalwatte).

Herstellung: Die rohen Kämmlinge, welche durch ihre Verpackung mehr oder weniger fest zusammengepresst sind, auch noch je nach der Handelswaare eine geringere oder grössere Menge Verunreinigungen enthalten, werden, wenn nöthig, gemischt und auf dem „Oeffner", wie er in den Spinnereien gebräuchlich, vorgelockert und von Unreinigkeiten befreit. Ein wiederholtes Passiren des Oeffners ist mitunter erforderlich. Von hier kommt die Waare auf die in unmittelbarer Nähe stehende „Schlagmaschine", die die Baumwolle von Baumwollstaub befreit und so auflockert, dass sie später von den feinen Nadeln der Krempeln leicht und gut gekämmt werden kann. Zur Bedienung beider Maschinen genügt eine Person, die auch die Beförderung des Gutes auf kleinen Wagen in den Krempelsaal besorgt. Derselbe muss, wie alle Arbeitsräume, peinlich sauber gehalten werden, muss trocken sein und eine möglichst gleichmässige Temperatur haben. Er enthält am gangbaren Zeug die Wattekrempeln.

Ein Theil der in Mengen von 250 oder 500 g abgewogenen aufgelockerten Baumwolle wird gleichmässig auf dem an der Krempel befindlichen, aus Lattentuch hergerichteten, endlosen Anlegetisch ausgebreitet, von hier selbstthätig vorgeschoben und von zwei übereinander liegenden, geriffelten, eisernen Zuführungswalzen dem „Vorreisser" überliefert, einer mit starken, spitzen Zähnen besetzten Walze von ca. 20 cm Durchmesser. Dieser Vorreisser zerzaust die Baumwolle und schleudert sie gegen den „Tambour" oder „die grosse Trommel", eine jetzt meist eiserne, früher hölzerne Trommel von ca. 75 cm Durchmesser und einer Umdrehungsgeschwindigkeit von ca. 200 Touren in der Minute. Sie ist beschlagen mit einem Stahldrahtgewebe, das dichtgedrängt feine, scharfe, knieförmig gebogene und daher elastische Stahlnadeln enthält. Diese fangen die Baumwollfasern auf und halten die Unreinigkeiten und das ganz kurze Material fest, während die flatternden, längeren Fasern von dem langsamer gehenden „Arbeiter", einem mit Nadelbeschlägen, wie der Tambour, versehenen Cylinder, erfasst werden. Neben diesem läuft schneller und in entgegengesetzter Richtung ein gleich ausgestatteter Cylinder, der „Wender", welcher das Material wendet und dem Tambour wieder zuführt. Solcher Arbeiter und Wender sind gewöhnlich 5 Paare um die obere Rundung des Tambours angebracht, die alle nacheinander das Kämmen der Baumwolle besorgen. Schliesslich werden durch eine schnell laufende Drahtbürstenwalze, den „Volant", die nun schön parallel verlaufenden Fasern dem verhältnissmässig langsam rotirenden „Sammler" oder „Filet" zugeführt, der aus einer mit Krempelbeschlägen montirten Walze von ca. 180 cm besteht. Von hier befördert sie in florartigem Zustande der „Hacker" auf die hölzerne Trommel. Diese läuft mit gleicher Geschwindigkeit wie der Sammler, hat denselben Umfang und eine glatte, mit Tuchstreifen benagelte Oberfläche zum leichteren Festhalten des Flors. Hier rollt sich Flor an Flor zu einem Vlies auf. Unterhalb aller Maschinentheile, bis zum Sammler, befindet sich ein Siebboden, der alle feineren Abgänge durchlässt, die man unter dem Namen „Krempelstaub" zusammenfasst. Ist die letzte Menge Baumwolle auf dem Anlegetisch nahezu eingelaufen, so wird das Wattevlies in der Quere durchrissen, aufgewickelt, der weiter laufende Flor an die Trommel angedrückt und neues Material der Krempel zugeführt, so dass ohne Stillstand der Maschine, ohne Unterbrechung der Arbeit Vlies auf Vlies gewonnen wird. Gewöhnlich werden diese 250 oder 500 g schwer angefertigt, bei 70 cm Breite und 180 cm Länge. Eine einfache Krempel arbeitet gleichzeitig ein Vlies, eine Doppelkrempel deren zwei nebeneinander. Man erzielt das durch den „Flortheiler", d. i. eine Art Keil, der zwischen Hacker und Trommel angebracht ist. Vliese in geringerer Breite werden auf der einfachen Krempel durch Verschmälerung der Arbeitsfläche des Auflegetisches erhalten. Drei bis vier Krempeln vermag eine Arbeiterin gleichzeitig zu bedienen.

Um aus gegebenem Material ein möglichst gutes Fabrikat zu erzielen, müssen die Krempelbeschläge stets sehr scharf sein und häufiger ausgeputzt werden. Unreine, kurze Güter verschmieren die Beschläge mehr und schneller wie bessere. Das Schleifen der Arbeiter und Wender geschieht an der Schmirgelwalze im Schleifapparat, das Schleifen des Tambours und Filets mit der Schmirgelwalze an diesen selbst, nachdem Arbeiter, Wender, Volant und Trommel ausgehoben. — Ausgeputzt werden die Beschläge mit Krempelbeschlag, welchen man auf ein mit Handgriff versehenes Brett aufnagelt; jedoch erst nach Ausserbetriebsetzung der Krempel. — Der Krempelverlust ist nach dem Material sehr verschieden, $2-5-8\,^0/_0$.

Ausputz, Krempelstaub und Flügelstaub — die in der Schlagmaschine befindlichen Abgänge —, werden oftmals nach gehöriger Reinigung als Füllmaterial, entweder für sich oder mit nicht höher zu bewerthenden Spinnereiabgängen vermischt, verwendet. Zu diesem Zwecke lässt man in die Krempel zunächst eine kleine Menge besserer Baumwolle, dann das Füllmaterial und zuletzt nochmals gutes Material einlaufen und erhält so ein Vlies, das äusserlich verhältnissmässig gut aussieht. Zu Schneiderwatten ist ein derartiges Fabrikat, sogar oft ohne Decke, viel im Gebrauch.

Die aus der Krempel erhaltenen Vliese werden gepresst und gewöhnlich in Ballen von 50 kg in den Handel gebracht. Eine kräftige, reine und dichte Papiereinlage ist unbedingt erforderlich.

Eigenschaften. Je nach der Handelswaare stellt die Rohwatte fast weisse, crêmefarbige bis gelbbräunliche, geruchlose Tafeln von weichem Griffe dar. Rohwatte schwimmt, vermöge ihres Fettgehaltes, auf Wasser. Dieser Fettgehalt, der nur aus dem der Baumwolle natürlich anhaftenden Fett besteht, bedingt zum Theil die Polsterungsfähigkeit und bleibende Elasticität der Polsterwatte; ich sage zum Theil, denn man findet sie in erhöhtem Maasse bei langfaserigen Qualitäten. Eine Waare, deren Fasern im Durchschnitt 3 cm lang sind, ist als eine gute anzusprechen. Gegen das Licht gehalten, muss sie ein möglichst gleichmässiges, reines Aussehen zeigen, Unreinigkeiten, Schalen, Knötchen seien möglichst entfernt. Wattestaub und werthloses Füllmaterial erkennt man beim Auseinandertheilen des Vlieses und Klopfen desselben. Die helleren Handelsmarken sind beliebter als die dunkleren.

Je voller, je elastischer, je langfaseriger und reiner also eine Polsterwatte ist, umso höher ist sie zu bewerthen.

2. Verbandwatte (Dr. von Bruns' Charpie-Baumwolle).

Herstellung. Zur Herstellung der medicinischen Verbandwatte muss die Rohbaumwolle zunächst entfettet und gebleicht werden; sie muss eine Wäsche durchmachen zur Entfernung von Wachs und Fett und eine Bleiche zur Zerstörung des Farbstoffes. Beides muss in sehr gründlicher

Weise ausgeführt werden. Hauptsächlich an Wäscherei und Bleicherei werden von der Verbandstoff-Fabrik Anforderungen gestellt, wie sie die Textilindustrie nicht entfernt beansprucht. Und hier spielt die Wasserfrage die hervorragendste Rolle. Nicht nur viel Wasser, sehr viel Wasser wird gefordert, sondern auch ein sehr reines, sehr weiches Wasser.

Die Baumwolle kommt zunächst in den „Bäuchkier", einen aufrecht stehenden, aus starkem Eisenblech angefertigten, mit Einsteigöffnung, Dampf-, Wasser- und Laugenzuleitung, mit einem für beständiges Kreisen der Flüssigkeiten sorgenden Injektor versehen, luftdicht verschliessbaren Cylinder mit einem Fassungsraum für 500—1000 kg Baumwolle. Diese wird fest eingepackt, dann der Kier geschlossen. Zur Entfernung der Luft aus demselben wird Dampf eingelassen, dann Lauge und diese durch Dampf kochend und durch den Injektor in beständigem Kreislauf erhalten. Diese Operation dauert bei geringem Dampfdruck mehrere Stunden. Das „Bäuchen" geschieht das erste Mal mit einer durch Kochen von Kolophonium mit Soda und Aetznatron erhaltenen Harzseifenlösung. Unmittelbar nach diesem ersten Bäuchen wird mit einer schwächeren, nur Soda enthaltenden Lauge nachgekocht und dann mit reichlichem Wasser gespült.

Die Baumwolle ist nun hydrophil, hat aber noch ein graugelbliches Aussehen und muss daher gebleicht werden. Das geschieht heute noch fast nur mit unterchloriger Säure in Form einer schwachen, klaren Chlorkalk- oder Chlornatronlösung. Die elektrische Bleiche ist aller Wahrscheinlichkeit nach berufen, die Chlorkalkbleiche abzulösen, jedoch wird sie heute erst wenig im Grossen ausgeführt. Sie beruht darauf, dass aus Chlorverbindungen, aus Kochsalz durch den elektrischen Strom Chlor freigemacht wird.

Die Baumwolle wird durch die klare, schwache Chlorkalklösung gezogen, einige Zeit behufs Zersetzung des unterchlorigsauren Kalkes durch Kohlensäure der Luft ausgesetzt und dann einem schwachen Salzsäurebade übergeben. Die Baumwolle könnte jetzt direkt gespült und getrocknet werden, wird aber häufig vorher mit Antichlor, unterschwefligsaurem Natron, und einer geringen Menge Stearinseife behandelt. Aus letzterer macht die noch vorhandene Salzsäure Stearinsäure frei, welche in dieser kleinen Menge das so beliebte „Knirschen" der Verbandwatte verursacht. Die der kriegsministeriellen Vorschrift entsprechenden Verbandwatten dürfen nicht knirschen, die zu ihrer Herstellung verwendeten Baumwollen müssen also direkt nach dem Säurebade gespült und getrocknet werden. In diesem Stadium werden verschiedentliche kleine Kunstgriffe gemacht, die von den Bleichereien sehr geheim gehalten werden. Dahin gehört z. B. das hie und da immer noch gebräuchliche Bläuen, um der Baumwolle eine blendend weisse Farbe zu geben. Die Bläumittel werden dann dem letzten Spülwasser zugesetzt. Es muss solange gespült werden, bis blaues Lackmuspapier und Jodjodkalium-Stärkekleister nicht mehr auf

Salzsäure oder Chlor reagiren. Diese müssen unbedingt entfernt werden, andernfalls würden die Baumwollfasern mit der Zeit zerfressen.

Chlor und Salzsäure, sowie der durch die oxydirende Kraft des Chlors oder die reducirende Wirkung der schwefligen Säure maskirte gelbe Farbstoff der Baumwolle müssen aber auch um deswegen vollständig ausgewaschen werden, weil der letztere bei gleichzeitiger Anwesenheit von Salzsäure unter Beihilfe der Feuchtigkeit der Luft sich in einen rothen Farbstoff umsetzt und der Baumwolle oder fertigen Verbandwatte oft erst nach längerer Zeit eine prachtvolle Rosafärbung ertheilt, die an den mit der Luft in direkter Berührung befindlichen Stellen dunkler, im Innern der Ballen heller auftritt. Dieser Farbstoff, den ich für ein Glykosid, für ein Phloroglucinderivat ansehe, zeigt dem salzsauren Chloranilin ähnliche Reaktionen, insofern er Fichtenholz dunkelgelb, eine wässrige Chlorkalklösung vorübergehend violett färbt. Ich habe genannte auffallende Rothfärbung der Verbandwatte wiederholt gesehen und auch von anderer Seite bestätigt gefunden und in jedem Falle führte sie zu unliebsamen und langwierigen Korrespondenzen, wenn nicht gar zu kostspieligen Zurücksendungen der Waaren. Die Ursache der Rothfärbung, die, wie schon erwähnt, sehr oft erst nach langer Zeit und an räumlich weit auseinander liegenden Orten eintrat, war mir lange Zeit ein unerklärliches Räthsel und erst die ausgedehntesten Untersuchungen schafften Klarheit. Rothgewordene Verbandwatte lässt sich nur wieder weiss machen durch erneutes Laugen, Chloren und Waschen.

Ist die Baumwolle gut gespült, so wird sie auf Hürden in besonderen, mit indirekter Dampfheizung versehenen Trockenräumen schnell getrocknet, in Säcke gestopft und in trocknen, warmen Räumen zur weiteren Verarbeitung bereitgestellt.

Letztere entspricht genau derjenigen der Rohkämmlinge zu Rohwatte. Die gebleichte Baumwolle muss Oeffner, Schlagmaschine und Krempel durchlaufen, selbstverständlich auf den vorher sorgfältigst gereinigten Maschinen. Gleichmässig warme, trockne Luft in den Arbeitsräumen ist hier noch nothwendiger als bei der Fabrikation der Rohwatte, andernfalls fliegt oder reisst der Flor. Die Baumwolle selbst muss absolut trocken sein, will man nicht aus selbst guter und reiner Wolle ein griesliches Fabrikat erzielen. Der Bleichverlust beträgt bei feinen, hellen Kämmlingen 6—8 %, bei dunkleren und kürzeren bis 15 %. Der Krempelverlust der gebleichten Waare ist etwas grösser als der der Rohwaare.

In gepressten, mit sauberer, doppelter Papiereinlage und dichter Juteleinenumhüllung versehenen Ballen von 50 kg kommt die Verbandwatte auf den durchaus neutralen, trocknen Lagerraum.

Eigenschaften. Die medicinische Verbandwatte bildet blendendweisse, geruch- und geschmacklose, vollständig neutrale, sehr hygroskopische Tafeln oder Vliese, bestehend aus zarten, ziemlich parallel verlaufenden, bis 3 cm langen, knötchenfreien Baumwollfasern, die leicht, ohne

Geruch und unter Hinterlassung einer leichten, weissen Asche verbrennen. Unter dem Mikroskop betrachtet, zeigen die entfetteten und gebleichten Fasern dieselbe Struktur wie die rohe Baumwolle. Das specifische Gewicht der Verbandwatte schwankt zwischen 1,3—1,5. Auf Wasser geworfen, saugt sie sich voll und sinkt dann unter. In chemischer Hinsicht ist sie reine Cellulose $C_6 H_7 O_2 (OH)_3$.

Sie ist in Wasser, Alkohol, Aether, Aetheralkohol unlöslich, verdünnte Alkalien greifen sie nicht an, verdünnte Säuren erst bei längerem Kochen. Jod bläut reine Cellulose nicht. In koncentrirter Kalilauge quillt sie auf und löst sich und Jod färbt diese Masse nun violett. In einer koncentrirten wässrigen Auflösung von Kupferoxydammoniak ist Cellulose löslich und aus dieser Lösung durch viel Wasser wieder fällbar. Lässt man sie längere Zeit in koncentrirter, kalter Schwefelsäure liegen und giesst dann das Ganze in viel Wasser, so scheidet sich ein stärkeartiger Körper, das Amyloid, ab, auf dessen oberflächlicher Erzeugung auf Papier die Darstellung des Pergamentpapiers beruht. — Kocht man Cellulose mit Schwefelsäure, so entsteht Dextrin und nach dem Verdünnen mit Wasser und fortgesetztem Kochen Traubenzucker. — Bei der Einwirkung von koncentrirtester Salpetersäure und Schwefelsäure auf Cellulose erhält man Trinitrocellulose, Pyroxylin oder Schiessbaumwolle, $C_6 H_7 O_2 (ONO_2)_3$, die, im Aussehen der reinen Cellulose gleich, wie diese in Wasser, Alkohol, Aether, Aetheralkohol, Chloroform unlöslich ist und angezündet ohne Detonation verbrennt, durch Schlag und Druck dagegen explodirt. — Cellulose, mit einer etwas erwärmten, nur mässig koncentrirte Salpetersäure enthaltenden Schwefelsäure oder mit einem 50^0 warmen Gemisch von salpetersaurem Kalium und koncentrirter Schwefelsäure behandelt, verwandelt sich in Dinitrocellulose, Kollodiumwolle, ohne ihr Aussehen zu verändern. In Wasser, Alkohol und Aether unlöslich, löst sie sich leicht in Aetheralkohol, Essigäther. Sie ist weniger explosiv und verbrennt ruhiger wie die vorige. Durch Pressen mit Kampher giebt sie eine elastische Masse, das Celluloid. — Als Endprodukt bei der Behandlung der Cellulose mit Salpetersäure entsteht Oxalsäure.

Prüfung. Verbandwatte sei rein weiss, nicht gebläut und nicht mehr gelblich. Ist der blaue Farbstoff, da er nur in minimalen Mengen zur Verwendung gelangt und chemisch nicht nachweisbar, wohl aber dem geübten Auge erkennbar ist, auch unschädlich, so ist er doch überflüssig und meist nur zur Verdeckung einer schlecht ausgeführten Bleiche bestimmt. In diesem Falle zeigt die Watte einen bläulichgrünen Schimmer. Verbandwatte mit einem röthlichen Scheine ist schlecht gewaschen und zu verwerfen; solche Watte nimmt karbolisirt eine schmutziggelbe Farbe an und zeigt auch stets einen zu hohen Aschengehalt und saure Reaktion.

Verbandwatte sei geruchlos. Die Empfänglichkeit derselben für alle möglichen Gerüche ist auffallend gross und es ist schwer, derselben einmal angenommene Gerüche durch Wärme wieder ganz zu nehmen. Riecht die Charpiebaumwolle dumpfig, was sehr häufig vorkommt, so hat sie entweder an feuchten, dumpfen Orten gelagert oder sie ist mit Feuchtigkeit absichtlich beschwert. Sie nimmt, ohne sich feucht anzufühlen, bis 20 $^0/_0$ Luftfeuchtigkeit auf. Man prüfe deshalb jede Waare durch Austrocknen über Schwefelsäure, setze die Probe jedoch vor der Wägung zur Wiederaufnahme unvermeidlicher Feuchtigkeit einige Stunden der Luft in einem trockenen Raume von mittlerer Temperatur aus. — Durch den Geruchsinn entdeckt man vielfach, ob die Waare gut ausgewaschen ist oder nicht; im letzteren Falle riecht sie seifig oder nach ranzigem, schmierigem Fett.

Verbandwatte soll völlig neutral sein, soll weder rückständige Alkalien, noch Säuren enthalten, gegen blaues und rothes Lackmuspapier, mit Wasser und Spiritus befeuchtet, nicht reagiren.

Verbandwatte enthalte nur lange Baumwollfasern; sie seien gleichmässig gekämmt, frei von kurzen Fasern oder Wattestaub, frei von Gries und Graupen, — kleineren und grösseren, nicht zerzausten Watteknoten, frei von Samenschalen.

Das sind Anforderungen, die man an eine wirklich gute Verbandwatte zu stellen unbedingt berechtigt ist.

Man betrachte die ganze oder getheilte Dicke des Vlieses gegen das Licht und wird sofort Kämmung, Gries und Graupen, letztere als dunkle Flecken erkennen, auch wenn die Waare durch Ueberlagerung einer guten Decke geschönt worden ist. Die Länge der Fasern, die bei bester Verbandwatte durchschnittlich 3 cm betragen sollte, prüft man, indem man mit Daumen und Zeigefinger der rechten Hand in der Längsrichtung der Fasern einen Büschel aus dem Vliese, eventuell aus dem Innern des Vlieses besonders, herauszieht, ohne mit Gewalt zu reissen und die Fasern durch sanftes Hin- und Herziehen zwischen Daumen und Zeigefinger der rechten und linken Hand parallel nebeneinander legt. Man nennt dies „Stapelziehen". Wattestaub erkennt man am besten als „Sonnenstäubchen" beim Klopfen des geöffneten Vlieses im auffallenden direkten Sonnenlicht.

Diese Kriterien bilden den Anhalt zur Prüfung der verschiedenen Handelswaaren. Durch Entfettung und Bleiche unterscheiden sie sich meistens nicht oder doch nur sehr wenig von einander, es „saugen" die verschiedenen, im Preise so unterschiedlichen Marken gewöhnlich gleich gut oder gleich schlecht. Und doch besteht ein gewaltiger Unterschied zwischen ihnen. Eine langfaserige Watte ist voluminös, sie füllt und polstert gut, sie ist elastisch und geht nach Aufhebung eines Druckes wieder auf, sie hält mehr Flüssigkeit zurück; eine kurzfaserige füllt und polstert schlecht, geht nicht wieder auf, fällt in Wasser zusammen und giebt mit den zähflüssigen Wundsekreten einen filzigen Papp.

Ob reine, unvermischte Baumwollfasern vorliegen, darüber giebt am besten das Mikroskop Auskunft; ein Beweggrund, denselben andere Faserstoffe unterzumischen, ist kaum vorhanden; dagegen sind der billige Preis der Baumwolle und verschiedene ihrer werthvollen Eigenschaften Veranlassung, wollene Fabrikate mit ihr zu vermischen, resp. zu verfälschen. Ueber den chemischen Nachweis von Baumwolle in Wolle siehe unter dieser.

Verbandwatte soll, auf Wasser geworfen, sich zunächst und schnell vollsaugen, dann sofort untersinken. Baumwolle kann gebleicht sein und sehr weiss aussehen, ohne entfettet, ohne hydrophil zu sein. Solche Waare kommt unter dem Namen „Gebleichte Spitalwatte" in den Handel, nicht als Verbandwatte. sondern nur zu Polsterungszwecken. Verbandwatte soll hydrophil sein, soll in Wasser untersinken. **Diese Forderung genügt jedoch nicht.** Verbandwatte soll sich auf Wasser vollsaugen und dann untersinken! Sinkt sie in Wasser sofort unter, ohne sich vorher vollzusaugen, so ist sie beschwert, entweder mit einem hohen Procentsatz Feuchtigkeit, oder sie ist nicht gut ausgewaschen und enthält Seife oder andere Chemikalien als Bleichereirückstände. Hier kämen neben Chloralkalien oder Alkalisulfaten hauptsächlich Kalkverbindungen, Chlorcalcium und Gips in Betracht, wenn die erste „Bäuche" in der Bleicherei statt mit alkalischen Laugen mit Kalkmilch ausgeführt und die nachherige Absäuerung mit Salzsäure oder Schwefelsäure bewirkt und nicht sorgfältig gespült wäre. Beschwerungsmittel in übermässigen Mengen, also absichtlich zugesetzte, habe ich niemals vorgefunden. — Hager sagt in seinem Kommentar zur Ph. G. II: Verbandwatte soll nicht gefettet sein. Das ist ungenau, denn auch das der Baumwolle natürlich anhaftende Fett soll entfernt sein, andernfalls ist sie nicht hydrophil. Sinkt sie aber in Wasser unter, nachdem sie sich zuvor vollgesogen hat, so ist sie gut entfettet, gut gewaschen, nicht beschwert, als rein anzusehen, und eine weitere Prüfung wird das nur bestätigen.

Auf die Bestimmung des Wassergehaltes der Verbandwatte habe ich schon hingewiesen.

Zur qualitativen Untersuchung auf lösliche Bleichereirückstände zieht man eine kleine Probe Watte mit etwas warmem, salzsäurehaltigem Wasser aus und verdampft die Flüssigkeit auf dem Uhrglase. Es darf nur ein kaum sichtbarer, krystallinischer Rückstand hinterbleiben. Man findet sie auch, zugleich mit den in Wasser oder salzsäurehaltigem Wasser unlöslichen Erdverbindungen bei der Veraschung. Dieselbe ist langwierig und unter Zuhilfenahme von etwas Salzsäure auszuführen. Reine Verbandwatte darf nicht mehr als 0,5 % reiner, weisser Asche hinterlassen; — eine Forderung, die sehr wohl erfüllt werden kann.

Der Fett- und Fettsäuregehalt wird am besten im Soxhletapparat bestimmt. Man giebt 5 g Watte in denselben, drückt sie gleichmässig fest, bedeckt mit einer Scheibe reinem Filtrirpapier und verbindet mit dem Kühler und dem ca. 30 g Aether enthaltenden Kolben und erwärmt vorsichtig im Wasserbade. Nach vollständigem Extrahiren deplacirt man durch Nachgiessen von etwas Aether auf die Watte und engt den Auszug auf dem Wasserbade behutsam ein. Das weitere Verdunsten des Aethers geschieht in einem kleinen, vorher gewogenen Porzellantiegel, an dessen Wänden jedoch die dunkelgelbrothen Fettkügelchen gerne emporkriechen, daher besser in einem kleinen, gewogenen Erlenmeyerkolben bis zur Gewichtskonstanz. — Der Fettgehalt sollte 0,3 % nicht übersteigen.

Bei dieser Gelegenheit wird man die auffallende Wahrnehmung machen, daß die im Soxhletapparat mit Aether entfettete Baumwolle nach dem Trocknen nicht mehr das reinweisse Aussehen wie vordem, sondern ein schwach schmutziggelbliches zeigt. Ein Beweis dafür, dass ein geringer Fett- resp. Fettsäuregehalt in der Baumwolle deren reinweisse Farbe bedingt.

Eine Bestimmung des Aufnahmevermögens der Verbandwatte für Wasser halte ich nach Ausführung der bisher besprochenen Untersuchungen, wenn auch für sehr interessant, so doch für überflüssig; das Bild, das jene von der Beschaffenheit der Waare gegeben haben, kann dadurch nicht verändert, höchstens ergänzt oder bestätigt werden. Alle diese Flüssigkeitshaltungsbestimmungen haben nur einen vergleichenden Werth und geben verschiedene Resultate, je nach der Methode, nach der man arbeitet.

An einer feingearbeiteten kleinen Handwaage oder an einer chemischen Waage ersetze man die eine Schale durch einen siebartig durchlöcherten Porzellantrichtereinsatz, tarire und fülle ihn ganz locker mit ca. 2 g der zu prüfenden Verbandwatte. Man durchtränke diese reichlich mit Wasser, indem man den Trichtereinsatz bis über die Watte in Wasser taucht, lasse ohne Nachhilfe abtropfen und bestimme die Gewichtszunahme durch Wägung. Sehr gute Watten halten, so bestimmt, das 18fache ihres Gewichts an Wasser zurück, mindere Qualitäten oft nur das 10 bis 12fache, trotz gleicher Entfettung.

Diese Versuche auf die Saugfähigkeit für Serum, Blut oder eitrige Wundsekrete auszudehnen, würde zu weit führen. Diese Flüssigkeiten sind niemals von gleicher Beschaffenheit; individuelle Abstammung, Temperatur und Alter geben ihnen ein ganz unterschiedliches Verhalten gegen Watte. Und so viel ist auf alle Fälle sicher, eine Verbandwatte, die im Vergleich mit einer anderen Wasser schneller und reichlicher aufnimmt als diese, wird sich gegen Blut, Serum etc. ebenso vortheilhaft von der letzteren unterscheiden.

3. Webstoffe.

Herstellung. Die in der Verbandstoffbranche in grossen Quantitäten konsumirten mullartigen Gewebe stellen die einfachst gewebten Stoffe dar. Es liegen in ihnen die Längsfäden (Kette) und die Querfäden (Schuss) je mit einander abwechselnd wie die Felder anf dem Schachbrett. Diese Bindung der Fäden, die Tuch- oder Leinenbindung ist die älteste, natürlichste und wegen ihrer vielen Kreuzungspunkte dauerhafteste.

Zur Kette benutzt man, da dieselbe beim Verweben einen grösseren Widerstand leisten muss, stärker gedrehtes Garn, zum Schuss weniger stark gedrehtes. Bevor die Garne auf den Webstuhl kommen, haben sie die folgenden Vorarbeiten auszuhalten: Das Kettengarn wird zunächst auf den Haspel gebracht und gespult, auf dem „Scheerrahmen" durch regelrechtes Zusammenlegen der zu einem bestimmten Gewebe nöthigen Anzahl Kettfäden von erforderlicher Länge vereinigt. Die gescheerte Kette wird hierauf „geschlichtet", d. h. die Garnstränge werden, um die einzelnen Fäden haltbarer und glatter zu machen, durch eine aus Kartoffelstärkekleister hergestellte, durch Chlorcalcium haltbar gemachte Appretur gezogen, ausgepresst und getrocknet, worauf die Kette „aufgebäumt" wird. Sie wird zu diesem Zwecke in der gewünschten Stoffbreite und den der Dichtigkeit des Gewebes entsprechenden Abständen zwischen den einzelnen Fäden auf den „Kettbaum" aufgewickelt. — Das Schussgarn wird ohne weitere Vorbereitungen nur auf geeignete Spulen gespult. — Damit beginnen die eigentlichen Arbeiten am Webstuhl. Derselbe hat im Laufe der Zeit so viele Veränderungen erfahren, ist von einem einfachen Handwerkszeug zu einem so komplicirten, automatischen Kunststuhl von erstaunlicher Arbeitsleistung sowohl in qualitativer wie in quantitativer Hinsicht umgewandelt, dass man in dem modernen, der Massenfabrikation dienenden kunstvollen Mechanismus, trotzdem er auf den Principien des gewöhnlichen Webstuhls ausgebaut ist, kaum noch etwas von dem letzteren wiedererkennt.

Der gewöhnliche Webstuhl, der in der Hausindustrie noch vielfach in Thätigkeit ist, besteht aus einem bis zur Decke des ihn beherbergenden Raumes reichenden Holzgestell von vier senkrechten Pfosten, verbunden durch Längs- und Querbalken. An der dem Arbeitenden gegenüber befindlichen Seite des Gestells befindet sich nahe dem Fussboden der mit Sperrrad versehene Kettbaum und horizontal parallel darüber zwischen den zwei Holzpfosten jener Seite der „Streichbaum", über welchen die Kette zunächst geführt wird. Sie passirt dann das „Geschirr", zwei Paar horizontale Holzleisten von der Breite des Webstuhls, von denen jeder „Schaft", d. h. jedes Paar durch senkrechte „Litzen", dünne Drähte mit je einem „Auge" in der Mitte, welches als Führung für den Kettfaden dient, mit einander verbunden ist. Die oberen Schaftstäbe beider Schäfte sind durch zwei über eine an der Decke befestigte Walze laufende Schnüre, die unteren Schaftstäbe mittels Schnur mit je einem beweglichen Fusstritt verbunden, wodurch das Heben und Senken der Schäfte erzielt wird. Durch die Augen des ersten Schaftes werden die geradzahligen, durch die Augen des zweiten die ungeradzahligen Kettfäden gezogen. Wird nun der eine Schaft gehoben, der andere gesenkt, so gehen die Kettfäden des einen nach oben, die des anderen nach unten, es entsteht das „Fach", durch welches der Schützen mit dem Schussgarn geworfen oder automatisch geschnellt wird. Der „Schützen" besteht aus einem 20—40 cm langen, 2—5 cm breiten und hohen, an beiden Enden spitz verlaufenden Holzklotz; im Innern nimmt er die Schussspule auf und lässt den Schussfaden durch ein seitliches Auge nach aussen treten. — Auf den beiden oberen Längsbalken des Webstuhlgestells ruht weiter vorwärts auf geeigneten Lagern die „Lade"; ihr oberer Querbalken ist nach unten abgeschrägt, mit einer Schneide versehen, um sich leicht schwingen zu können. In die über das Gestell hervorragenden Enden des Querbalkens sind beiderseits senkrecht nach unten gehende Arme eingefügt, die oberhalb der Kette durch den „Ladendeckel", unterhalb der Kette durch den „Ladenklotz" verbunden sind. Beide sind aus Holz gefertigt und durch Metallstäbe oder Drähte leiterartig vereinigt. Durch diesen vor- und rückwärts pendelnden Kamm, den „Rietkamm", läuft die Kette und werden die Fäden in gleichmässigem Abstand gehalten, der Schussfaden nach jedesmaligem Durchschnellen des Schützen gleichmässig gegen die fertige Waare gedrückt. Zum sicheren Gleiten des Schützen ist die obere Vorderfläche des Ladeklotzes nach hinten abgeschrägt. — Damit die benachbarten Kettfäden sich im Fach schnell und leicht trennen, sind zwischen Scheerbaum und Fach die „Kreuzruthen", zwei glatte Stäbe, rechtwinklig zu den Fäden der Kette in der Art eingeflochten, dass die geradzahligen Fäden auf dem einen Stab unten, die ungeradzahligen oben, auf dem anderen Stab die geradzahligen Fäden oben, die ungeradzahligen unten liegen. — An der fertigen Waare vor der Lade ist noch der „Breithalter" angebracht, mit Häkchen versehene Seitenschienen, auf welche die Waarenkante zur Erzielung einer gleichmässigen Breite aufgedrückt wird; die Waare geht dann über eine am vorderen Ende des Gestells in Brusthöhe des Arbeiters angebrachte Welle, den „Brustbaum", und von diesem wird sie auf den tiefer liegenden, mit Sperrrad ausgerüsteten „Waarenbaum" aufgerollt.

Das eigentliche Weben bei der „Tuchbindung" setzt sich aus folgenden Arbeitsleistungen zusammen. Die durch den Rietkamm gezogenen Kettfäden werden bündelweise durch Knoten verknüpft, hinter den Knoten ein starker Draht durchgezogen, der an seinen Enden über den Brustbaum weg mit dem Arbeitsbaum verbunden wird, und nun wird durch Treten auf den ersten Fusstritt der erste Schaft mit den ungeradzahligen Kettfäden gehoben, der zweite mit den geradzahligen gesenkt, die Lade zurückgeschwungen und durch das entstandene Fach der Schützen mit dem Schussfaden von rechts nach links geworfen. Durch Vorschwingen der Lade wird der Schussfaden angedrückt; es wird der zweite Schaft gehoben und der erste gesenkt, die Lade zurückgelegt und der Schützen von links nach rechts geworfen. So schreitet in unveränderter Folge die Arbeit weiter.

Ausser der Tuchbindung kommt für uns nur noch die „Köperbindung" in Betracht. Bei den köperartigen Geweben, den Köperflanellen, findet eine von der Tuchbindung insofern abweichende Bindung statt, als sie durch diagonal verlaufende, abwechselnd breitere Höhenstreifen und schmälere Furchen gekennzeichnet ist, entstanden durch freiliegende Kettfäden und verdeckte Schussfäden oder umgekehrt. Die Kette ist beim

Zelis Verbandstoff-Materialien.

Weben durch mehrere Schäfte, 3, 4 auch 5 an der Zahl, in bestimmter Reihenfolge gleichmässig getheilt und es arbeiten Kette und Schuss nach ganz bestimmter Regel, stets um einen Schuss früher oder später als der nebenliegende Faden, wodurch ein diagonales Aussehen des Gewebes erzielt wird. Ein solches Köpergewebe hat weniger Bindungsstellen als ein Tuchgewebe, die einzelnen Fäden können deshalb näher auf einander gerückt werden und das Gewebe selbst ist dichter herzustellen.

Mit Köperbindung werden in der Verbandstoffbranche nur einige baumwollene, halbwollene und wollene Flanelle angefertigt, alle übrigen Stoffe, Kalikos, Nessel, Mulle, Battiste, Cambrics, Lint, Bourette haben Tuch- oder Leinenbindung.

Die vom Webstuhl gelieferten Stoffe bilden noch keine marktfähige Waare, sie müssen zuvor in verschiedenster Weise bearbeitet werden, Arbeiten, die man unter dem Namen Appreturarbeiten zusammenfasst.

Die rohbleibenden Stoffe werden in der „Wäsche" durch einfaches Einweichen in Wasser und Kochen mit Sodalösung, welchem das Spülen folgt, von Schlichte und Fett befreit.

Die hydrophilen weissen Gewebe werden genau so sorgfältig entfettet, gebleicht und gespült wie die lose Baumwolle.

Zur Herstellung der sogenannten appretirten, gestärkten Gazen werden die auf Rollen gewickelten, gewaschenen und gebleichten Mulle glatt durch die „Klotzmaschine" gezogen. Sie enthält in einem heizbaren, mit Führungswelle versehenen Troge die Appreturmasse, Stärkekleister. Der vom Gewebe mitgenommene überflüssige Kleister wird durch die „Quetschwalzen" abgedrückt, der aufgesogene durch dieselben fester in das Gewebe eingepresst und dieses nun, ebenso wie die aus der Wäsche oder Bleiche gekommenen und noch feuchten Stoffe auf der „Spannmaschine" auf eine gleichmässige Breite gebracht und getrocknet. Zu ersterem Zweck ist die Spannmaschine an beiden Längsseiten mit je einer Kette ohne Ende montirt. Sie ist mit Nadeln besetzt, auf welche an der schmaleren Einführungsseite der Stoff aufgehakt wird. Nach dem Ende zu verbreitert sich allmählich der Abstand der Ketten bis auf die gewünschte Breite und die Nadeln lassen hier den Stoff fahren, der inzwischen von unter dem Tisch befindlichen Heiztrommeln völlig getrocknet wurde. So durchläuft er den aus zwei Papierwalzen und einer dazwischengehenden, heizbaren eisernen Trommel bestehenden „Kalander", wo der Stoff geglättet wird. — Mess- und Legetisch vollenden die Arbeit für Stückwaare, Mess- und Wickelmaschine diejenige für Rollenwaare. Nessel, Kaliko, Mull, Cambric kommen in Stücken von 40 m, in plisseeförmigen Lagen von 1 m, — oder in Rollen von 120 und 240 m auf vierkantigen Hülsen, — Flanelle in Längen von 40 und 60 m auf steife Pappe oder ein Brett aufgewickelt, — Lint in losen Rollen in den Handel.

Flanelle werden, dem Webstuhl entnommen, „gewalkt", d. h. in der Walkmaschine unter Einwirkung von Hitze und Dampf geknetet, wobei sie in der Länge und Breite stark eingehen, Kette und Schuss mehr oder weniger verfilzen. Darnach werden sie beiderseits gerauht, entweder durch Streichen mit den Fruchtkolben von Dipsacus Follonum, Kardendistel, oder durch Streichen mit Kardenbeschlägen oder in Rauhmaschinen, wodurch die Fäden bis zu einer gewissen Tiefe aufgelockert werden. Der gerauhte Flanell wird glatt geschoren und durch Dämpfen und Bürsten geschönt.

Lint, englische Charpie, wird nach der Wäsche und Bleiche gerauht, aber nur einseitig.

Prüfung. Die Prüfung der eben besprochenen Webwaaren richtet sich vor allen Dingen nach dem Zweck ihrer Verwendung, richtet sich darnach, ob sie zu Verbandzwecken im engeren Sinne, d. h. zur direkten Wundbedeckung dienen, oder ob sie Polstermaterial zum Schutze für den eigentlichen Verband bilden oder nur als Fixirmittel für beide dienen. Im ersten Falle ist im Allgemeinen bei der Prüfung das Hauptgewicht auf die chemische Beschaffenheit zu legen und die mechanische kommt erst in zweiter Linie, im zweiten Falle treten die Anforderungen an chemische Reinheit etwas zurück, die an das mechanische Verhalten etwas mehr hervor und im dritten Falle überwiegen die letzteren um ein Bedeutendes; ich sagte absichtlich „im Allgemeinen", denn bei allen Materialien handelt es sich nicht allein darum, ihre Reinheit oder Verwendbarkeit festzustellen, sondern auch ihren merkantilen Werth zu bestimmen. Dieser aber setzt sich aus so vielen verschiedenen Faktoren zusammen, dass es der grössten Aufmerksamkeit bedarf, sie alle und in richtigem Maasse zu würdigen.

Alle entfetteten und gebleichten Webwaaren, gleichviel welcher Gattung, müssen genau denselben Reinheitsgrad aufweisen, wie Verbandwatte. Sie sind eben entfettet und gebleicht, nicht um nur das Auge zu erfreuen, sondern um hydrophil zu sein, um stets als reines Saugmaterial Verwendung finden, Verbandwatte ersetzen zu können. Sie sollen zunächst sauber sein, keine Schmutzflecken enthalten. Wenige solcher Stellen, von Oel, Schmieröl etc. herrührend, wenn sie klein sind, entferne man mit der Scheere, niemals durch Auswaschen; bei Vorhandensein grösserer und zahlreicher Schmutzstellen gebe man den Stoff zum Kochen und Bleichen zurück. — Entfettete und gebleichte Webstoffe sollen von rein weisser Farbe und nicht gebläut sein; sie dürfen keine Appreturmittel enthalten. Es ist nicht immer nöthig, dass dieselben absichtlich zugesetzt sind, sie können, und dann gewöhnlich nur stellenweise, durch ungenügend gereinigte Kalander, über welche vorher gestärkte Waare gelaufen, in den Stoff gelangt sein. Aus diesem Grunde prüfe man stets auf verschiedenen Stellen desselben mit einer schwachen Lösung von Jod in Jodkaliumlösung. — Im aufgedrehten Schuss- und Kettfaden hat das Mikroskop die Abwesenheit anderer als Baumwollfasern festzustellen. — Völlige Geruchlosigkeit und Neutralität sind erforderlich, erstere lässt auf trockenen, letztere auf haltbaren Stoff schliessen. In Wasser soll er sofort untersinken und sich gleichzeitig vollsaugen; im Gewebe zurückbleibende Luftbläschen zeigen ungenügend entfettetes Material an. Es enthält nicht soviel eingeschlossene Luft wie die Verbandwatte, resp. sie kann aus einem gleichen Quantum Gewebe schneller entweichen, so dass dieses sich nicht wie Verbandwatte erst vollsaugt, und dann untersinkt. — An Wasser sollen sie nicht mehr Lösliches abgeben, als bei der Verbandwatte gestattet ist; ebenso verhalte es sich mit dem Fettgehalt, der nicht über 0,3 %, und dem Aschenantheil, der nicht über 0,5 % hinausgehen darf. Die Bestimmung des Feuchtigkeitsgrades ist stets auszuführen, sie ist nicht so belanglos, als man, obgleich diese Stoffe gewöhnlich nicht nach Gewicht, sondern nach Maass gekauft werden, wohl annehmen könnte. Zur Feststellung des Handelswerthes eines Stückes Waare wird auch auf sein Gewicht zurückgegriffen, und da ist es sehr wesentlich, zu wissen, welche Komponenten das Gewicht ausmachen, ob es nur Baumwolle ist, oder Baumwolle und Feuchtigkeit, und in welchem Procentsatz? — Noch hat man der Widerstandsfähigkeit, der Zerreissbarkeit sein Augenmerk zuzuwenden. Uebermässig gechlorte, von Säure nicht sorgfältig befreite, oder erst nachträglich hiervon gereinigte, oder auch lange dem Licht ausgesetzte gewesene Stoffe sind morsch und mürbe. Solche Stücke sind stets zurückzuweisen, selbst wenn der Fehler momentan noch unbedeutend erscheint, denn er verliert sich nicht bei fernerem Lagern, sondern wird nur grösser. —

Die zur Polsterung und wohl auch zur Anfertigung fettiger, antiseptischer Verbandmaterialien dienenden, entfetteten aber ungebleichten Webwaaren, wie die Rohmulle, Kalikos, müssen von allem natürlichen und während der Verarbeitung hineingearbeiteten Fett und Schlichte befreit sein; sie unterscheiden sich von den gebleichten nur durch die schwach bräunlichgelbe Farbe. In allen anderen Eigenschaften sollen sie diesen nicht oder nur ganz wenig nachstehen: sie sollen geruchlos, neutral, hydrophil, frei von Chemikalien, fast frei von Fett und Asche sein. —

Nur zur Befestigung des vorhergehenden Verbandmaterials dienende Gewebe, wie appretirte Gazen, die rohen Flanelle etc. sind vor allem auf äussere Reinheit, auf Haltbarkeit, auf Beschwerungsmittel zu prüfen. Eine Probe wird mit schwachem Sodawasser gekocht, gespült und dann mit salzsäurehaltigem Wasser gekocht, ausgewaschen und getrocknet. Je grösser der Unterschied zwischen dem ursprünglichen und dem gereinigten Gewebe in der Stärke der Fäden, der Dichtigkeit und im Gewicht, umso mehr Schönungs- oder Beschwerungsmittel sind darin enthalten und umso geringer zu bewerthen ist das Material.

a. Kaliko, ungebleichter Mull, Rohnessel.

Der Unterschied der verschiedenen Handelsmarken liegt in der Fadenstärke, der Dichte des Gewebes, der Breite des Stoffes und in der Aufmachung. Sie besitzen eine schwach bräunlichgelbe Farbe und werden je hellfarbiger je mehr geschätzt.

Die Fadenstärke zweier oder mehrerer Stoffe vergleicht man am zuverlässigsten durch Wägen einer gleich grossen Anzahl gleich langer, über Schwefelsäure im Exsikkator getrockneter Fäden, oder man wägt gleich grosse Stücke, ebenfalls vorher unter gleichen Bedingungen getrocknet, zählt die Fäden jedes einzelnen aus und dividirt die erhaltene Gewichtszahl durch die Fadenzahl. Bei Stücken von gleicher Länge, gleicher Breite und gleicher Fadenstellung hat das schwerste die stärksten Fäden.

Die Fadenzahl, die Dichte des Gewebes, bestimmt man mit dem Fadenzähler. Es ist das eine zusammenklappbare Lupe, deren Fussgestell eine quadratische Sehfläche von 1 oder 2 cm und mehr im Quadrat freilässt. Ein Sehfeld von 1 qcm ist zu klein, um genaue Resultate geben zu können, man wähle lieber die grössere Sehfläche von 4 qcm, die vollkommen ausreicht, um die genaue Fadenzahl auszählen zu können. Man breitet den Stoff, ohne ihn zu zerren, nur glatt und mit senkrecht zu einander verlaufenden Fäden auf einer dunklen Unterlage, schwarzem Papier, aus und rückt den Fuss der Lupe ein für allemal genau so, dass das Sehfeld links mit einem Kettfaden, oben mit einem Schussfaden beginnt. Entspricht der sichtbare Zwischenraum zwischen dem letzten Kettfaden rechts oder dem letzten Schussfaden unten und den Endlinien des Gesichtsfeldes mehr als der Hälfte der übrigen Fädenabstände, so ist dafür ein halber Faden in Anrechnung zu bringen; ist er kleiner, so wird er nicht gerechnet. Die gefundenen Zahlen reducirt man auf 1 qcm Maasseinheit; die erste Zahl giebt die Kettfäden, die zweite die Schussfäden an. Ein 14×13 fädiges Gewebe enthält mithin in 1 qcm 14 Kettfäden und 13 Schussfäden. —

Die Stoffbreite ist am gestreckten Stoffe festzustellen. Derselbe ist genau so weit in der Breite zu dehnen, bis er eben in der Länge an Maass zu verlieren beginnt. Bei ganzen Stücken von 40 m verfährt man am besten so, dass man das Metermaass zwischen der dritten und vierten Stofflage hindurch schiebt und mit Daumen und Zeigefinger beider Hände die Saalleisten aller drei Lagen über dem Maassstab erfasst und dehnt. — Die von den Fabrikanten in ihren Preislisten angegebenen Breitenmaasse beziehen sich häufig nicht auf den gewaschenen resp. gebleichten Stoff, sondern nur auf die Rohwaare, wie sie vom Webstuhl kommt. Und da sie bei diesen Arbeiten 4—5 % in der Breite eingeht, so ist diese Differenz wohl zu beachten. Fehlt ein entsprechender Hinweis in den Verkaufs-Bedingungen, so ist man unbedingt berechtigt, das angegebene volle Maass zu verlangen.

Die Aufmachung des Stoffes soll nicht nur eine gefällige, sondern auch eine zweckentsprechende sein. Er soll gleichmässig gespannt sein, nicht bald schmaler, bald breiter; die beiden Arten von Fäden sollen allenthalben parallel verlaufen, nicht hier enge, dort weite Maschen bilden, und sie sollen nicht verzerrt sein. Die Saalleisten sollen genau über einander liegen, der Stoff soll glatt und scharf gefaltet sein. Nicht erforderlich ist es, dass er gemangelt ist, doch hat ein solcher ein vorzügliches Aussehen. —

Ein Rohmull, welcher 10 × 7 Fäden im qcm enthält, ist wohl als das geringste Material anzusehen. Zu reissen ist solch lockeres Gewebe nicht, ohne dass es ganz verzerrt wird.

Mull mit 12 × 10 Fäden lässt sich bei sehr grosser Uebung zu Binden reissen, leichter natürlich und besser auf der Maschine schneiden, doch haben die daraus hergestellten Binden immer eine etwas verzerrte Fadenstellung und ziemlich breite Fransen. Gewebe von dieser Fadenstellung findet die meiste Verwendung zu Kompressen; es geht daher vielfach unter dem Namen Kompressenmull. (Nicht Kompressenstoff; hierunter versteht man gewöhnlich Verbandwatte mit einer Auf- und Unterlage von gebleichtem Kompressenmull.)

Ein 14 × 13 fädiger Mull ist als dichter Kompressenmull und gut reissbarer Bindenmull anzusprechen. Und weil er diesen beiden Hauptzwecken zu dienen vermag, ist er die gangbarste Qualität, diejenige, welche gewöhnlich zu Imprägnirungszwecken herangezogen wird.

Ein extradichter Mull zeigt etwa 18 × 14 Fäden. Er lässt sich vorzüglich reissen und giebt sehr feste und an den Reisskanten saubere Binden.

Unter Battist versteht man einen sehr dichten Mull, der nicht unter 22 × 18 Fäden aufweist, — und unter Nessel, wie er zu Verbandtüchern verarbeitet wird, ein noch dichteres Gewebe, das oft auch noch stärkere Fäden hat.

b. Hydrophiler Verbandstoff, gebleichter Mull

ist in denselben Qualitäten wie roher Mull gebräuchlich unter den Namen Tupfermull, Kompressenmull, Verband- oder Bindenmull, extradichter Verbandmull, Battist.

c. Appretirte Gaze

ist gekleisterter und in gespanntem Zustande getrockneter, gebleichter Mull, der stets mehr oder weniger gebläut ist. Die Appreturmasse soll trocken, geruchlos sein und dem Stoffe dauerhaft anhaften. Bei der gewöhnlichen appretirten Gaze, welche ausser zu Rollbinden, zu Gipsbinden verwendet wird, sind nur die Fäden gekleistert, die Maschen kleisterfrei; das Gewebe bildet 11 × 8 bis 12 × 10 fädiger Mull. Eine extradichte appretirte Gaze aus mindestens 18 × 14 fädigem Mull, bei der nicht nur die Fäden gekleistert, sondern auch die Zwischenräume mit Kleistermasse angefüllt sind, ist unter dem Namen Kleister-Gaze oder Organdin-Gaze eingeführt. Sie dient, genässt, zur Anfertigung der Kleisterverbände, als Ersatz der Gipsverbände.

d. Cambric, englischer Mull.

Zu seiner Bewerthung ist die Fadenstellung in geringerem Maasse heranzuziehen und jedenfalls weniger ausschlaggebend, als das bei den Mullen der Fall ist, weil Kette und Schuss sich in ihrer Stärke wesentlich unterscheiden; die Stärke des letzteren und damit das Gewicht des

Stoffes sind hier entscheidend. Die Kettfäden haben gewöhnlich die Stärke der Mullfäden, dagegen sind die Schussfäden aus stärkeren Garnen mit geringem „Draht" hergestellt und je nachdem diese mehr oder weniger kräftig sind, verändern sich in der Hauptsache die Qualitäten. Die Kettfäden sind nach der Zahl, die Schussfäden nach der Zahl und Stärke zu bestimmen. Die optische Schätzung der letzteren wird dadurch häufig erschwert oder vielmehr zu günstig beeinflusst, dass der Cambric gemangelt ist, dass durch schwere, eiserne Walzen vor allem die dickeren Schussfäden plattgedrückt sind, wodurch sie die Maschen mitunter ganz ausfüllen. Bei geringerer Uebung giebt hier die Waage die sicherste Auskunft. Und da ihr eine so grosse Rolle zufällt, so ist hier auch auf künstliche Beschwerungsmittel noch sorgfältiger zu fahnden als beim Mull. Eine genaue Qualitätsbestimmung ist demnach nicht so einfach, aber umsomehr angebracht, als es sich um ein ziemlich werthvolles Gewebe handelt, bei dem kleine, augenfällige Unterschiede grosse Preisdifferenzen hervorrufen können. — Reissbar ist Cambric nicht; Binden sind auf der Maschine zu schneiden. Da diese, wo sie angewendet werden, fast stets öfterem Gebrauche dienen sollen oder grösseren Widerstand zu leisten haben als gewöhnliche Mullbinden, denn deswegen werden sie diesen hauptsächlich vorgezogen, so ist auf kräftiges, haltbares Gewebe zu achten.

e. Flanell (Molton, gerauhter Nessel).

Er sei gut und gleichmässig gerauht, nicht zu tief, damit die Festigkeit nicht leidet. Ein Flanell ohne Schönungs- und Beschwerungsmittel ist eine Seltenheit. Glycerin, Fett und Seife sind die gewöhnlichsten. Nach dem Befund an solchen Appreturmitteln und dem Gewichtsverlust, den die Handelswaare beim Auskochen mit Soda und Säure erleidet, nach der Fadenstellung und Fadenstärke im rohen und gereinigten Flanell ist der Handelswerth zu bemessen. Je dicker und je dichter ein von allen Schönungsmitteln befreiter Stoff ist, umso höher ist er zu bewerthen; dabei Rücksicht auf die Stoffbreite zu nehmen, ist wohl selbstverständlich.

f. Lint, englische Charpie,

wird schon seit Jahren in Deutschland in vorzüglicher Qualität angefertigt. Lint ist häufig, besonders der aus englischer Quelle stammende, sehr stark gebläut und wenig oder garnicht hydrophil. Eine solche Waare ist zu Verbandzwecken ungeeignet. Lint muss sich in chemischer Hinsicht genau wie reine Verbandwatte oder reiner Verbandmull verhalten. Es soll ausserdem dicht, weich, gut gerauht und knotenfrei sein. Auch hierin lässt die englische Waare oft sehr zu wünschen übrig. Gewöhnlich liegt es 40 cm breit und wird sowohl nach Maass als nach Gewicht gekauft. Auch aus diesem Grunde ist auf Beschwerungsmittel, und sei es auch nur übermässiger Feuchtigkeitsgehalt, zu achten.

g. Docht.

Baumwoll-Docht wird in zweierlei Form als Drainagemittel verwendet — lose und fest. Ersterer besteht aus meist 10 lockeren Luntenfäden (siehe Rohbaumwolle) mit ganz schwachem „Draht". Es ist derselbe runde, weiche Docht, welcher in den ordinären Stalllaternen mit Rüböl gebrannt wird; er dient vorzugsweise zur Wunddrainage. — Der feste Docht, wie er in den Benzinlämpchen gebraucht wird, ist gewebt, rund, strangförmig, ca. 5 mm stark, nicht stärker, um zur Ohrdrainage Verwendung finden zu können. Beide Arten Docht sind im rohen Zustande, wie sie die Lunten- und Docht-Fabriken liefern, nicht gebrauchsfähig, weil sie nicht hydrophil sind; sie müssen zuvor entfettet und gebleicht werden. Diese Arbeit ist in derselben erschöpfenden Weise auszuführen wie bei der Rohbaumwolle, wenn sie auf Verbandwatte verarbeitet werden soll. Der entfettete und gebleichte Docht muss in Bezug auf chemische Reinheit und Saugvermögen bester Verbandwatte gleichkommen. —

Aufbewahrung. Ein trockner, dem direkten Sonnenlichte nicht ausgesetzter, nach Norden gelegener, staubfreier Aufbewahrungsraum ist der beste für alle genannten Webwaaren. Stückwaare ist mit dauerhafter Papierumhüllung zu versehen; Rollenwaare ebenfalls und nicht aufrecht zu stellen sondern zu legen, damit die einzelnen Stofflagen sich nicht verschieben.

h. Geölte Baumwollstoffe (Billroth-Battist, Wachs-Taffet).

Als Ersatz des theuren Silk protectiv dienen vielfach billigere gefirnisste, mit fettsaurem Blei wasserdicht gemachte Baumwollgewebe von mullartigem Charakter. Sie schmiegen sich umsoweniger an, je stärker und rauher das Grundgewebe ist. Sie sind hell- bis dunkelgelb, die Oberfläche ist entweder glatt, dadurch, dass der Firniss die Fäden gleichmässig bedeckt, wie bei dem Wachstaffet, — oder rauh, die Firnissmasse füllt nur die Poren aus — wie bei dem Billroth-Battist. — Je feiner und glatter das Fabrikat, umso werthvoller ist es. — Es darf nicht kleben oder brüchig sein. Um sich diese unangenehmen Eigenschaften beim Lagern nicht zuzuziehen, muss es vor Sonnenlicht geschützt, kühl und ohne Druck aufbewahrt werden, am besten, indem man es an der Decke eines ungeheizten, nach Norden liegenden Zimmers, in welchem stets eine gleichmässige, mittlere Temperatur herrscht, aufhängt.

4. Wirkwaaren.

a. Strumpfschlauch, Trikotschlauch.

Trikotschlauchbinden für Verbandzwecke werden nur aus Baumwollgarnen maschinell hergestellt, — die billigeren Qualitäten aus stärkeren Garnnummern und den kurzstapeligen, ungleichmässigen, schaligen Mule-Garnen, — die besseren aus langfaserigen, feineren, im Faden gleichmässigen und sehr reinen Medio-Garnen auf englischen Rundstühlen oder, wie sie auch allgemein genannt werden, Schlauchmaschinen. Schwächere Maschinen sind für feinere Garne, stärkere Maschinen für gröbere Garne erforderlich; letztere können schneller arbeiten und mehr produciren als erstere. — Die Maschine stellt sich als eine Vervollkommnung eines Spielzeuges kleiner Kinder dar, jener kleinen Strickvorrichtung, welche aus einem durchbohrten Korken und einer Anzahl um die Durchbohrung angeordneten und zur Aufnahme der Maschen dienenden Stecknadeln besteht. Geschieht hier die Neubildung der Maschen dadurch, dass man mit einer Nadel die alte Masche erfasst und über den zugeführten Faden von einer jeden der feststehenden Nadeln nach innen gleiten lässt, so sind bei der maschinellen Vorrichtung die ebenso angeordneten Nadeln an der Spitze hakenförmig nach unten und aussen gebogen und beweglich, sie können sich heben und senken. Als Führung dient jeder einzelnen Nadel die Vertiefung zwischen je zwei Zähnen eines wagerecht ruhenden Zahnrades, das so viel Zähne als die Maschine Nadeln hat. Die Auf- und Abbewegung wird den letzteren durch ein sich horizontal drehendes Rad mit wellenförmiger Oberfläche ertheilt. An jeder Nadel befindet sich eine niederklappbare Zunge, welche die Hakenöffnung bald freigiebt, bald verschliesst. Hat eine Nadel bei ihrem höchsten Stande den sich an einem Fadenführer im Kreise um die Nadeln herum bewegenden Faden mit dem geöffneten Haken erfasst, so senkt sie sich alsbald; in dem Maasse sich nun ihre Spitze der alten Masche nähert, wird die Zunge durch diese gehoben, bis der Hakenraum geschlossen ist. So gleitet die Nadel mit dem Faden glatt durch die alte Masche, diese nach innen freigebend und die Zunge legt sich nieder. Hebt sich nun die Nadel, so bildet sich eine neue Schlinge um sie. Zur Erhöhung der Produktion sind an der Maschine mehrere Systeme, 2, 3 bis 12 und mehr angebracht, von denen jedem ein besonderer Faden zugeführt werden muss; dadurch wird erreicht, dass bei jedem Rundgange 2, 3 bis 12 etc. Maschenreihen auf einmal erzeugt werden. Je mehr Systeme, umso grösser die Arbeitsleistung, umso schwieriger aber auch die Bedienung der Maschine. Die Ueberwachung der Zuführung der Fäden erfordert die grösste Aufmerksamkeit. Reisst ein solcher, was natürlich bei den feineren Garnen leichter geschieht als bei den stärkeren, und wird das nicht sofort bemerkt und der Stuhl ausser Gang gesetzt, so können in dem betreffenden System keine neuen Maschen entstehen und die Nadeln, welche durch dasselbe gehen, verlieren ihre alten Maschen; im nächsten System können sie, obgleich sie wieder einen Faden enthalten, keine Maschen bilden, weil die alten Maschen fehlen, — und so nimmt der entstandene Fehler schnell grosse Ausdehnung an. Es ist eine langwierige Arbeit, die abgefallenen Maschen wieder aufzustossen. — Kleinere Fehler, wie Laufmaschen, werden bei dem nachfolgenden „Repassiren" von der Hand mit der Häkelnadel beseitigt. — Gebleicht wird der Trikotschlauch wie Baumwollgewebe; häufig wird er auch, besonders zu Pferdebinden, gefärbt verlangt. —

Er soll weich und elastisch sein, auf blosser Haut kein Jucken erregen, also frei von Schalen sein. Es wird von ihm grosse Haltbarkeit verlangt, um wiederholte Wäsche bestehen zu können. Ein Schlauch, der ungleichmässig im Faden ist, dünne Stellen besitzt, der nicht repassirt und mit Arbeitsfehlern behaftet ist, wird diese Bedingung nicht erfüllen. Er soll leicht dehnbar sein; weitmaschiger, nicht geschlossener Schlauch aus stärkerem Garne ist weniger dehnbar und bildet daher leicht lästig werdende Falten. — Kommt der Trikotschlauch wohl auch kaum mit Wunden in Berührung, so soll er nichts desto weniger sauber sein und vor allem keine Oel- oder Schmierflecken enthalten.

Sehr häufig ist er der Beschwerung mit übermässiger Feuchtigkeit ausgesetzt; und da er nicht nur nach Maass, sondern auch nach Gewicht gekauft wird, so ist darauf in letzterem Falle besonders zu achten. Aus demselben Grunde ist jedoch auch, und oft noch mehr, die Stärke des Garnes zu berücksichtigen und vor allem dann, wenn man zwar nach Gewicht kauft, aber nach Maass verkauft. Je stärker das Garn, umso schwerer der Schlauch, umso weniger Länge in einer Maasseinheit. Eine gute und landläufige Waare besitzt in 1 kg bei einer Breite von 6 cm 50—55 m, bei 8 cm Breite 45—50 m und wenn 10 cm breit 40—45 m Länge. Kräftige Pferdebinden enthalten im selben Gewichte bei 10 cm Breite etwa 20—22 m Schlauch.

b. Trikot (Suspensorienstoff).

Als elastisches Bindenmaterial ist neben dem Strumpfschlauch der auf mechanischen Kettenstühlen in verschiedenen Bindungen angefertigte Trikotbindenstoff im Gebrauch. Er unterscheidet sich von jenem wesentlich dadurch, dass er nicht schlauchförmig ist und aus doppeltem Gewebe ohne Naht und Kante besteht wie jener, sondern dass er einfach und bandförmig in ganzer Stückwaare oder in Streifenform von verschiedener Breite hergestellt ist. Aus Stückwaare geschnittene Streifen sind wegen der losen Kante weniger haltbar als solche mit fester, gewebter Kante; dagegen haben letztere wieder den Nachtheil, dass sie bei starker Dehnung merklich einschneiden. Im Ganzen genommen ist die Elasticität des Trikots, zumal zu demselben der Haltbarkeit wegen bedeutend stärkeres Garn genommen werden muss, geringer als die des Strumpfschlauches. Die Qualitätsmerkmale sind von denen des letzteren nicht verschieden.

B. Holz.

1. Holzwolle.

Um einen billigen, in grossen Massen zu beschaffenden Ersatzstoff — für die immer theurer und bei dem gewaltigen Steigen des Papierverbrauches immer unzulänglicher werdenden, bis dahin allein zur Papierfabrikation benutzten Hadern und Lumpen — handelte es sich bei der

Einführung des Holzstoffes in die Papierindustrie. Seitdem und zum Theil als Folge davon hat diese Industrie einen so enormen Aufschwung genommen, dass jetzt zahlreiche Holzschleifereien, besonders in unseren waldreichen, ärmeren Gegenden beschäftigt sind, nur dieses Surrogat herzustellen.

20—40jähriges frisches Fichten- oder Tannenholz, auch das Holz von Laubbäumen, der Aspen, Erlen und Linden wird von der Rinde befreit, durch Kreissägen in kurze Stücke geschnitten und gespalten. Astknoten und fauliges Holz werden durch Ausbohren entfernt und die gesäuberten Hölzer im Schleifapparat zwischen Mühlsteinen unter Beihilfe von fliessendem Wasser zerfasert. Der abfliessende Holzbrei geht über Rüttelsiebe und Sortirtrommeln und nicht genügend zerkleinertes Material in den Schleifapparat zurück. Für die Zwecke der Verbandstoff-Fabrikation wird der sortirte Holzschliff nochmals gewaschen, geschleudert und getrocknet.

Holzschliff, oder wie er vielfach genannt wird, Holzwolle, ist nicht zu verwechseln mit Holzsägemehl, letzteres zeigt die kleinsten Holztheilchen in zerschnittenem, scharfkantigem, erstere in zerquetschtem, abgeschliffenem Zustande. Die einzelnen Fasern dürfen nicht zu kurz sein; mehlartiger Schliff ist werthlos. Die Farbe sei weisslich bis schwach gelb, nicht gelb oder dunkelgelb. Je heller, leichter und wolliger die Handelswaare, umso werthvoller ist sie als Verbandmaterial. Die Feuchtigkeit betrage nicht über 10 %, der Aschengehalt übersteige 2 % nicht. Eine helle Waare wird diesen Anforderungen nachkommen. Sie ist trocken aufzubewahren; feuchte Holzwolle färbt sich dunkler und wird übelriechend.

Frisches Holz enthält ca. 50 % Wasser, lufttrocknes Laubholz 8 %, lufttrocknes Nadelholz 10 %, ca. 5 % Stärke, Gummi, Zucker, Farbstoff, Gerbstoff, ätherisches Oel und Harz, und 1—4 % unorganische Bestandtheile. Die Holzfaser selbst besteht zu nahezu gleichen Theilen aus Lignin und Cellulose. Die Cellulose bildet den eigentlichen Zellgewebsstoff, das Lignin die denselben einhüllenden pflanzlichen Rückstände. Ueber die chemischen Eigenschaften der Cellulose siehe unter Baumwolle. Das Lignin, die Holzsubstanz, ist kein einheitlicher Körper. Phloroglucin und Salzsäure färben es roth; desgleichen eine Lösung von Indol in Wasser und Salzsäure; Anilinsalze färben es gelb, ebenso Jodjodkalium und Schwefelsäure. Die Verschiedenheit der Intercellularsubstanzen bedingt ein verschiedenes Verhalten der Holzfasern gegen chemische Reagentien. Ammoniak färbt ungerösteten Flachs dunkelgelb, gerösteten hellviolett; Salzsäure färbt Jute braun. Das Lignin selbst ist in Wasser unlöslich; die inkrustirenden Substanzen sind in Wasser theils löslich, wie Zucker, Gummi, organische Säuren, theils unlöslich, wie Harze, Fette, Farbstoffe. Ist das Saugvermögen der Holzwolle auch annähernd gleich dem der Charpiebaumwolle, so ist sie doch wegen der Kürze ihrer Fasern, die ein Verspinnen ohne Zuthun langfaserigen Materials unmöglich machen, die eine dauernde, gleichmässige, lockere Lagerung der einzelnen Theile verhindern und wegen ihrer bedeutenden Reaktionsfähigkeit auf chemische, besonders Quecksilber-, Silber- und Jodverbindungen zur Herstellung imprägnirten Verbandmaterials vielfach untauglich.

2. Holzwollwatte.

Der Gedanke, die billige, gut saugende und leicht aseptisch zu erhaltende Holzwolle mit Hilfe von gebleichter und entfetteter Baumwolle zu einem Vliese zu verarbeiten, war ein sehr naheliegender. Man wollte nicht nur die Holzwolle damit als Verbandmaterial verwendungsfähiger machen, man suchte daneben auch die Aufnahmefähigkeit der Baumwolle für zähe und dickflüssige Sekrete durch Zwischenlagerung gröberen Materials von anderer Struktur zu erhöhen. Man erreichte das in so vorzüglicher Weise, dass Holzwollwatte heute ein unentbehrliches Material zur Herstellung der Damenbinden geworden ist. Die Herstellung der Holzwollwatte geschieht nach zwei grundsätzlich voneinander verschiedenen Methoden. Nach der einen legt man auf dem Anlegetisch einer Baumwollekrempel Baumwolle auf, bedeckt diese gleichmässig mit der erforderlichen Menge Holzwolle und lässt beide durch die Krempel laufen. Zu dem Zwecke wird die Krempel in derselben Weise vorgerichtet und eingestellt wie zum Verarbeiten von Jute (siehe dort). Hat man bei dieser Art der Herstellung auch mit viel Materialverlust, besonders an kurzfaseriger Holzwolle zu rechnen, und ist die Arbeitsleistung einer Krempel wegen häufig erforderlichem Ausputzen der Beschläge eine verhältnissmässig geringe, so erzielt man doch die denkbar innigste Vermengung der einzelnen Baumwolle- und Holzwollefasern und dadurch ein sehr lockeres, poröses Fabrikat. Diesem durch „Decken" mit reiner Baumwolle ein schöneres Aussehen geben zu wollen, ist allerdings unmöglich, weil sich die Krempelbeschläge nicht rein von Holzwolle arbeiten, und ist auch nicht nur unnöthig, sondern sogar zu verwerfen. Unnöthig, weil ein Ausfallen der Holzwolle nicht stattfinden kann, denn ihre Fasern sind mit denen der Baumwolle versponnen und das kurze Material hat die Krempel ausgeschleudert, — zu verwerfen, weil die Baumwolldecke nur dazu beitragen würde, die Oberfläche des Vlieses dichter und für dickflüssige Sekrete schwerer durchlässig zu machen. Es würde der Holzwollwatte durch die Baumwolldecke gerade eine Eigenschaft genommen, die man bei ihrer Herstellung beabsichtigte. —

Nach der zweiten Methode verfährt man genau, als ob man Verbandwatte herstellen wollte, und benutzt eine gewöhnliche Verbandwattekrempel. Oberhalb der Mitte der den Flor aufnehmenden Trommel bringt man eine sich drehende, vliesbreite Siebtrommel an. Ausserdem laufen auf der Trommel, um die Holzwolle in den Flor einzudrücken, vor und hinter der Einstreufläche der Holzwolle zwei schwere Metallwalzen. Man lässt zunächst, ohne die Siebtrommel, welche mit Holzwolle beschickt ist, mitlaufen zu lassen, reinen Baumwollflor bis zur genügenden Stärke auflaufen, rückt nun die Siebtrommel ein und nach Verlauf einiger Zeit, wenn das Vlies die gewünschte Stärke erreicht hat, wieder aus und giebt dann nochmals eine Decke von reiner Baumwolle. Es ist augenfällig, dass auf diese Art ein bedeutend grösseres Quantum Holzwollwatte herzustellen ist, als nach der vorhergehenden Methode, ein grösseres sogar als reine Verbandwatte und zwar ein um so viel grösseres, als Holzwolle in den Baumwollflor hineingearbeitet wird. Ist nach der ersten Methode der Procentsatz an Holzwolle ein beschränkter, insofern mehr als 50 bis 60 % der Flor nicht mitführen kann, ohne am „Hacker" zu zerreissen, so ist hier der Zusatz von Holzwolle sozusagen unbegrenzt. Und davon wird, da diese im Preise wesentlich billiger ist als entfettete und gebleichte Baumwolle, ausgiebigster Gebrauch gemacht. Andrerseits ist es einleuchtend, dass die mehr oder weniger dick zwischen zwei Baumwollfloren nur eingestreute Holzwolle keine lockere, elastische, sondern im Gegentheil derbe, schwere Holzwollwatte ergiebt. Ist ausserdem die Holzwolle nicht vollständig mehlfrei, so wirft die Siebtrommel auch das Holzmehl in den Baumwollflor und die ohnehin nothwendige Decke muss verstärkt werden, um ein Ausstreuen zu verhindern. Das äusserliche Ansehen eines solchen Vlieses lässt nichts zu wünschen, es wird aber doch nur ganz mässigen Ansprüchen genügen; es ist niemals Holzwollwatte, sondern im Grunde genommen eine dicke Schicht Holzwolle, oben und unten bedeckt mit einer dünnen Lage Verbandwatte. Solch ein Produkt ist allerdings im Stande, die Holzwollwatte in Misskredit zu bringen.

Prüfung. Die Prüfung der Holzwollwatte ergiebt sich ohne Weiteres aus dem Vorstehenden. Die Art der Herstellung entdeckt das Auge auf das Leichteste. An die Saugfähigkeit sind dieselben Anforderungen zu stellen wie bei der Verbandwatte.

3. Holzcharpie.

Aus demselben Holz wie die Holzwolle stellt man die Holzcharpie mit zwei Handhobeln her. Der eine derselben besitzt senkrecht wirkende Messer in solchen Abständen von einander, als die Breite der Spähne ausfallen soll. Während diese Messer Einschnitte in das Holz machen, trennt ein zweiter Hobel, ein gewöhnlicher Spahnhobel, die Holzfäden vom Holze ab. Die Feinheit der Fäden richtet sich ganz nach den Zwecken, welchen die Holzcharpie dienen soll. Zu Verbandzwecken sind die zartesten und weissesten Fäden mit möglichst starker Kräuselung zu nehmen; zu Lagerungszwecken kann gröberes Material verwendet werden, immer aber muss es trocken sein.

4. Cellulose (Zellstoff).
a. Zellstoffwatte (Zellstoffblätter).

Mit diesem Namen hat man den vom Lignin befreiten Holzschliff belegt. Man verarbeitet ausser Holz noch Stroh, weil in diesem die inkrustirenden Bestandtheile der Zelle leichter aufzulösen sind. Man stellt zunächst Holz- oder Strohschliff her und reinigt diesen vom Lignin nach dem Natron- oder Sulfitverfahren. Ersteres besteht darin, dass die noch feuchte Holzwolle einige Stunden bei 3—6 Atmosphären Ueberdruck mit Natronlauge gekocht wird. Nach der zweiten Methode wird etwas längere Zeit, aber bei geringerem Dampfdruck, mit Calcium- oder Magnesiumbisulfitlauge gekocht, in durch Dampf heizbaren, eisernen, innen mit Blei ausgeschlagenen Apparaten. Die ausgekochte Masse wird in Holztrögen gewaschen, hierbei durch gezahnte Walzen zerfasert und, ähnlich der Baumwolle, im Bleichholländer mit Chlorkalk gebleicht. Es wird bis zur vollständigen Entfernung von Chlor und Säure gewaschen, der zu einem gleichmässigen Brei verarbeitete Stoff in der Papiermaschine auf sich fortbewegenden, wagerechten Sieben gleichmässig ausgebreitet, dadurch nach und nach etwas entwässert und die so entstehende Papierschicht durch das Wasser absaugende Vorkehrungen mehr und mehr gefestigt. Saugende Filzwalzen nehmen der papierartigen Masse einen weiteren Theil Wasser, dennoch beträgt die Menge desselben noch ungefähr 85 %. Auf saugendem Wollgewebe geht die papierartige Masse durch ein, zwei bis drei Paar Druckwalzen, welche den Wassergehalt auf ca. 50 % herabsetzen, und dann zum vollständigen Trocknen auf endlosem Filz um grosse, mit Dampf geheizte, eiserne Trommeln.

Seidenpapierartige, endlose, etwas elastische, welligfaltige Lamellen von ca. 60 cm Breite, neutral, hygroskopisch, ohne Geruch und Geschmack. Die Papiermasse zeigt keine ganz gleichmässige Vertheilung des Faserstoffes, häufig sogar Lücken. Die Blätter sind sehr hydrophil, weichen im Wasser zu einer breiartigen Masse auf, die grosse Neigung zu Klumpenbildung hat. Eine wässerige Imprägnirung der Zellstoffwatte ist deshalb ausgeschlossen. In chemischer Beziehung stellt sie reine Cellulose dar; sie entspricht in ihren Eigenschaften kurzfaserigster, entfetteter und gebleichter Baumwolle. Phloroglucin und Salzsäure dürfen sie nicht roth färben. Die Art der Pflanzenfasern im Papierstoff zu bestimmen, wäre nur mit dem Mikroskop möglich, ist aber sehr schwierig, da die Fasern durch die mechanische und chemische Einwirkung sehr verändert sind. — Mineralische Verunreinigungen, Beschwerungsmittel, werden durch die Aschenanalyse gefunden.

b. Zellstoffgewebe.

In allerneuester Zeit kommt ein cambricartiges Gewebe in den Handel, dessen Kette aus feinem Baumwollgarn hergestellt ist, während der stärkere Schussfaden aus reiner Cellulose besteht. Aus der in seidenpapierartige Form gebrachten Cellulose werden auf maschinellem Wege sehr feine Bänder geschnitten, die Bänder gedreht und gespult und nun wie Baumwollgarn auf dem Webstuhl verarbeitet. Wegen der Kette von Baumwollgarn steht dieses Material reinem Baumwollgewebe in der Haltbarkeit nicht viel nach, ist jedoch wesentlich billiger als dieses. Es lässt sich sterilisiren und imprägniren, kurz — seiner Verwendung als billiger Verbandstoff steht nichts im Wege. Aber noch nach einer anderen Richtung hin steht dem mit einem etwas stärkeren Cellulose-Schussfaden hergestellten und antiseptisch imprägnirten Gewebe eine grosse Zukunft bevor. Ich denke dabei an die Verwendung zu antiseptischen Taschentüchern für Phthisiker, zu antiseptischen Handtüchern für Kliniken etc., — die voraussichtlich zu einem Preise, der nicht höher ist als der, welcher heute für das Waschen, Bleichen, Mangeln u. s. w. solcher Artikel gezahlt wird, angefertigt werden können.

c. Papier.

Im Anschluss an die Cellulosepräparate möchte ich sodann noch des Papieres im Allgemeinen als Verbandmaterial gedenken, jener besseren Papiere, die in den Papierfabriken nicht aus Holz oder Cellulose, sondern aus leinenen oder baumwollenen Hadern hergestellt werden. Es sind besonders zwei Sorten Papiere, die in Betracht kommen, das Seidenpapier und das Fliess- oder Filtrirpapier. Nach der ausführlichen Schilderung des Fabrikationsganges der Zellstoffblätter erübrigt es sich, auf die Herstellung dieser Papiere näher zurückzukommen. In der Hauptsache ist nur die Schlussarbeit, die Fertigmachung derselben, eine andere, vollkommenere. Beim Seidenpapier werden die Lamellen maschinell geglättet, gerollt und in Blätter geschnitten, und entweder in dieser Form, oder mit Maschinen in feine Bänder zerlegt und durch Dampf gekräuselt, als wirre Charpie in den Handel gebracht. — Zur Herstellung von Filtrirpapier werden nur die reinsten und weissesten Hadern benutzt. Sie werden gemahlen und mit Säure so behandelt, dass nahezu alle Aschenbestandtheile gelöst werden. Die aus der gut gewaschenen Masse geschöpften Bogen lässt man gefrieren, wodurch die Fasern durch Zwischenlagerung der Eiskrystalle auseinandergedrängt werden. Selbstredend sind beide Papiere ungeleimt. — Eine grosse Verbreitung haben sie als Verbandmaterial nicht gewonnen. Der allgemeinen Verwendungsfähigkeit steht wie bei den Zellstoffblättern der Umstand im Wege, dass sie in wässerigen Flüssigkeiten infolge des kurzfaserigen Materials ihre Struktur verlieren und leicht zusammenballen. Betreffs der Untersuchung verweise ich auf das Kapitel „Zellstoff".

Als Deckmaterial und billiger Ersatz des Guttaperchapapieres wird ferner das Pergamentpapier in der Branche verwendet. Es wird aus gutem, ungeleimtem Lumpenpapier hergestellt, indem man dasselbe je nach der Stärke einige oder mehrere Sekunden in mit $12^1/_2\,{}^0/_0$ Wasser verdünnte koncentrirte Schwefelsäure taucht, abspült und zunächst mit ammoniakalischem, dann reinem Wasser auswäscht. Hierdurch wird das Papier durch die wasserentziehende Wirkung der Schwefelsäure pergamentirt, indem sich die Cellulose oberflächlich in Amyloid verwandelt. Es kommt gerollt in verschiedenen Stärken in den Handel, muss neutral reagiren und darf nicht brüchig sein. — Zur Erhöhung seiner Undurchlässigkeit kann es mit Chromleim (50,0 Gelatine; 75,0 Glycerin; 150,0 Wasser; 0,5 Salicylsäure, in etwas Spiritus gelöst; 20,0 doppelchromsaures Kalium in koncentrirter wässriger Lösung) bestrichen und dieser durch Reduktion im Sonnenlicht unlöslich gemacht werden. Solche belichteten Chromleimpräparate sind unter dem Namen „Christia" eingeführt. Sie besitzen sämmtlich eine grüne Farbe.

5. Waldwollwatte.

Die Nadeln verschiedener Pinus-Arten, hauptsächlich diejenigen von Pinus silvestris, werden mit Wasser der Destillation unterworfen. Der Rückstand wird mit kochender Sodalösung aufgeschlossen, ausgewässert, durch Quetschwalzen zerfasert und getrocknet, auf dem „Oeffner" mit Baumwolle oder Schafwolle vermischt und auf Wattekrempeln zu Vliesen verarbeitet. Eigenthümlich aromatisch riechende, röthlich-braune Tafeln, die mit oder ohne gleichzeitige Anwendung des bei der wässrigen Destillation der Nadeln erhaltenen Waldwollöls als Gichtwatte Anwendung finden.

C. Jute.

In Indien einheimische und dort kultivirte Corchorus-Arten, zur Familie der Tiliaceen gehörige einjährige Pflanzen liefern in ihren jungen, an drei Meter hohen Trieben, nach dem Entfernen der Seitenschösslinge und Blätter, das Material zur Gewinnung der Jutefasern. Die Triebe, zu Bündeln zusammengebunden, werden, ähnlich wie der Flachs, einer Kaltwasserröste ausgesetzt, wodurch sich das Gewebe auflockert und der Bast mittels Handarbeit leicht abgestreift werden kann. Die so erlangte Jutefaser ist sehr rein, locker, feinfaserig, bis drei Meter lang, frisch weisslich bis gelblich, an der Luft grau, gelb bis braun werdend, hat aber den grossen Nachtheil, hart und steif zu sein. — Sie gelangt in festen Ballen von ca. 185 kg auf den Markt.

Bevor die Jute versponnen werden kann, werden die „Risten" gelockert. Sie werden in Einweichfässer gepackt und schichtweise mit Oel, Petroleum und Wasser besprengt und macerirt, um sie weich und geschmeidig zu machen. Man lässt sie durch eiserne Riffelwalzen gehen, um die Fasern zu zerquetschen. Von einer sehr starken „Vorkrempel" werden sie weiter verarbeitet und von der „Feinkarde", deren Aufgabe es nebenbei ist, eine intensivere Theilung der Fasern vorzunehmen und zugleich für die Abscheidung von kurzen Fasertheilchen zu sorgen, möglichst parallel gelagert und zu einem Band vereinigt. — Diese Bänder, wie sie in der Jutespinnerei verarbeitet werden, bilden mit Soda ausgewaschen, gespült und getrocknet die Verbandjute in Strähnen. Spinnereiabfälle sollten, ihres grossen Procentgehaltes an Unreinigkeiten wegen, in der Verbandstoffbranche keine Verwendung finden.

Die Bleiche der Jute unterscheidet sich von der Baumwollbleiche insofern etwas, als man nur bis zum Schwefelgelb bleicht und nach dem Kochen mit Soda, dem Chloren und Absäuern mit schwefliger Säure nachbleicht und dem Spülwasser eine geringe Menge Seife zusetzt. Die Faser wird dadurch glänzend, geschmeidig und hält das folgende Krempeln ohne übergrossen Krempelverlust aus.

In der Bleicherei verliert die Jute annähernd 20 $\%$.

Das Krempeln der rohen oder gebleichten Jute geschieht auf Baumwollekrempeln mit starkem eisernen Vorreisser, nach Entfernung der Hälfte der Arbeiter und Wender und nachdem alle Arbeitstheile der Krempel in weniger innige Berührung von einander gerückt sind. Ein Vorbereiten der Jutebänder oder der gebleichten Jute auf Oeffner und Schlagmaschine ist nicht nöthig; es vermag die Hand für die nöthige Zerkleinerung zu sorgen. — Der Krempelverlust bei roher Jute beträgt bis 8 $\%$, bei gebleichter Jute gewöhnlich die Hälfte mehr. Die Krempelabgänge sind werthlos.

In chemischer Hinsicht stellt die Jute auch nach der Wäsche und Bleiche keine reine Cellulose dar. Sie wird angesehen für eine Verbindung der Cellulose mit Gerbstoffen, Bastose genannt; aus diesem Grunde nimmt sie Farbstoffe viel leichter auf als andere Pflanzenfasern. Jute ist sehr hygroskopisch und nimmt unter günstigen Bedingungen bis 20 $\%$ Feuchtigkeit auf, sich in solchem Zustande dunkler und dunkler färbend. Gegen Säuren ist sie weniger widerstandsfähig als Baumwolle, leichter entflammbar und verbrennlich als diese; sie verbrennt ohne Geruch unter Hinterlassung geringer Mengen weisser Asche. Wasser oder Dampf von ca. 125 ^{0} zerstört die Fasern vollständig. Ungebleichte Jute besteht aus ungefähr 62 $\%$ Bastose, 20—25 $\%$ inkrustirender Substanz, 0,4 $\%$ Fett und Wachs, 1—4 $\%$ Extraktivstoffen und 10 $\%$ Wasser.

Unter dem Mikroskop erscheint die Jute in Form dicker Faserbündel; die einzelnen Fasern haben ungleich verdickte Zellwände und der ursprünglich weite Zellhohlraum ist stellenweise sehr zusammengedrückt. Jute wird in der Chirurgie roh in Strähnen, roh in Vliesen, gebleicht in Vliesen, roh mit Baumwolle in Vliesen angewendet.

1. Rohjute in Strähnen.

Sie soll möglichst langfaserig, frei von Holztheilen, frei von Unreinigkeiten und möglichst hellfarbig sein. Sie enthalte keine Spinnereifette mehr, sei also hydrophil.

2. Rohjute in Vliesen

bildet graugelbe bis graubräunliche, lockere und wenig zusammenhängende Tafeln mit den sonstigen Eigenschaften der Strangjute. Sie enthalte keine kurzen Abfälle und sei frei von Unreinigkeiten.

3. Gebleichte Jute in Vliesen.

Schwefelgelbe, seidenglänzende Vliese ohne besonders vermehrtes Saugvermögen für Wasser.

4. Jutewatte.

Mit ca. 50 % entfetteter und gebleichter Baumwolle verkrempelte Rohjute; sie stellt grauweisse Vliese vor, in denen überall die langen Jutefasern sichtbar sind; sie hat ein bedeutendes Wasseraufnahmevermögen und verkleistert sich mit dickflüssigen Sekreten sehr viel weniger als reine Baumwollwatte. Diese Mischung wird deshalb besonders gern zur Herstellung von besseren Damenbinden verwendet, aber auch sehr häufig aus werthlosen Abfällen hergestellt.

D. Wolle.

Schafwolle, von dem in allen Erdtheilen gezähmten Hausschaf, Ovis aries, herrührend, findet als Verbandmaterial nur ganz geringe Verwendung, zur Herstellung wollener und halbwollener Flanellstoffe und verschiedener Filze. Als Wolle für diese Zwecke eignet sich am besten eine fein- und kurzfaserige, stark gekräuselte, sich gut walkende oder verfilzende Wolle, wie sie die Streichgarnspinnerei verarbeitet, zum Unterschied von der Kammwolle, die aus glatten, langgewachsenen Wollen zur Verfertigung glatter Wollenstoffe dient.

Nachdem die Wolle nach ihrer Verwendungsart sortirt, wird sie zur Entfernung des bis 80 % betragenden Wollschweisses und Wollfettes, sowie anhaftenden Schmutzes in einem 30—45 ° warmen Seifenbade, bisweilen unter Zusatz von etwas Soda, gewaschen, in Körben mittels fliessenden Wassers gespült, geschleudert und getrocknet, dann nach Art der Baumwolle geöffnet. Die durch das Waschen etwas hart und spröde gewordenen Wollfasern werden in einer Einölvorrichtung, dem „Oelwolf", gleichmässig mit fetten, nicht trocknenden, leicht verseifbaren Pflanzenölen durchtränkt. Die Fasern werden wieder geschmeidig und geben bei der weiteren Verarbeitung weniger Verlust. Es werden im „Klettenwolf" die Kletten zwischen eisernen Walzen zerquetscht und ausgeworfen. Das „Krempeln" der Wolle geschieht auf einem Sortiment von Krempelmaschinen, Vorspinn- und Feinspinnkrempeln, die eine ähnliche Einrichtung wie die Baumwollekrempeln zeigen. Hierbei werden die Wollfasern gekämmt, parallel gelegt und zu Bändern vereinigt, die gestreckt und gedreht werden, bis zur Fertigstellung des Wollgarns.

Das weitere Verweben zu Flanellstoffen ist unter Baumwolle ausführlich beschrieben. Baumwollekette und Wolleschuss geben halbwollene Flanelle.

Die Filzfabrikation besteht darin, dass zuerst mit Hilfe von Krempelmaschinen aus der gewaschenen und geölten Wolle Wattevliese erzeugt und diese in mehrfachen Tafeln, je nach der Stärke und Dichte des gewünschten Filzes, unter Zusatz von Seife zusammengewalkt werden (siehe Seite 18!). Hierbei werden alle von Wollgeweben abfallenden kurzen Fasern, die „Scheerwolle", untergearbeitet, was bis zu 10 % geschehen kann. —

Unter dem Mikroskop erscheint die gewaschene Wollfaser bei 400facher Vergrösserung als eine cylindrische, mit dachziegelförmigen Schuppen versehene Röhre. Das Haarrohr selbst besteht aus vielen faserartigen, dicht nebeneinander liegenden Längszellen; welche ein centrales, aus kleinen, undeutlichen Zellen gebildetes Mark umgeben. — Die Wolle stellt demnach ein organisirtes Gebilde dar, aus Rindensubstanz und Marksubstanz gebildet. Beide wechseln in ihrem Mengenverhältniss je nach der Abstammung der Wolle und bedingen die verschiedene chemische Zusammensetzung der gereinigten Wolle. — Ausser Kohlenstoff, Wasserstoff und Sauerstoff enthält die Wollfaser Stickstoff und Schwefel, letzteren zu 1—3 %. Sie verbrennt unter Verbreitung eines Geruches nach verbranntem Horn mit Hinterlassung einer kugelförmigen, schwarzen Asche. Die Fasern sind verschieden gefärbt und 40—200 mm lang. Im bestgewaschenen und gebleichten Zustande enthalten sie noch 1—2 % Fett und einen eigenthümlichen gelben Farbstoff. Der Wassergehalt bei lufttrockener Waare beträgt bis 16 %. Kalte koncentrirte Schwefelsäure greift nur die Cuticula etwas an, lässt aber sonst die Wolle unverändert; beim Kochen tritt vollständige Zersetzung ein. Koncentrirte Salzsäure verhält sich ebenso. Salpetersäure färbt die Wolle sofort gelb und löst sie langsam auf. Selbst mässig koncentrirte Alkalilaugen greifen die Wolle an und machen sie schleimig; wird die Lauge heisser oder koncentrirter einwirken gelassen, so tritt unter Ammoniakentwicklung vollständige Lösung ein. Chlor und unterchlorigsaure Salze färben die Wolle gelb; schweflige Säure schadet der Faser nicht; selbst koncentrirteste Kupferoxydammoniaklösung ist ohne Einwirkung.

So verschieden das chemische Verhalten der Wolle von dem der Baumwolle ist, ebenso unterscheidet sich auch die Wollbleiche von der Baumwollbleiche. Die schweflige Säure bildet mit dem Farbstoff der Wolle eine in kohlensaurem Alkali und Seife lösliche fast farblose Verbindung. — Man bringt die Wollgewebe entweder in eine Lösung von saurem schwefligsaurem Kalium und zieht sie nach einiger Zeit durch ein warmes, schwaches Salzsäurebad oder man hängt sie feucht in Kammern auf, in welchen Schwefel verbrannt wird. Darnach kommen sie in ein warmes Soda- und Seifenbad und werden zuletzt in warmem Wasser gespült. Eine vollständige Weisse erzielt man durch das Bleichen niemals, der gelbe Farbstoff der Wolle widersteht demselben auf das Hartnäckigste. Es erübrigt nur, mit Rothstichblau weiss zu färben. Das sogen. „Weissmachen", d. h. den gelben Farbstoff durch Calcium-, Magnesium-, Barium- und Zinkkarbonat oder durch Calcium- und Bariumsulfat, entstanden durch chemische Wechselzersetzung auf der Faser, zu verdecken ist durchaus zu verwerfen und nichts anderes als ein Beschwerungsverfahren.

Noch wichtiger als die Bestimmung dieser Beschwerungsmittel, welche nach dem gewöhnlichen Gange einer solchen Analyse zu erfolgen hat, und nothwendiger ist die Bestimmung von Baumwolle in Wolle, sei es im Garn oder im Gewebe. Die zollamtliche Untersuchung geschieht in folgender Weise: Fünf Gramm Material werden in einem Becherglase von 1 l Fassungsraum mit 200 ccm einer 10 procentigen Natronhydratlösung übergossen und langsam zum Sieden erhitzt. Nach 15 Minuten langem Kochen, nach welcher Zeit sich die Wolle vollständig gelöst hat, wird die Flüssigkeit durch ein gewogenes Asbestfilter filtrirt, der Rückstand auf dem Filter und dieses gut ausgewaschen und beides getrocknet. Man wägt, nachdem Filter und Baumwolle die natürliche Luftfeuchtigkeit eines trockenen Raumes angezogen haben. — Appretirte Wollgewebe werden zuvor mit 3 procentiger Salzsäure behandelt und bis zur Neutralität gewaschen.

Wie schon erwähnt, sind als Verbandmittel und auch nur zur Fixation des Verbandes von Wollefabrikaten nur Flanelle, wollene und halbwollene, gebräuchlich. Ueber ihre Werthschätzung im Allgemeinen gilt dasselbe wie von den baumwollenen Flanellen: ausserdem richtet sich ihr Werth nach dem Verhältniss von Wolle zur Baumwolle; je mehr erstere vorherrscht, umso höher im Preise das Gewebe. Beachtet man, dass Baumwolle geruchlos, ohne Kohle und mit geringer weisser Asche verbrennt, Wolle dagegen beim Verbrennen den charakteristischen Geruch nach verbrannten Haaren verbreitet, unter Bildung einer schwarzen Kohlekugel, so ist es leicht festzustellen, ob Kette oder Schuss, — man verbrenne beide getrennt —, Wolle enthalten oder nicht. Hierdurch nicht beantwortet wird die Frage nach dem Vorhandensein von Wolle und Baumwolle in einem und demselben Faden; in solchem Falle muss das Mikroskop zu Hilfe genommen oder die chemische Untersuchung ausgeführt werden. —

Ein eigenartiger Flanell ist der sehr elastische Crepon, dessen grosse Dehnbarkeit leicht das Vorhandensein eingewebter Gummifäden vermuthen lässt. Die Elasticität wird jedoch nicht durch Gummi, sondern dadurch erreicht, dass die Kettfäden so stark drellirt werden, dass sie nur bei mehr oder minder starkem Zug gestreckt bleiben, nach Aufhebung desselben sich wieder zusammenziehen.

Machte ich schon bei den baumwollenen Flanellen auf Beschwerungsmittel aufmerksam, so ist das bei den wollenen in erhöhtem Maasse nöthig; bei ihnen spielen sie eine ganz hervorragende Rolle und man unterlasse niemals, darauf zu fahnden. —

E. Chinagras (Ramé, Ramié).

Die Kultur verschiedener in China, Japan und Ostindien einheimischer Nesselarten zur Gewinnung der Nesselfasern ist in diesen Ländern schon seit Jahrhunderten bekannt; keine der verschiedenen Nesselpflanzen liefert aber ein so geschätztes Material als Böhmeria nivea Gaudich und Böhmeria tenacissima G.

Die Gewinnung des Bastes geschieht einfach in der Weise, dass die Rinde mit dem darunter liegenden Bast von den frischen Pflanzenstengeln abgetrennt und in Wasser eingeweicht werden. Nachdem lässt sich die Rinde leicht vom Bast abziehen. Die weisslichen, gelblichen oder grünlichen, $1/2$ bis 2 m langen Bastfasern werden mit Seife abgekocht, gespült und auf kurzer Rasenbleiche weiss erhalten. Eine Chlorbleiche ist meist überflüssig, andernfalls wird sie genau wie bei der Baumwolle ausgeführt. Früher verarbeitete man die zerkleinerten Fasern auf Baumwollkrempeln, jetzt unzerkleinert auf Flachsspinnmaschinen. Beim Verspinnen der Chinagrasfasern geht durch das Drelliren eine werthvolle Eigenschaft derselben, der seidenartige Glanz, fast ganz verloren; jedoch kommen Chinagrasgewebe als Verbandmittel bisher nicht in Betracht, sondern nur das gebleichte, unverarbeitete Material in Wergform. — Ganz neuerdings fertigt die Industrie auch Chinagras-Watte an. Sie zeichnet sich durch hohen Seidenglanz aus; gegenüber der Baumwoll-Watte zeigt sie geringeren Zusammenhalt; die einzelnen Fasern sind weniger unter einander verfilzt, das ganze Gefüge ist lockerer; der Griff ist ein eigenthümlich weicher. —

Die äusserst festen, sehr zarten und weichen, seidenartig glänzenden Bastfasern stellen nahezu reine Cellulose dar, und entsprechen derselben in chemischer Hinsicht durchaus. — Die Zellen selbst sind 10—20 Centimeter lang. Unter dem Mikroskop unterscheidet sich die Chinagrasfaser von der Seidenfaser durch die weite, durch unregelmässige Verdickung der Zellenwandung ungleiche Innenhöhle.

F. Seide.

Schon im Alterthum war die Seide den Chinesen bekannt. Von ihnen lernten sie die Perser kennen und von diesen Griechen und Römer, welche sie im Abendlande einführten. Heute liefern uns hauptsächlich italienische und französische, weniger chinesische und japanische Züchtereien dieses kostbare Naturgespinnst, womit verschiedene Bombyx-Arten, die Seidenwürmer, Seidenraupen sich bei der Verpuppung umhüllen. Der zu den Nachtfaltern gehörige Schmetterling des Seidenspinners misst mit ausgebreiteten Flügeln 4 cm. Die schmutzig weissen Flügel zeigen einige dunkle Querstreifen, die Vorderflügel einen dunklen, sichelförmigen Fleck. Das Weibchen legt einige Hundert bläuliche, mohnsamenähnliche Eier, aus denen nach einer Woche die Raupen auskriechen. Sie sind glatt, glänzend weisslich, haben beiderseits dunklere Zeichen und tragen auf dem letzten Ringe ein Horn. Aeusserst gefrässig, wachsen sie sehr rasch und häuten sich viermal innerhalb der ersten vier Lebenswochen. Als Futtermittel dienen die Blätter des weissen Maulbeerbaumes. Die Züchtung der Seidenraupe ist eine sehr schwierige, denn sie verlangt sorgfältigste Wartung, peinlichste Sauberkeit, gleichmässige warme Luft und reines, reichliches Futter. Ungefähr 14 Tage nach der letzten Häutung beginnt die Raupe, nachdem sie nach unruhigem Hin- und Hersuchen ein passendes Plätzchen gefunden, sich einzuspinnen. Dies geschieht, indem sie durch zwei unterhalb des Mundes befindliche Oeffnungen den in zwei langen Gefässen in ihrem Körper befindlichen Saft auspresst, zu einem an der Luft schnell erhärtenden Faden vereinigt, damit sich zunächst an einzelnen Punkten befestigt und dann in allen Richtungen umhüllt, bis nach mehreren Tagen der taubeneigrosse, weissliche, gelbliche oder grünliche, im Innern pergamentartige Kokon fertig ist. 2—3 Wochen später würde der aus der Puppe auferstehende Schmetterling durch Absonderung einer die Kokonfäden auflösenden Flüssigkeit sich der Verstrickung entziehen, dabei aber den Kokon theilweise vernichten. Dazu lässt man es nur kommen, um Zuchtschmetterlinge zu erhalten, andernfalls tödtet man die Puppen bald nach Beendigung des Einspinnens, indem man kurze Zeit kochendheisse Wasserdämpfe auf die Kokons einwirken lässt. Durch Ausbreiten an der Luft werden sie schnell getrocknet; in feuchtem Zustande würden sie rasch in Fäulniss übergehen. Sie sind um so werthvoller, je reicher an Seide, je feiner und weisser sie sind, und werden in Rücksicht hierauf sortirt. In heissem Wasser erweicht, werden sie mit Ruthen geschlagen, um die Anfänge der bis 300 m langen Fäden zu finden, und die Fäden mehrerer Kokons zusammen aufgehaspelt, wobei sie gleichzeitig durch Drehen, Reiben und Schleifen zwischen den Fingern geglättet und gerundet werden. — Das ist die Rohseide.

Chemisch betrachtet bildet die Seide das Verbindungsglied zwischen den pflanzlichen Fasern und der thierischen Wolle; sie enthält Kohlenstoff, Wasserstoff und Sauerstoff wie jene, Stickstoff wie Wolle, aber keinen Schwefel wie diese. Jeder Kokonfaden besteht aus zwei verschiedenen Verbindungen, dem Seidenleim, Sericin, und dem Seidenbast, Fibroin, der eigentlichen Seide, vermengt mit etwas Fett und Farbstoff. Das Sericin, ungefähr 30 % der Rohseide ausmachend, löst sich schon in kochendem Wasser und bildet mit 100 Theilen desselben nach dem Erkalten eine farblose Gallerte ohne Geruch und Geschmack. Das Fibroin bildet glänzendweisse, geruch- und geschmacklose Fäden, ist unlöslich in kochendem Wasser, unlöslich in Alkohol und Aether; es wird wie Wolle von Chlorkalk zerstört, von schwefliger Säure nicht angegriffen; gegen Alkalien ist es weniger empfindlich wie Wolle, aber doch löslich in koncentrirter Kalilauge und in Kupferoxydammoniak. Angezündet verbrennt die Seidenfaser unter Hinterlassung einer voluminösen, schwarzen Kohle und unter Verbreitung eines brenzlichen Geruches. Unter dem Mikroskop bei 400facher Vergrösserung betrachtet, zeigt die Seide als ausgeflossener und erhärteter Saft keine Gefässe; sie bildet glatte, derbe Cylinder von verschiedener, jedoch gleichmässiger Stärke mit glänzender Oberfläche.

1. Nähseide (Ligaturseide).

Herstellung. Der der Rohseide zu fast einem Drittel ihres Gewichts anhaftende Seidenleim macht dieselbe hart, rauh und matt aussehend; er vermindert die Elasticität der Seide, ihr Aussehen und trägt wegen seiner Löslichkeit in Wasser nur dazu bei, die Indifferenz der eigentlichen Seidenfaser gegen chemische Einflüsse zu verringern, ohne ihre Haltbarkeit zu erhöhen.

Zur Nähseide wird nur die von den besten und besseren, weissen bis schwachgelblichen Kokons gewonnene Rohseide verarbeitet. Sie wird durch Umziehen in einer fast kochendheissen Olivenölseifenlösung, welche 35 % Seife, auf das Gewicht der Rohseide berechnet, enthält, „entbastet", in schwacher Sodalösung gespült und in einem 15 % Marseiller Seife haltenden heissen Bade „weissgekocht". Nach gründlicher Spülung wird die noch feuchte Seide in geeigneten Räumen geschwefelt, dann getrocknet.

a. Drellirte Seide.

Das Zwirnen, das Vereinigen mehrerer Rohseidefäden durch Drehen, geschieht entgegen der Drehung des Rohfadens, zu Fäden von verschiedener Stärke.

Eigenschaften: Nähseide zeigt durchaus die Eigenschaften des Fibroins. Sie kommt in losen Strähnen oder in „Stängeln" von 2 und 5 g, in neuerer Zeit in ebenso schweren, sehr handlichen „Bobinen", einer knäuelartigen Wickelung, in den Handel und besitzt meistens einen schwach gelblichen Farbenton. Zur Verwendung in der Chirurgie muss sie sehr haltbar, glatt und knotenfrei sein, vor allen Dingen aber rein. Sie werde stets einer Reinigung unterzogen, indem man sie mit schwacher Seifenlösung in der Wärme auslaugt, mit 2procentiger Sodalösung und mit reinem Wasser abspült und trocknet.

Prüfung. Der mikroskopischen Untersuchung auf fremde Faserstoffe folgt die chemische; denn ihres hohen Preises wegen unterliegt die Seide ausser vielen Verfälschungen mit minderwerthigen Fasern einer Reihe von Manipulationen, die darauf hinausgehen, die Seide künstlich zu beschweren. — Aus denitrirter Cellulose hergestellte künstliche Seide erkennt man sofort bei der Verbrennung, die schnell ohne Geruchsentwicklung und ohne Kohlebildung erfolgt. — Die gewöhnlichsten Beschwerungsmittel sind Rohrzucker, Traubenzucker, Glaubersalz, Magnesiumverbindungen, Zinnsalze und bei dunklen Seiden Eisen- und Chromverbindungen.

Durch Kochen der Seide in mit Salzsäure angesäuertem Wasser invertirt man den Rohrzucker und bestimmt in einem mit Kalilauge alkalisch gemachten Theile des Filtrats die Glukose durch alkalische Kupferlösung; in einem zweiten Theile bestimmt man nach Zusatz von Ammoniak und Chlorammon mit phosphorsaurem Natrium Magnesiumsalze und in dem Rest des Filtrats würde Chlorbarium Glaubersalz und andere Sulfate anzeigen. — Die ausgekochte Seide wird getrocknet und verascht. Ist die Asche farblos, so kann sie Chrom und Eisen nicht enthalten; sie wird mit etwas Salzsäure aufgenommen, die Lösung mit Wasser verdünnt und Zinn mit Schwefelwasserstoff gefällt. War die Seide dunkel — schwarze Nähseide wird in der Verbandstoffbranche sehr selten gebraucht — und die Asche grünlich, so enthält sie Chrom, war sie bräunlich, so können Eisen und Chrom zugegen sein, die in gewöhnlicher Weise in der vom Schwefelwasserstoffniederschlage abfiltrirten, durch Kochen vom Schwefelwasserstoff befreiten, mit etwas chlorsaurem Kalium oxydirten und durch Kochen wieder entchlorten Flüssigkeit mittels Natronlauge in der Kälte (Eisenoxydhydrat) und in der Siedhitze (Chromoxydhydrat) bestimmt werden.

b. Geflochtene Seide (Turner's Patentseide).

Durch Verflechten der Seidenfäden hergestellt, bildet sie sehr gleichmässige, glänzendweisse, flache, meist ziemlich stark gebläute Fäden von grosser Haltbarkeit. Sie kommt in 10 verschiedenen Stärken, auf Karton gewickelt, in Pappetuis in den Handel.

2. Seidenabfallgewebe (Bourette).

Durch Verwesung der Puppe, durch Fäulniss der Kokons fleckig gewordene, durch Auskriechen des Schmetterlings mehr oder weniger zerstörte, dann solche Kokons, in welchen sich zwei Raupen eingesponnen hatten, sowie die beim Einweichen der rohen Kokons in den Ruthenbesen verbliebenen Flocken, beim Haspeln und Zwirnen der Rohseide erhaltene Abgänge werden in einer der Bearbeitung der Baumwolle entsprechenden Weise in den Florettspinnereien zu Seidengarn versponnen. Alle hierbei erzielten und nicht mehr verwerthbaren Abfälle geben das geringste Material für die Bourettestoff- und Seidewatte-Fabrikation. Der Bourettestoff stellt ein kräftiges, graubraunes, mattes Gewebe mit einfacher Tuchbindung dar; er kommt entweder in Breiten von ca. 140 cm oder 6, 8 und 10 cm breit, entsprechend seinem Hauptverwendungszweck in der Verbandstoffbranche zur Herstellung von Pferdebandagen, in den Handel.

3. Seidenwatte.

Sie wird wie Baumwollwatte aus dem zur Bourettefabrikation verwendbaren Rohmaterial auf geeigneten Krempeln hergestellt und bildet graubraune, zartfaserige, weiche Tafeln.

4. Seidenwurmdarm (Fil de Florence).

Dieses vorzügliche, durchsichtige, farblose, seidenglänzende Nähmaterial kommt in verschiedenen Stärken, in Büscheln von 100 Fäden in den Handel. Die gekräuselten Anfänge und Enden derselben, welche als Nähmaterial unverwendbar, sind mit Wollfäden umwickelt und nur die glatten brauchbaren Mitteltheile von ca. 30 cm Länge ohne Umhüllung. Dieser Theil ist glatt, elastisch und von grosser Haltbarkeit. Bildet die Seide das aus Seidenfaser und Seidenleim im Spinnprocess verfertigte Produkt der Seidenraupe, wovon der Seidenleim wahrscheinlich durch Oxydation und Wasseraufnahme erst hierbei aus dem Fibroin entstanden ist, so ist der Seidenwurmdarm ein einheitliches, nur aus Fibroin bestehendes Präparat, es stellt den Spinnsaft der Seidenraupe vor der Verspinnung, nur in erhärtetem Zustande dar. Es wird aus den Spinngefässen der Seidenraupe kurz vor deren Verpuppung ausgezogen und erhärtet sofort an der Luft. Es verhält sich in chemischer Beziehung wie Fibroin.

Es wird sehr häufig roth gefärbt verlangt. Zu diesem Zwecke zieht man die Fädenbündel in einer warmen Fuchsinlösung, welche zur Erhöhung des Lüstres etwas reine Seife enthält, um, spült in reinem Wasser nach, schleudert und trocknet.

5. Schutztaffet (Silk protectiv)

ist ein aus florartigem Seidengewebe als Grundmaterial durch wiederholtes Bestreichen mit einem Kopalfirniss wasserdicht gemachtes Verbandmaterial. Es ist sehr weich und schmiegsam, grün gefärbt, durchsichtig und darf nicht klebrig sein. Es kommt gewöhnlich mit einer Zwischenlage von Seidenpapier in den Handel und ist mit dieser kühl, schattig und frei hängend aufzubewahren. Ist der Schutztaffet bei der Aufbewahrung klebrig geworden, so dass ihm das Seidenpapier anhaftet, so weiche man dieses mit kaltem Wasser ab, trockne mit Charpie und ohne künstliche Wärme und pudere mit 1 procentigem Karbolsäure-Talkum ein. — Gelb und bräunlich gewordener Schutztaffet ist gewöhnlich sehr alt, verlegen, brüchig oder zu leicht reissbar. Er nimmt diese Farbe mit der Zeit beim Lagern in feuchter, schwefelwasserstoffhaltiger Luft an. — Vor der Dispensation ist die Saalleiste zu entfernen.

G. Leinen.

Die Leinenindustrie bildet in Deutschland seit Jahrhunderten eine lohnende Erwerbsquelle.

Der gemeine Lein, Linum usitatissimum, zur Familie der Linaceen gehörig, trägt an aufrechten Stengeln lanzettliche, abwechselnd stehende, kahle Blätter und aus je fünf Kelch-, Blumen-, Staub- und Fruchtblättern bestehende Blüthen. Die Kelchblätter sind fein gewimpert, die grossen

Blumenblätter blau. Die Stengel enthalten im Innern eine mit schwammigem Mark gefüllte Röhre; sie ist umgeben von einer holzigen Schicht, die allmählich in den Bast übergeht. Er besteht aus den zum Verspinnen tauglichen, von einer leimartigen Substanz zusammengehaltenen Fasern. Den Bast umhüllt die Pflanzenrinde.

Der Hanf, Cannabis sativa, aus der Familie der zweihäusigen Hanfgewächse, wird bei uns, in Oesterreich, Russland und in Italien kultivirt. Die drei Meter hohe Pflanze hat gefingerte Blätter. Jedes der 3, 5, 7, 9 oder 11 Blättchen ist lanzettlich und grob gesägt. Die Staubgefässblüthen stehen in aufrechten Rispen, die Stempelblüthen in gehäuften, ährenartigen Wickeln. — Die schwächere männliche Pflanze, der Sommerhanf, findet vorzugsweise zu Zwirn und Hanfleinen, die kräftigere weibliche Pflanze, der Winterhanf, in der Seilerei Verwendung. — In der Struktur sind Hanf- und Leinpflanze gleich, weshalb sich auch die weitere Verarbeitung beider nicht unterscheidet.

Nach der Blüthezeit wird die ganze Leinpflanze mit den Wurzeln aus der Erde gezogen, auf freiem Felde in „Puppen" gestellt und getrocknet. Um die Rinde zu entfernen, die Bastfasern von der verklebenden Leimsubstanz sowie dem Holze zu befreien, werden die Pflanzen, nachdem Blätter und Samenkapseln abgerifelt wurden, in der „Wasserröste" bis zum Eintritt der fauligen Gährung und durch Ausbreiten auf dem Felde durch die „Thauröste" erweicht, an der Luft oder künstlich getrocknet und „gebrochen", früher mit der einfachen „Handflachsbreche", jetzt mit Maschinen. Die gebrochenen Holztheilchen, die „Schäben", werden durch Abstreichen über einem scharfkantigen Holz oder durch das „Schwingen" im Hand- oder Maschinenbetrieb entfernt. Das Produkt ist der im Handel befindliche Schwingflachs oder Reinflachs.

Er wird in den Spinnereien zunächst „gehechelt", d. h. durch Kämme gezogen, um noch vorhandene Schäben, sowie die kürzeren Fasern, Hede oder Werg, zu entfernen und die langen Fasern parallel zu legen und zu spalten. Damit ist der Flachs oder Hanf zum Verspinnen fertig.

Bei der weiteren Verarbeitung von Hede und Werg treten kräftig gebaute Krempeln in Thätigkeit, die das Gewirre zertheilen und kämmen und zu Bändern verarbeiten. Der fernere Verlauf der Flachs- und Wergspinnerei entspricht im Allgemeinen den Arbeiten bei der Baumwollspinnerei, nur dass Werg überall kräftigere Maschinen nöthig hat als Flachs. Nach Herstellung der Bänder erfolgt das Strecken und Drehen derselben, was meist, bei den feineren Garnen stets, unter Zuhilfenahme von Wasser geschieht.

In der Weberei wird das Leinengarn genau wie Baumwollgarn behandelt. Die Leinenbindung ist für Leinenverbandstoffe, sowie für die aus denselben gezupfte Charpie die gewöhnliche. Zu Kompressen und Charpie verwendbare Leinwand muss hydrophil und gebleicht sein.

Die Flachs- oder Leinenbleiche unterscheidet sich principiell nicht von der Baumwollbleiche, aber doch in verschiedenen Operationen. Sie ist schwieriger und langwieriger als diese, da die Flachs- und Hanffaser durch Laugen, Säuren und Chlor leichter angegriffen wird als die Baumwollfaser. Aus diesem Grunde muss mit schwächeren Lösungen unter öfteren Wiederholungen gearbeitet werden, ja, man begnügt sich sogar meistens mit einer Viertel-, Halb- oder Dreiviertel-Kunstbleiche und lässt dieser die Naturbleiche folgen. Gut gebleichte Leinwand erleidet in der Wäsche und Bleiche ungefähr 20 % Verlust, also ganz bedeutend mehr als Baumwolle, und stellt dann ziemlich reine Cellulose dar.

Das rohe Gespinnst oder der gehechelte Flachs und Hanf bestehen aus ca. 75—85 % Cellulose, ca. 5 % Extraktivstoffen, 2,5 % Fett und Wachs und 8 % Wasser. Die Fasern des Flachses sind 20—140 cm, diejenigen des Hanfes 100—300 cm lang; die Farbe ist lichtgelb bis silbergrau, glänzend. Entzündet verbrennen die Fasern leicht ohne Geruch und hinterlassen ca. 1 % weisser Asche. — Unter dem Mikroskop bildet die Leinenfaser lange, schmale, quergestreifte, gleichsam gegliederte, niemals um sich selbst gedrehte Röhren. Die Hanffaser zeigt lange, walzenförmige, verschieden starke, an der Spitze stumpfe oder getheilte Röhren. Die Innenhöhle ist meist ziemlich weit, die Wandung stellenweise stark verdickt. Diese Verdickungsschichten sind gewöhnlich deutlich sichtbar als Längsstreifen.

Gegen chemische Reagentien verhält sich Leinen im Allgemeinen wie Baumwolle; Kalilauge jedoch lässt Baumwolle farblos und färbt Flachs- und Hanffaser gelb; eine weingeistige Fuchsinlösung von 5 % Fuchsingehalt färbt letztere Fasern dauernd, während sich die Farbe aus Baumwolle auswaschen lässt.

Der Verbrauch an Hanf und Leinen in der Chirurgie ist, seitdem die Baumwolle ihren Siegeslauf angetreten, ganz bedeutend zurückgegangen.

1. Hede und Werg.

Hede und Werg, gehechelter Flachs, dienen nur noch an den Gewinnungsorten als billiges, leicht zur Hand befindliches Polster- und Verbandmaterial der thierärztlichen Chirurgie, sonst sind sie überall durch die Jutepräparate verdrängt.

2. Oakum (Theerhanf-Charpie).

Oakum, ein aus alten getheerten Hanftauen durch Zerzupfen gewonnenes Material, steht bei der Küstenbevölkerung und auf den Schiffen als Verbandmittel in hohem Ansehen. Die im Kaiserlichen Gesundheitsamte bearbeitete Anleitung zur Gesundheitspflege an Bord von Kauffahrteischiffen empfiehlt es als äussere Decke bei Verbänden.

3. Leinwand (Leinen-Charpie).

Ungebleichte und gebleichte Leinwand mit gewöhnlicher Tuchbindung geben in beliebigen Breiten leinene Binden.

Alte, häufig gewaschene und gebleichte Leinwand, ohne jegliche Appretur und mit einfacher, grober Leinenbindung, dient zu Kompressen und, besonders in gezupftem Zustande, als Leinen-Charpie zu Verbandzwecken. Die weichen, welligen Fäden saugen gut; sie sind specifisch schwerer als Baumwollfäden und wirken kühlend, eine Eigenschaft, die der Verwendung der Leinen-Charpie besonders in heissen Ländern Vorschub leistet. Im Grossen wird heute Leinen-Charpie, wirr oder glatt gelegt, in Zuchthäusern aus zurückgestellten, durch Desinficiren, Waschen und Bleichen sorgfältigst gereinigten Militär-Bettlaken gezupft. Südamerika verbraucht darin zur Zeit wohl die bedeutenderen Mengen.

H. Moos.

Zu der Familie der Laubmoose gehören die Torfmoose, Sphagnaceae, die, wie schon ihr Name andeutet, sich hauptsächlich an der Torfbildung betheiligen. Sie sind über die ganze Erde verbreitet und wachsen in dichten, räumlich oft sehr ausgedehnten, schwammigen, elastischen Polstern in Torfsümpfen und Wäldern. Sie besitzen entweder eine eigenthümlich bleiche, grüne, bisweilen bräunliche oder röthliche Farbe. Die Blätter bestehen aus grossen, chlorophyllfreien, farblosen Zellen mit schraubenförmig-gewundenen oder ringförmigen Verdickungen, welche sie befähigen, grosse Mengen Wasser aufzusaugen, und kleineren Löchern, aus chlorophyllhaltigen Zellen bestehend. Mit dem Wachsthum sterben die unteren Theile der Pflanzen ab, sie vermodern und bilden Torf, während die oberen weiter ausschlagen. Die häufigeren deutschen Sphagnum-Arten sind Sphagnum cymbifolium mit stengelumfassenden Blättern, mit abgerundeter Spitze und auf verschiedene Pflanzen vertheilten Antheridien und Archegonien, und Sphagnum acutifolium mit eiförmigen, zugespitzten Blättern und auf einer und derselben Pflanze befindlichen Antheridien und Archegonien.

Das gesammelte Moos wird verlesen, alle Unreinigkeiten, abgestorbenen und unansehnlichen Theile, Fichtennadeln werden sorgsam entfernt, dann wird in Körben mit fliessendem Wasser gewaschen, wobei Sand, Erde etc. nach unten, Laubblätter etc. nach oben abgeschlemmt werden. Dann wird auf Hürden oder Tüchern in der Sonne getrocknet. — So bildet das Moos ohne Weiteres ein vorzügliches, aseptisches Verbandmaterial von grosser Saugfähigkeit, das ausser seiner Farbe, die neben der blendendweissen Verbandwatte von sehr vielen Chirurgen nicht beliebt wird, nur den einzigen Fehler hat, dass es erst in feuchtem Zustande seine Saugkraft voll entwickelt.

Sublimat-Moos $1/2\,^0/_0$. Soll Moos überhaupt imprägnirt werden, so geschieht das nur mit der Irrigatorspritze und unter Verwendung der geringst möglichen Menge Imprägnirlösung. Dieselbe soll nur so gross sein, dass gerade eine gleichmässige Durchfeuchtung erzielt wird. Wo es angeht, verwende man als Lösungsmittel schnell verdunstende Flüssigkeiten, Aether, Aether-Weingeist, reinen oder verdünnten Weingeist. Empfehlenswerth ist die Verwendung verhältnissmässig grösserer Mengen Glycerin, nicht nur als Fixirmittel, sondern mehr noch als unveränderliches Befeuchtungsmittel; durch einen Zusatz von Glycerin wird erreicht, dass das Moos bei seiner Verwendung die Wundsekrete schneller annimmt.

Man bringt 1 kg Moos in eine geräumige Steingut- oder Emaille-Schale, bespritzt den aufgelockerten Inhalt überall mittels der Irrigatorspritze mit einer Lösung von 5,0 Sublimat in 50,0 Glycerin, 50,0 Wasser und 150,0 Spiritus und arbeitet das Ganze zwischen den Händen durch, bis eine durchaus gleichmässige Durchfeuchtung erreicht ist. Man lässt das Präparat auf einem Tuche oder Sieb mit Holzboden etwas abdunsten und bewahrt es trocken und vor Licht geschützt auf.

Andere Imprägnirungen als die mit Sublimat sind nicht gebräuchlich.

Moosfilz, Moospappe. Sehr sauber im Gebrauch ist der durch Pressen ohne Anwendung aller Bindemittel hergestellte Moosfilz, von lockerem Gefüge, und die durch stärkeren Druck erhaltene Moospappe, die mit und ohne Mullbezug käuflich ist, — dünne Platten von der Widerstandsfähigkeit gewöhnlicher Pappen. In Wasser quellen sie ziemlich schnell und stark auf. Leider sind diese handlichen und ansehnlichen Präparate mit Antisepticis auf nassem Wege nicht zu imprägniren, ohne ihre Form zu verlieren.

Alle Moosfabrikate sind trocken aufzubewahren, denn sie vermögen grosse Mengen Luftfeuchtigkeit aufzunehmen, ohne sich deshalb feucht anzufühlen.

Mooswatte. Gesiebte Moosblätter lassen sich mit Baumwolle verkrempeln, genau wie Holzwolle, und geben dann eine Verbandwatte, die schnell und ausgiebig saugt und auch für zähere Sekrete aufnahmefähig ist. Sie bildet ein vorzügliches Material zum Ersatz der Schwämme und ist sehr geeignet zur Füllung der Damenbinden.

I. Torf.

Die desodorirenden und conservirenden Eigenschaften des Torfes waren ängst bekannt. Ihnen, sowie seiner grossen Verbreitung, seiner leichten Beschaffung und seinem niedrigen Preise verdankt er die Ehre, unter die Zahl der Concurrenten der Baumwolle aufgenommen zu sein. Das wenig saubere Hantiren mit ihm, das umständliche, ihn vertheuernde Einnähen in hydrophile Battistsäckchen, ferner der Umstand, dass er nur angefeuchtet saugfähig, daher zu Trockenverbänden nicht verwendbar ist, standen seiner allgemeinen Einführung als Verbandmittel hindernd im Wege und heute wird er als solches wenig mehr gebraucht.

Man nimmt sowohl den reifen, braunschwarzen Unter- als den unreifen, gelbbraunen Obertorf, hauptsächlich aber den letzteren und stets dann, wenn einfach Verbandtorf, ohne nähere Bezeichnung der Abstammung, verlangt wird.

Alle abgestorbenen Pflanzen und alle Theile derselben erleiden bei Gegenwart von Feuchtigkeit durch den Sauerstoff der Luft eine fortgesetzte Veränderung, sie verwesen, werden zu Torf. An der Torfbildung, der Vermoderung unter Wasser, betheiligen sich zumeist die in grossen Mengen und gesellig vorkommenden Erica, Calluna, Vaccinium, Scirpus, Carex, Nardus-Arten, von den Moosen Hypnum und Sphagnum. Ihre leicht zersetzbaren Proteinkörper beginnen den Verwesungsprocess, darauf folgt die widerstandsfähigere Holzfaser, während die unlöslichen Mineralstoffe unverändert in den Torf übergehen. Als gasförmige Produkte entweichen dabei in der Hauptsache Kohlensäure und Kohlenwasserstoffe. Lässt sich die Struktur der einzelnen Pflanzen anfänglich noch unterscheiden, so verschwindet diese mehr und mehr mit fortschreitender Verwesung und Erhöhung des Druckes durch die übergelagerten Massen, und die anfangs leichte, gelbe, faserige Masse geht über in eine dichtere, braune, bis schwarzbraune, homogene, dem unbewaffneten Auge gegenüber strukturlose. Erstere, der Obertorf, bedeckt in den Haidemooren oft in meterhohen Schichten den speckigen Untertorf. Sie werden von Hand oder mit Maschinen gestochen oder gebaggert, geformt und getrocknet, oder erst getrocknet und dann von Maschinen unter Druck geformt. Der Handtorf ist specifisch leichter und deshalb dem Maschinentorf vorzuziehen, letzterer kann sogar, wenn er sehr dicht und schwer ist, als Verbandmaterial ganz untauglich sein. Ehe der Torf diesem Zwecke dienen kann, ist er nochmals zu trocknen und dann zu zerkleinern bis zur groben Pulver- oder feinen Speciesform. Das feinste Pulver ist durch Absieben zu entfernen. Er wird gewaschen und durch Schwemmen von schwereren mineralischen Verunreinigungen befreit, endlich wieder getrocknet und vor Feuchtigkeit geschützt aufbewahrt. — Ein sehr lockerer, wenig vermoderter und langfaseriger Obertorf mit filzigem Gewebe und geringen erdigen Beimengungen, an dessen Entstehung sich hauptsächlich die Wurzelfasern von Erica und Calluna, sowie die Sumpfmoose in den trockenen Hochmooren betheiligt haben, wird nach dem Reinigen und Zerfasern auf dem „Reisswolf" auf kräftigen Wergkrempeln zu Vliesen verarbeitet und bildet in dieser Aufmachung die gelbrothe, lockere Torfwatte.

Trotzdem Torf sehr hygroskopisch ist, benetzt er sich, scharf getrocknet, nur langsam mit Wasser, rascher in dem Maasse, als sein Feuchtigkeitsgehalt steigt. Lufttrockener Torf kann 10--30 % Wasser enthalten, in Wasser nimmt er von diesem bis zum zwanzigfachen seines Gewichtes auf, dabei sein Volumen sehr vergrössernd. Diese Zahlen beziehen sich auf besten gelben Fasertorf, brauner Untertorf saugt gewöhnlich nicht mehr als das Zehnfache seines Gewichtes Wasser auf. Bester Obertorf hinterlässt bei der Verbrennung nicht mehr als 2 %, dunkelbrauner 6 % Asche; die organische Substanz hat keine einheitliche Zusammensetzung; sie enthält Kohlenstoff, Wasserstoff, Stickstoff und Sauerstoff in wechselnden Mengen, je nach dem Fortschritt der Verwesung. An Wasser giebt der Torf keine gefärbte, lösliche Bestandtheile ab; Alkalien lösen ihn theilweise mit brauner Farbe. Bei der trockenen Destillation entstehen neben Kohle Wasser, Ammoniak, Theer, Kohlensäure, Kohlenoxyd und Kohlenwasserstoffe.

Ist Torf zu imprägniren, so verwende man im Grossen die betreffenden Chemikalien, wenn sie nicht flüssig sind, stets im gelösten Zustande; durch einfaches Untermischen der pulverförmigen Stoffe erzielt man wohl anfänglich eine gleichmässige Vertheilung, bei der Aufbewahrung jedoch würde eine Entmischung eintreten, ganz abgesehen davon, dass die flüssige Imprägnirung eine bei weitem innigere Vermengung zulässt. Während man den Torf in einer emaillirten Schale umrührt, vertheilt man die Flüssigkeit mit der Irrigatorspritze und vervollständigt die gleichmässige Durchtränkung unter fortgesetztem Umrühren und Reiben zwischen den Händen und lässt auf Pergamentpapier in dünner Schicht, unter häufigem Wenden, trocknen. Man arbeitet, wenn möglich, mit einer geringeren Flüssigkeitsmenge als beim Imprägniren der Watten, um das ohnehin langsamer verlaufende Austrocknen des Torfes nicht unnöthig zu verzögern und um eine Zersetzung oder Verflüchtigung des chemischen Präparates zu vermeiden. Man kann bis auf zwei Kilo Lösung, auf zehn Kilo Torf gerechnet, herabgehen. Wo irgend angängig, die Löslichkeitsverhältnisse es gestatten, ersetzt man aus demselben Grunde das Wasser ganz oder theilweise durch Spiritus.

Zur Herstellung kleinerer Mengen imprägnirten Torfs zur sofortigen Abgabe, mit Ausnahme von Sublimattorf, der wegen der Giftigkeit des Sublimats und seiner relativ sehr geringen Menge, welche eine Vertheilung in Pulverform lege artis unmöglich macht, stets mit einer Auflösung anzufertigen ist, empfehle ich einen glycerinirten Torf vorräthig zu halten, und diesen mit den feinst gepulverten Ingredienzen zu vermischen. Das Glycerin dient in diesem Falle als Klebemittel, es beeinflusst zugleich in günstiger Weise die Anfangssaugfähigkeit des fertigen Präparates. Den glycerinirten Torf erhält man durch Einarbeiten einer Lösung von 50,0 Glycerin in 100,0 Wasser in 1000,0 Torf und Trocknen.

Typisch sind folgende Imprägnirflüssigkeiten, gerechnet auf 1 kg Torf:
Für 5 % Carbolsäure-Torf 50,0 Carbolsäure, 50,0 Glycerin und 100,0 Spiritus.

Für 0,5 % Sublimat-Torf 5,0 Sublimat, 25,0 Glycerin u. 175,0 Spiritus.

Für 10 % Borsäure-Torf 100,0 Borsäure, gelöst in 400,0 kochendem Wasser und kochendheiss zu verwenden.

Für 10 % Jodoform-Torf 100,0 Jodoform gelöst in 600,0 Aether, verdünnt mit 300,0 Spiritus.

K. Asbest, Sand, Asche, Kohle.

Asbest. Verwendung als Verbandmaterial hat der Asbest gefunden, abgesehen davon, dass er ein den vegetabilischen Gespinnstfasern äusserlich ähnliches Material darstellt, weil er sehr leicht rein zu erhalten, indifferent und vor Allem weil er durch einfaches Ausglühen schnell und unter allen Umständen zuverlässig steril gemacht werden kann.

Er bildet weisse, grünliche oder bläuliche, gewöhnlich glänzende, mitunter auch matte, biegsame, aufgelöste Faserbündel. Er ist licht- und luftbeständig, neutral, unlöslich in Säuren und Laugen, unverbrennlich und schmilzt erst in der Gebläselampe. Die Saugfähigkeit ist unbedeutend. — Chemisch betrachtet, besteht er aus kieselsaurem Magnesium, verunreinigt und gefärbt durch Spuren von Metalloxyden, welche sich durch Behandeln mit Salzsäure oder Schwefelsäure entfernen lassen.

Soll er als Verbandmittel dienen, so ist er stets zuvor durch Säure auszuziehen, mit Wasser zu waschen, zu trocknen und zu glühen.

Sand. Zu Verbandzwecken geeignet ist nur ein reiner, weisser und sehr feinkörniger Quarzsand mit abgerundeten Flächen. Diesen Bedingungen entspricht wohl ein guter Flusssand; vorzuziehen jedoch ist Seesand, welcher durch die immerwährende mechanische Einwirkung des Wellenschlages, von Ebbe und Fluth abgeschliffen, nirgends scharfe Kanten aufweist. Er ist mit salzsäurehaltigem Wasser auszuziehen, zu waschen, trocknen und zu sieben; schliesslich ist er zu glühen und in dichtschliessenden Blechdosen trocken aufzubewahren.

Asche. Die nach vollständiger Ausnutzung des Brennmaterials erhaltene Flugasche, welche sich bei den Feuerungsanlagen grosser gewerblicher Betriebe im „Fuchs" ansammelt, dient nach dem Absieben und nochmaligem Glühen direkt als aseptisches Verbandmaterial. Sie ist noch heiss in gut schliessende Blechdosen zu füllen und an trocknem, warmem Orte aufzubewahren. Sie besteht nur aus feuerbeständigen mineralischen Stoffen, deren Zusammensetzung keine konstante, sondern von der Natur der Heizmaterialien abhängige ist. Sie bildet ein graubraunes, sehr zartes Pulver. In der Hauptsache besteht sie aus Silikaten, Phosphaten, Karbonaten des Kalium, Calcium, Magnesium und Natrium.

In grösserem Maassstabe ist im letzten japanesisch-chinesischen Kriege Reisstrohasche zur Anwendung gekommen, und zwar mit allerseits sehr gerühmtem Erfolge. Die löslichen Alkalikarbonate dürften wohl kaum eine antiseptische Wirkung haben; der Erfolg ist wohl nur dem frisch geglüht völlig aseptischen Filtermaterial zuzuschreiben.

Kohle. Mit gleichem Erfolge wie Torf hat man die Holzkohle, deren fäulnisswidrige Eigenschaften längst bekannt, zur antiseptischen Wundbehandlung herangezogen. Man wähle zu diesem Zwecke eine tiefschwarze, leichte, klingende, beim Verbrennen an der Luft wenig Asche hinterlassende

Holzkohle. Sie wird nochmals geglüht, bis keine sichtbaren Gase mehr entweichen, mit einem Blasebalg von äusserlich anhaftender Asche befreit und noch heiss gröblich gepulvert. Der Kohlestaub wird abgesiebt und die Kohle sofort in dichte Blechkästen gefüllt. Grossen Vorrath halte man von dem Pulver nicht, sondern stelle dasselbe öfters frisch her. Es ist sehr hygroskopisch. — Auch Strohkohle, nach Art der Holzkohle aus Stroh durch Verbrennung bei ungenügender Luftzufuhr erhalten, ist empfohlen worden.

L. Glaswolle, Glaspräparate.

In der Glasindustrie durch Einblasen von heisser Luft in die flüssige Glasmasse erzeugt, bildet die Glaswolle zarte, feine, runde, seidenglänzende, etwas gekräuselte, sehr biegsame Fäden, die sich flechten und sogar verspinnen lassen. Sie sind indifferent und werden weder von verdünnten Säuren noch Alkalien angegriffen. Vor ihrer Verwendung als Verbandmaterial sind sie mit beiden letzteren zu behandeln. Zu Zöpfen von 3—8 mm Stärke geflochten, wird Glaswolle als Drainagematerial benutzt; die Wirkung ist eine kapilläre. —

Aus kompakter Glasmasse hergestellte Glasröhren von 5—8 mm Durchmesser, 75 mm Länge und 1—1½ mm Wandstärke, mit oder ohne seitliche Oeffnungen, dienen als Glasdrains zur Wunddrainage.

M. Badeschwamm.

Der gewöhnliche Badeschwamm des Handels bildet nur das bald kugelige, bald becherförmige, poröse Skelett des auf der Grenze zwischen Thier- und Pflanzenreich stehenden, der Familie der Schlauchthiere, Unterabtheilung Hornschwämme angehörenden Badeschwammes, Euspongia officinalis. Es besteht aus filzartig verwebten, elastischen, hornigen Fasern, durchsetzt von an der Oberfläche feinen, nach innen weiter werdenden Kanälen, welche wieder durch grössere Oeffnungen nach Aussen münden. Dieses Gerüst ist beim lebenden Thiere allseitig von dem gallertartigen, schleimigen Protoplasma eingehüllt, dem eigentlichen Weichkörper. Durch Lagern an feuchter Luft, Einweichen und Kneten in Wasser wird es zerstört und entfernt. Der in der Handelswaare gewöhnlich anzutreffende Sand hat mit dem Schwamme nichts zu thun; er ist ein Beschwerungsmittel, das die Händler ihm einverleibt haben.

Der Badeschwamm findet sich überall in den wärmeren Meeren, besonders im Mittelländischen Meere, und wird der grösste Theil an den Inseln des griechischen Archipels von Tauchern gefischt, wo er in geringer Tiefe auf dem Meeresgrunde mit dem Untertheile festsitzt. Die zartesten Levantiner Schwämme kommen fast nur auf den Pariser Markt. Gleichmässig runde, schüssel- oder pilzhutförmige, mit feinstem Gewebe werden am höchsten bewerthet.

Die grossporigen Pferdeschwämme von der Abart Hippospongia equina werden in der Verbandstoffbranche mit hydrophiler Baumwolle nur zu Schwammfilz verarbeitet und geben so ein sehr weiches, grosse Mengen Feuchtigkeit zurückhaltendes Material für Priessnitz' Umschläge.

In der Chirurgie kommen, oder man kann eher sagen kamen nur die gereinigten und gebleichten, feinporigen Badeschwämme zur Anwendung.

Die rohen Schwämme werden zunächst durch Klopfen mit einer Holzkeule von Sand und eingelagerten Muscheln, in einer warmen Sodalösung durch Kneten und Drücken von Schleim und anderen Unreinigkeiten befreit und mit reinem, fliessendem Wasser sorgfältig gespült; durch zweitägiges Einweichen in verdünnter Salzsäure, 1 + 4, werden sie entkalkt und durch Wasser vollständig entsäuert. Sie kommen nun in eine 1 $^0/_{00}$ Kaliumpermanganicumlösung, bis sie sich braun gefärbt haben, von hier nach abermaligem Auswaschen einige Stunden in eine 1procentige Lösung von unterschwefligsaurem Natrium und darnach, schwach ausgedrückt, direkt in verdünnte Salzsäure, 1 + 9. Ein sehr sorgfältiges Spülen mit reinem Wasser hat zu folgen, um jede Spur von Schwefel zu entfernen. Sie werden an der Luft getrocknet und in gut schliessbaren Gefässen trocken aufbewahrt.

Sie sind schwachgelb, sehr zart anzufühlen, sehr hydrophil, völlig neutral, geruchlos, ohne Geschmack, unlöslich in Wasser, Alkohol und Aether. In ihrem chemischen Verhalten zeigen sie viel Aehnlichkeit mit dem Fibroin der Seide. Sie sind löslich in Kalilauge; Ammoniak greift sie nicht an; kochendes Barytwasser löst sie auf, desgleichen koncentrirte Salzsäure. Schwefelsäure und Salpetersäure zerstören ihre Struktur. Gegen trockne Hitze sind sie sehr empfindlich, sie schrumpfen zusammen, werden hornartig. Angezündet verbrennen sie langsam, hinterlassen eine brenzlich riechende, voluminöse Kohle und weiter erhitzt etwa 3,5% Asche.

Nach Einführung der billigen Baumwollcharpie ist der Verbrauch an Schwämmen in der chirurgischen Praxis sehr zurückgegangen. Um nach dem Gebrauch einfach vernichtet zu werden, wie anderes septisch gewordenes Material, dazu waren und sind sie zu theuer. Sie wurden also wieder aufgearbeitet, gereinigt und desinficirt; eine nicht gerade angenehme, dagegen umständliche Arbeit, da sie dieselben Phasen durchlaufen muss, welche zum Reinigen und Bleichen neuer Rohschwämme erforderlich sind. Kein Wunder, dass jetzt fast allgemein die billige hydrophile Baumwolle als Tupfmaterial vorgezogen wird.

Hin und wieder werden noch imprägnirte Schwämme verlangt. Imprägnirt werden nur reine, gebleichte Schwämme, niemals rohe. Das Trocknen derselben geschieht, wo erforderlich, stets bei gewöhnlicher Temperatur an der Luft, nie unter Anwendung künstlicher Wärme. Man dispensirt in weissen oder gelben, gut zu verschliessenden Pulvergläsern, je nachdem das chemische Präparat lichtempfindlich ist oder nicht. — Vorrath halte man von diesem Artikel nicht: hat man gebleichte Wundschwämme zur Hand, so ist ihre Anfertigung leicht und wenig zeitraubend.

Borsäure-Schwämme werden hergestellt durch halbstündiges Einweichen von Wundschwämmen in einer 3 procentigen Borsäurelösung, Ausdrücken und Trocknen.

Karbolsäure-Schwämme. Die Einweichflüssigkeit besteht aus 5,0 Karbolsäure, 15,0 Spiritus und 80,0 Wasser. Sie werden ausgedrückt und feucht dispensirt.

Eisenchlorid-Schwämme. Zum Imprägniren dient folgende Mischung: 10,0 Eisenchloridflüssigkeit, 10,0 Spiritus, 80,0 Wasser. Es wird im Dunkeln getrocknet, nicht bis zur völligen Trockenheit.

Jodoform-Schwämme. 10,0 Jodoform werden im verdunkelten Raume in 65,0 Aether gelöst, die Lösung mit 25,0 Spiritus verdünnt. Es wird ausgedrückt und im Dunkeln getrocknet.

Sublimat-Schwämme. Die Schwämme werden imprägnirt mit entweder einer Lösung von 1,0 Sublimat in 50,0 Spiritus und 450,0 Wasser oder einer Lösung von 1,0 Sublimat, 5 Tropfen Thymianöl, 5,0 Karbolsäure in 50,0 Spiritus und 445,0 Wasser, ausgedrückt und, vor Licht geschützt, getrocknet.

Tannin-Schwämme. Behandeln mit 5 procentiger, wässriger Tanninlösung und Trocknen.

N. Penghawar-Djambi.

Die Farnkrautwolle, Penghawar-Djambi, (= das Heilmittel aus Djambi) liefern verschiedene Cibotium-Arten, welche den Farnen zugehören und auf den Inseln des Stillen Oceans heimisch sind. Sie besitzen doppelt gefiederte und mehrere Meter lange Blätter. Stamm und Blattstiel — dieser nur am Grunde — sind dicht besetzt mit glänzenden, schillernden, goldgelben, 5—6 mm langen, spröden Haaren, welche die Handelswaare vorstellen. Häufig befinden sich an denselben noch die Rindenböden, welche auszulesen sind.

In Substanz werden die Cibotiumhaare nicht verwendet, sondern nur in Verbindung mit Baumwolle; sie werden mit Rohbaumwolle verkrempelt.

Penghawar-Djambi-Watte. Auf den Anlegetisch der Krempel wird „geöffnete und geschlagene" Rohbaumwolle gelegt und darüber die erforderliche Menge Farnkrautwolle ausgebreitet. Beim ersten Gange durch die Maschine wird gewöhnlich kein gleichmässiges Fabrikat erzielt; man lässt dann das erhaltene Vlies nochmals durch die Krempel laufen und erhält nun eine vorzügliche Watte.

Ihre Wirkung, eine blutstillende, ist keine chemische sondern eine mechanische, indem die Haare die Wunde verkleben.

Gewöhnlich wird sie rein verwendet, selten mit Jodoform und garnicht mit anderen Antiseptika imprägnirt; durch die Wringmaschine die Watte bei der Imprägnirung laufen zu lassen, ist wegen der lockeren Bindung schwer auszuführen. Man präparirt sie in einer Porzellanschale mit der ätherweingeistigen Lösung und lässt Aether und Weingeist freiwillig verdunsten.

O. Kautschuk.

Das Kautschuk ist seit Anfang des vorigen Jahrhunderts in Europa bekannt. Hevea-Arten in Mittelamerika, Ficus-Arten in Asien und Australien und die afrikanischen Ficus-, Landolphia-, Vahea- und Toxicophlea-Arten aus den Familien der Apocyneen, Artocarpeen und Euphorbiaceen enthalten einen Milchsaft, der in frischem Zustande, aus natürlichen oder künstlichen Wunden der Stämme ausgeflossen, weisslich, dickflüssig ist. Wird hieraus der Kautschuk als Rahm durch freiwillige Koagulation, wie besonders in Para, erhalten und dann über Lehmformen gestrichen, am freien Feuer getrocknet, so stellt er die beste Qualität dar. Eine zweite erhält man im übrigen Mittelamerika durch Koagulation des Milchsaftes mittels kochendem Wasser und Trocknen des Geronnenen an der Luft; eine noch geringere Waare, wie in den übrigen Ländern, wenn die Abscheidung durch Chemikalien, Alaun etc. oder Pflanzenextrakte und das Trocknen durch übermässiges Erhitzen bewirkt wird. Das schlechteste und unreinste Material wird durch unmittelbares Eintrocknen des ausgeflossenen Milchsaftes an Ort und Stelle gewonnen.

Das rohe Kautschuk ist häufig mit Sand, Rindentheilen, Holz etc. verunreinigt. Es bildet eine eigenthümlich riechende, aussen braunschwarze, auf der frischen Schnittfläche klebende und heller bis weisslich aussehende, in der Kälte starre Masse. Bei gewöhnlicher Temperatur wird sie weich und dehnbar, bei höherer weicher und klebrig; bei 120^0 schmilzt sie, wird theerartig und bleibt nach dem Erkalten weich und klebrig, nur langsam zu einer spröden Masse eintrocknend. Bei 200^0 zersetzt sich das Kautschuk und geht in eine schmierige, nicht mehr trocknende Masse über, stärker erhitzt, verbrennt es mit heller Flamme; bei der trocknen Destillation giebt es ein flüssiges Oel, das ein vorzügliches Lösungsmittel für Kautschuk ist. Das spec. Gew. ist 0,945; das Leitungsvermögen für Elektricität und Wärme gleich Null.

Kautschuk ist ein Gemenge verschiedener Kohlenwasserstoffe, ist unlöslich in kaltem und warmem Wasser, nimmt davon indessen, unter Aufquellen und Hellerwerden, ungefähr $25^0/_0$ auf und giebt dieses nur sehr langsam wieder ab. In feuchter Luft unter Einwirkung des Lichts oxydirt es sich. Alkohol entzieht dem Kautschuk etwa $2^0/_0$ Fett und Wachs. Aether, Benzin, Terpentinöl, Schwefelkohlenstoff schwellen es schnell und stark auf; verdünnte Säuren und koncentrirte Laugen greifen es kaum an, koncentrirte Salzsäure langsam, energisch Schwefelsäure und

Salpetersäure in koncentrirtem Zustande. — Von besonderer Bedeutung ist das Verhalten des Kautschuks gegen Schwefel, Chlorschwefel, Schwefelalkalien, Schwefelerden und Schwefelmetalle. Es nimmt davon mehr oder weniger grosse Mengen auf und verändert dabei seine chemischen und physikalischen Eigenschaften in auffallendster Weise, trotzdem bei dieser Procedur, dem Vulkanisiren, nur ein Theil des Schwefels, ca. 2 $^0/_0$, chemisch gebunden, der Rest dagegen mechanisch beigemengt bleibt. Die Schnittflächen kleben nicht mehr, die Masse wird weich und sehr elastisch, wie beim Patentgummi und Weichgummi, oder hornartig hart wie beim Hartgummi; sie wird im Ganzen widerstandsfähiger gegen Wärme und Lösungsmittel; Eigenschaften, die der Verwendung des Kautschuks in der Technik eine enorme Ausdehnung ermöglicht haben.

Bevor das rohe Kautschuk verarbeitet werden kann, muss es gereinigt werden. Es wird in kalkhaltigem Wasser gekocht, wobei Sand, Holz etc. durch Dekantiren entfernt werden; es wird auf heissen Mischwalzen mit Wasser ausgeknetet und zerkleinert. Bester Paragummi verliert bei diesen Manipulationen 12—15 $^0/_0$, schlechtere Sorten bis 30 $^0/_0$. Nachdem es durch längere Zeit in der Wärme ausgetrocknet ist, wird es auf erwärmten Mischwalzen nachgetrocknet und gemischt, entweder innig für sich oder mit Färbemitteln, wie Zinkweiss, Bleiweiss, Goldschwefel, Zinnober oder mit Beschwerungsmitteln, wie Kreide, Schwerspath etc. Ein Haupterforderniss ist es, dass das Mischen sehr sorgfältig ausgeführt wird.

Aus bestem, gereinigtem Kautschuk ohne jeglichen Zusatz werden die Paraplatten gewalzt und aus diesen die Parafäden spiralig geschnitten. Sollen letztere mit Baumwolleschuss oder dergleichen zu elastischem Gummigewebe verwebt werden, so müssen sie mit grösster Ausdehnung gespult und durch kaltes Wasser starr gemacht werden. Durch Anwendung gelinder Wärme werden sie nach dem Verweben wieder elastisch gemacht.

Patentgummi ist nach der Parkes'schen Methode mit Chlorschwefel vulkanisirtes, reines, unvermischtes Paragummi; es enthält ca. 2 $^0/_0$ Schwefel in gebundenem Zustande und weist die Farbe des ursprünglichen Kautschuks auf. Da, wie schon gesagt, vulkanisirte Platten keine klebenden Schnittflächen aufweisen, so müssen alle aus demselben gearbeiteten Gegenstände vor dem Vulkanisiren geformt und verbunden werden; letzteres geschieht unter Anwendung von starkem Druck auf die frischen Schnittflächen. So werden aus frisch geschnittenen Kautschukbändern über einem Metalldraht die Schläuche hergestellt. Wenn nöthig, wird die Haltbarkeit der Verbindungsflächen gesichert durch mit Hilfe von Kautschuklösung und Druck aufgekittete Parastreifen. Die in ihrer Form fertig hergestellten Stücke, Schläuche, Eisbeutel, Urinhalter etc. werden vulkanisirt durch Eintauchen in eine Lösung, welche $1^1/_2$ $^0/_0$ Chlorschwefel in Schwefelkohlenstoff enthält. Sollen, wie es jetzt meistens geschieht, Gummigewebe mit Patentgummifäden hergestellt werden, so müssen diese beim Weben gespannt werden.

Weichgummi wird in grau, roth und schwarz fabricirt. Die graue Farbe erzielt man durch Schwefel allein oder durch Zusatz weisser Farbstoffe, die rothe durch Goldschwefel, Zinnober, die schwarze durch Russ, Graphit etc. Mit diesen, eventuell mit den Beschwerungsmitteln und 10 % Schwefel oder bei rothen 10 % Schwefelantimon wird das gereinigte Kautschuk auf den Mischwalzen verarbeitet; hieraus werden die Gegenstände geformt und diese behufs Vulkanisirung auf 130° bis 140° erhitzt. Eine höhere Temperatur würde die Elasticität beeinträchtigen.

Hartgummi und daraus gefertigte Waaren werden genau so vorbereitet und vulkanisirt wie Weichgummi, nur mit dem Unterschiede, dass der Schwefelzusatz auf 20—40 % und die Temperatur auf 140—150° erhöht wird. Es lässt sich bearbeiten, drehen, schneiden, poliren wie Horn.

Aus reinem, unvulkanisirtem Kautschuk, sowie aus Patentgummi hergestellte Gummiwaaren sind, da sie immer das Ansehen vom reinem Kautschuk aufweisen müssen, Verfälschungen weniger ausgesetzt. Das spec. Gew. giebt hier einen ziemlich sicheren Anhalt. Anders verhält es sich bei der Werthschätzung der Weichgummi- und Hartgummiartikel, weil hier Färbemittel, Beschwerungsmittel, Surrogate für Kautschuk, wie Oele, Paraffin, Harz und vor allen Dingen die sogenannten Fastic, das sind aus Oelen, oxydirten Oelen mit Schwefel oder Chlorschwefel hergestellte Ersatzmittel, eine grosse Rolle spielen. Nur wenn reines Kautschuk mit mineralischen Beimengungen vorläge, könnte die Bestimmung des spec. Gew. von Nutzen sein; sie werden aber zuverlässiger durch die Aschenanalyse nachgewiesen. Die übrigen genannten Zusatzmittel sind leichter oder ebenso leicht wie Kautschuk, daher neben mineralischen Beimengungen durch das spec. Gew. nicht zu entdecken. Ihr chemischer Nachweis ist sehr umständlich und doch noch unsicher; man muss sich deshalb begnügen, das Verhalten gegen mechanische und chemische Einflüsse festzustellen. Bei Weichgummiwaaren ist die Dehnbarkeit und Elasticität zu prüfen; bei frischen Waaren sind sie meist gut und es tritt erst beim Aufbewahren eine Aenderung ein, sie werden brüchig und hart oder weich und schmierig und die Zusatzmittel, die hieran Schuld sind, werden erkannt, wenn es zu spät ist.

Zinkoxyd und Kreide tragen in frischen Waaren sehr zur Unterstützung der Festigkeit und Haltbarkeit bei, geben diese jedoch beim Lagern auf und veranlassen das Brüchigwerden, wenn sie im Uebermaass zugegen sind. — Zinkoxyd, Bleiweiss, Magnesia vermindern die Widerstandsfähigkeit gegen Säuren. — Mit Fastic, Harzen, Paraffin, mit Kautschukabgängen versetzte Waaren sind weniger elastisch, weniger haltbar; sie sind weniger widerstandsfähig gegen Wärme, werden leichter weich und klebrig; gegen chemische Agentien dagegen übertreffen sie meistens reines Kautschuk.

Alle Färbe-, Beschwerungs- oder Verlängerungsmittel sind wesentlich billiger als Kautschuk; es sind daher auch die mit ihnen mehr oder weniger gestreckten Waaren entsprechend billiger zu bewerthen.

Eine eigene Industrie ist die Herstellung wasserdichter Stoffe mit Hilfe von Kautschuk geworden. Nach dem Erfinder derselben, dem Engländer Mac Intosh, wird noch heute ein wasserdichter Verbandstoff benannt, der zur Grundlage ein dichtes, weisses oder rosa gefärbtes Baumwollgewebe hat. Er benutzte die Eigenschaft des reinen Kautschuks, zwischen erwärmten polirten Quetsch- und Streckwalzen zu Papierdicke ausgewalzt, in frischem Zustande weich und klebend zu sein, diese Platten mittels Kalander sofort auf das Gewebe aufzupressen. Jetzt stellt man diese Stoffe fast nur mit Hilfe von Kautschuklösungen auf den Pflasterstreichmaschinen ähnlichen Streichapparaten her. — Das gereinigte, gut gemischte und feinst zerschnittene Kautschuk wird mit Terpentinöl oder leichtflüchtigen Steinkohlentheerölen digerirt, oder, da diese Lösungsmittel schwer verdunsten und das Kautschuk lange Zeit in klebrigem Zustande hinterlassen, mit alkoholhaltigem Benzin unter Anwendung gelinder Wärme in Knetmaschinen gleichmässig verarbeitet. Diese honigdicke Masse wird entweder rein oder mit Farbstoffen oder mit den zum Füllen oder trocken Vulkanisiren erforderlichen Zuthaten nach sorgfältigster Vermischung gleichmässig auf die Gewebe gestrichen und trocknen gelassen. Diese Procedur wird wiederholt, bis die Gummidecke die gewünschte Stärke erhalten hat. — So werden ein- und zweiseitig gummirte Stoffe hergestellt (Betteinlagenstoffe). Letztere werden stets vulkanisirt und zwar meist nach der Parkes'schen Methode, indem mit einer über den gummirten Stoff hingleitenden Walze eine schwache Chlorschwefellösung aufgetragen wird. Ein Ueberschuss derselben wird sofort durch Wasser entfernt.

Unter dem Namen „Protectin" kommt in neuerer Zeit ein einseitig mit Kautschuklösung bestrichenes Seidenpapier in den Handel, das als billiger Ersatz für Guttaperchapapier dienen soll.

Aus unvulkanisirtem, einseitig gestrichenem Kautschukstoff werden Eisbeutel, Luftkissen etc. hergestellt.

Die wasserdichten Stoffe sollen vor allen Dingen, wie ihr Name sagt, wasserdicht sein. Beutelförmig aufgehängt und mit Wasser gefüllt, dürfen sie dieses selbst nach längerer Zeit nicht durchlassen. Sie sollen möglichst geschmeidig, nicht brüchig sein, nicht abblättern. Sie dürfen deshalb unter keinen Umständen gekniffen oder auch nur lose gefaltet werden. Die beste Aufbewahrung ist, auf Holz gerollt in Papphülse, stehend oder hängend. Der Aufbewahrungsraum sei gleichmässig kühl und dunkel. Die Stoffe dürfen nicht kleben. Einpudern der Gummifläche ist stets zu empfehlen. — Macht sich eine Reinigung derselben erforderlich, so ist diese mit stark verdünntem Salmiakgeist auszuführen und mit lauem Wasser sorgfältig nachzuspülen. Zurückbleibende Flüssigkeit ist mit hydrophilem Aufnehmer zu entfernen, niemals durch Wärme oder am Sonnenlicht. Gereinigte Stoffe werden stets mit Talkum nachbehandelt.

Hartgummiwaaren bedürfen bei der Aufbewahrung keiner besonderen Vorsichtsmaassregeln.

Aus reinem Kautschuk, aus Patentgummi und Weichgummi hergestellte Artikel werden glatt ausgebreitet, Schläuche niemals geknickt aufbewahrt. Durch Auswittern von Schwefel unansehnlich gewordene Fabrikate aus rothem oder schwarzem Weichgummi werden durch Abreiben mit 10 % Glycerin enthaltendem Alkohol aufgefrischt. — Hartgewordene lassen sich, so lange sie noch nicht brüchig, durch vorsichtiges Kneten in warmem Wasser wiederherstellen, oftmals noch, wenn sie ohne diese Vorsicht, bei dem leichtesten Druck brechen oder reissen.

Emaillirte Gummigegenstände sind mit einem gefärbten Kautschukfirniss überzogen, nicht zur Erhöhung der Haltbarkeit, sondern um denselben ein besseres, glänzenderes Aussehen zu geben und bei Lagerwaaren das Auswittern des Schwefels zu vermeiden.

P. Guttapercha.

Eine dem Kautschuk in vieler Hinsicht ähnliche Substanz ist die zu Anfang der vierziger Jahre dieses Jahrhunderts nach Europa gebrachte Guttapercha, ein Milchsaft, den verschiedene Sapotaceen, so Dichopsis Gutta Bentham und Ceratophorus Lecrii Hasskarl, auf den südöstlichen Inseln Asiens heimische Bäume, in besonderen Gefässen zwischen Rinde und Holz führen. Der aus Einschnitten in die Rinde ausfliessende Saft wird in Kokosschalen aufgefangen. Er gerinnt alsbald an der Luft, trocknet ein und wird, bevor er vollständig erhärtet, durch Kneten zu Tafeln oder Blöcken geformt.

Die Rohguttapercha ist mehr oder weniger mit Sand, Holz- und Rindentheilchen, Blättern etc. verunreinigt und bildet eine schwammige, poröse, aussen bräunliche, undurchsichtige, innen röthliche bis weissliche, eigenthümlich riechende Masse. Sie ist weder in der Kälte noch in der Wärme elastisch, wird in warmem Wasser weich, lässt sich zwischen 45° und 60° zu Fäden ausziehen und schmilzt bei 100° zu einer dicken, bei 120° zu einer dünnen Flüssigkeit, welche beim Erkalten wieder erstarrt. Im dünnflüssigen Zustande lässt sie sich von den mechanisch beigemengten Verunreinigungen durch Koliren trennen. Entzündet brennt die Guttapercha mit gelber, russender Flamme. Bei der trocknen Destillation erhält man ein pyrogenes Oel, das ein gutes Lösungsmittel sowohl für Guttapercha wie für Kautschuk ist. Das spec. Gew. ist 0,970, das Leitungsvermögen für Wärme und Elektricität ist ganz minimal. Bei gleichzeitiger Einwirkung von Licht, Luft und Feuchtigkeit oxydirt sie sich leicht und verwandelt sich in eine spröde, harzige, in Alkohol und verdünnten Säuren lösliche Substanz. Unter Wasser im Dunkeln aufbewahrt, also unter Abschluss von Luft und Licht, verändert sie sich nicht.

Abgesehen von den Verunreinigungen und geringen Mengen Farbstoff, Kasein, organischer Säure und Aschenbestandtheilen ist die Guttapercha ein Gemenge dreier verschiedener Körper. Sie besteht aus ca. 75—80%

reiner Gutta, welche in kaltem wie siedendem Alkohol unlöslich ist, aus 15—20 % in kaltem Alkohol unlöslichen, in kochendem Alkohol löslichen, krystallisirbarem Alban und etwa 5 % Fluavil, einem in kaltem Alkohol löslichen, gelben Harze.

Einer weiteren Reinigung lässt sich die Guttapercha unterziehen durch Auflösen in Chloroform oder Schwefelkohlenstoff, Filtriren und Verdunsten der Lösung, wenn nöthig, nach vorhergegangener Entfärbung durch Knochenkohle. Die reine Guttapercha ist fast farblos, durchsichtig, unlöslich in Wasser, löslich in Schwefelkohlenstoff, in Chloroform, löslich in der Wärme in Petroleum, Benzin, Benzol, Terpentinöl. Kaustische Alkalien und verdünnte Säuren greifen sie kaum an, koncentrirte Mineralsäuren zersetzen sie. In kaltem Aether und ätherischen Oelen quillt sie auf. — Gegen Schwefel, Chlorschwefel etc. verhält sie sich analog dem Kautschuk, sie lässt sich vulkanisiren, bedarf hierzu indessen weniger Schwefel.

Zur technischen Verarbeitung wird die rohe Guttapercha in derselben Weise vorbereitet, wie der Kautschuk. Unter warmem Wasser wird sie feingezupft, mechanische Verunreinigungen werden dadurch entfernt, dann in frischem Wasser gekocht; sie fliesst zusammen, schwimmt auf der Oberfläche, wird nach dem Abkühlen abgenommen, längere Zeit bei gelinder Wärme getrocknet und auf Knetwalzen gemischt.

Guttaperchapapier wird hieraus auf zweierlei Art erhalten, entweder durch Auswalzen in Substanz, oder durch Eintrocknen ihrer Lösungen. — Im ersteren Falle geht sie durch ein angewärmtes Walzwerk, bestehend aus mehreren Paaren polirter Stahlwalzen mit allmählich abnehmendem Abstand von einander und verschiedener Umdrehungsgeschwindigkeit; sie quetschen und strecken die Masse zu gleichmässigen, immer dünner werdenden Platten. Vom letzten Walzenpaare läuft das papierdicke Blatt auf ein endloses Tuch; Ueberblasen kalter Luft nimmt dem Fabrikate die Klebrigkeit, worauf es sofort aufgewickelt werden kann. Lässt man das frische Guttaperchapapier zugleich mit einem mehr oder weniger lockeren Baumwollgewebe, Kaliko, erwärmte Druckwalzen passiren, so erhält man den Guttaperchamull, wie er vielfach als haltbarere undurchlässige Pflaster- und Salbenunterlage Verwendung findet. In derselben Weise befestigt man Guttaperchapapier einseitig auf Schwammfilz, um diesen für Wasser undurchlässig zu machen. So präparirter Schwammfilz dient zur Anfertigung der Priesnitz-Umschläge.

Das Guttaperchapapier kommt für Verbandstoffzwecke in drei Stärken, auf Hülsen oder Holz gerollt, meist im Gewichte von 500 g und in einer Breite von 45 cm in den Handel. Diese Verpackung ist handlich und bequem für die Aufbewahrung.

Es ist rothbraun, glänzend, nicht matt, durchsichtig bis durchscheinend, nicht wolkig, gleichmässig rein, nicht von dunkleren Theilchen durchsetzt. Es hat einen eigenthümlichen Geruch; ist kaum elastisch, dagegen plastisch, aber nicht klebrig; eine mürbe und brüchige Waare ist als verdorben anzusehen. Licht, Luft und Feuchtigkeit führen es sehr schnell in diesen Zustand über. Es werde deshalb glatt und fest aufgerollt in gut schliessenden Blechdosen an kühlem Orte aufbewahrt. In heisser Sommerzeit bezogenes Papier klebt häufig etwas. Man lagere es einen Tag im Keller, rolle es ab, pudere es mit Talkum ein und wickle es wieder auf. Verdorbene Waare lässt sich nicht wieder auffrischen; sie kann nur noch zur Anfertigung von Kitten und Klebemitteln dienen.

O. Catgut.

Herstellung. Zur Gewinnung dieses Nähmaterials dient die zwischen der inneren Schleimhaut und der äusseren Muskelhaut liegende elastische Gewebsschicht aus dem frischen Dünndarm der Schafe.

Nach dem Schlachten der Thiere werden die Dünndärme sofort gereinigt, 12 Stunden in fliessendem Wasser von 25 ⁰ macerirt und der Länge nach aufgeschnitten. Die erweichte Schleimschicht wird mit stumpfen Messern abgeschabt, während sich die äussere Muskelhaut in Streifen abziehen lässt. Die freigelegte Mittelschicht wird mit einer Auflösung von kohlensaurem Kalium längere Zeit behandelt und währenddem von noch anhaftenden Unreinigkeiten gesäubert, hierbei gedehnt und gestreckt. Bei dieser Manipulation quellen die Saitlinge mehr und mehr auf und schwimmen schliesslich auf der Lauge. Bei diesem Zeitpunkt werden sie sorgfältig gespült und feucht auf dem Seilerrad gedreht. Zu den feineren Saiten werden die Dünndärme der jüngeren Thiere, zu den stärkeren Nummern diejenigen älterer Schafe genommen oder es werden gespaltene Dünndärme alter Thiere zu feinen Saiten verarbeitet und durch Verspinnen mehrerer Därme stärkere Nummern erzielt. Bei dem Verspinnen ist die grösste Acht auf die Saiten zu geben, jede Verdickung durch Hin- und Hergleitenlassen zwischen den Fingern zu beseitigen und durch Nachhilfe mit den Fingern für beste Rundung zu sorgen. Die noch feuchten Saitlinge werden in aufgespanntem Zustande geschwefelt, hierauf getrocknet und mit Glaspulver polirt. Mit bestem Olivenöl nachgeputzt, kommen sie in Ringen von $2^{1}/_{2}$ bis 3 m, in 5--6 Stärken, verpackt in Wachspapier, als Rohcatgut in den Handel.

Eigenschaften. Das Rohcatgut bildet $2^{1}/_{2}$ bis 3 m lange, gelblichweisse bis gelbe, durchsichtige oder durchscheinende, gleichmässig starke, sehr glatte und runde Fäden von grosser Haltbarkeit.

Seiner chemischen Zusammensetzung nach besteht das elastische Gewebe aus Kohlenstoff, Wasserstoff, Sauerstoff und Stickstoff, enthält aber keinen Schwefel. Es quillt in Wasser stark auf und wird elastisch, löst sich darin nicht, selbst nicht beim Kochen; es ist auch unlöslich in Essigsäure, in verdünnten kohlensauren und Aetzalkalilösungen, unlöslich in verdünnten kalten Mineralsäuren. Gerbsäure fällt es aus seiner Lösung in koncentrirter Kalilauge. Mit Metallsalzen scheint es chemische Verbindungen einzugehen.

Die Prüfung beschränkt sich auf Haltbarkeit und Glätte, sowie gleichmässige Stärke. Beim Knoten darf es nicht brechen oder reissen.

Knochendrains, resorbirbare nach Dr. Neuber.

Trockne Knochen enthalten neben 0,5 % Fett im Durchschnitt etwa 70 % in verdünnter Salzsäure lösliche mineralische Substanzen, darunter 60 % basisch phosphorsaures und 10 % kohlensaures Calcium und Magnesium und 30 % Collagen, stickstoffhaltige Leimsubstanz, die in kaltem Wasser, in kalter Essigsäure unlöslich, aber sehr quellbar ist. Bei längerem Kochen mit Wasser, mit Säuren und Alkalien geht sie in Lösung, ebenfalls löst sie sich langsam in den Wundsekreten auf. Darauf beruht die Anwendung der decalcinirten Knochenröhren in der Chirurgie als resorbirbares Drainagematerial.

Die Leimsubstanz in möglichst reinem Zustande und ohne Veränderung der natürlichen Struktur und der den Knochen künstlich gegebenen Form zu erhalten, ist der Zweck der folgenden Arbeiten.

Aus frischen, derben, gesunden Rinderknochen werden, nachdem sie einen Tag in handwarmem Wasser erweicht worden, vom Drechsler innen und aussen glatte, 75 mm lange Röhren von 5—8 mm Durchmesser und 1—1 1/2 mm Wandstärke angefertigt. Sie erhalten, um die in verschiedenen Tiefenlagen sich ansammelnden Wundsekrete aufnehmen und ableiten zu können, vier in gleichen Abständen spiralig übereinander angebrachte, entsprechend grosse Seitenöffnungen. Diese Knochendrains werden zunächst entfettet und zu diesem Zwecke in einer gut verschliessbaren Glasflasche mit Benzin extrahirt. Nach dem Abdunsten desselben werden sie decalcinirt. Sie werden locker in eine Porcellanschale gelegt und vollständig übergossen mit einer Lösung von 100 Theilen reiner Salzsäure in 400 Theilen Wasser. Unter sofort beginnender Kohlensäureentwicklung lösen sich die der Leimsubstanz eingelagerten mineralischen Bestandtheile, zunächst die Karbonate auf. Eine stärkere Koncentration der Säure, sowie Wärme sind zu vermeiden, um das Leimgewebe nicht zu zerstören. Mit dem Aufhören der Gasentwicklung erneuert man die Säurelösung und lässt diese einwirken, bis alle Phosphate gelöst und die Röhren gleichmässig erweicht sind. Sie zeigen jetzt ein milchigtrübes Aussehen, und lassen Kalkrückstände sich deshalb schwer erkennen. Drains mit gelben bis braunen Flecken, — von feuchtgelagerten, fauligen, — oder mit aufgelockertem, schwammigem Gewebe, — von leichten, porösen Knochen herrührend, werden aussortirt. Es folgt nun eine Arbeit, die mit grosser Sorgfalt auszuführen ist, das vollständige Entsäuern der Leimsubstanz durch ein- bis zweitägiges Weichen in häufig erneutem, reinem, kaltem Wasser, dem man zuletzt 5 % Carbolsäure zusetzt. Hierbei werden die Röhren etwas durchsichtiger und es lassen sich zurückgebliebene mineralische Bestandtheile leichter finden. Solche Drains müssen nochmals gesäuert werden. Gut gewaschen, lässt man sie im Glastrichter aufrecht stehend, mit Baumwollcharpie umhüllt, oberflächlich abtrocknen und bewahrt sie in fünfprozentigem Carbolöl, vor Licht geschützt auf. Sie müssen von demselben vollständig bedeckt sein. Hierin verändern sie mit der Zeit ihr Aussehen, sie werden klarer und schliesslich fast durchsichtig. In diesem Zustande sind sie zum Gebrauch fertig.

Drains, welche ein milchiges Aussehen haben, lösen sich in der Wundflüssigkeit schneller als solche, welche eben durchscheinend sind; glasig durchsichtige sind schwerer resorbirbar und durch überlange Aufbewahrung dunkel und hornartig gewordene ganz unlöslich. In diesem, wenn auch verschiedenen, doch kontrollirbaren Verhalten der resorbirbaren Drains liegt wohl der mehr und mehr zurückgegangene Verbrauch derselben.

Mit frischem, fünfprocentigem Karbolöl werden die Drains entweder einzeln in einem Glascylinder oder sortirt in den verschiedenen Stärken in Gläsern dispensirt.

Zweiter Abschnitt:

Die antiseptischen Verbandstoff-Materialien.

In der zweiten Abtheilung sind alle antiseptischen Verbandmaterialien besprochen. Um die reinen Verbandstoffe in antiseptische überzuführen, sie zu imprägniren, bedürfen sie alle zunächst einer gewissen, im Allgemeinen ziemlich übereinstimmenden Vorbereitung. Ich habe diese Arbeiten deshalb in einigen besonderen Artikeln zusammengefasst. Auch das Imprägniren selbst lässt sich nach einigen Schablonen ausführen, die ich im folgenden Kapitel beschrieben, kritisirt und begründet habe. Im Anschluss daran sind Imprägnir-Räume und -Apparate erläutert. Dem Trocknen der imprägnirten Verbandstoffe habe ich wegen seiner grossen Wichtigkeit einen besonderen Abschnitt gewidmet, denn hier kann noch soviel versehen werden, dass die gewissenhafteste Imprägnirung und Dosirung zu Schanden wird. Ja, die Dosirung, die Procentuirung! Wie soll es mit dieser gehandhabt werden?! Diese Frage schien mir zu bedeutsam, um sie nur nebenbei zu erledigen oder ganz mit Stillschweigen zu übergehen; sie ist in den letzten Jahren so oft gestreift worden, in Zeitschriften und Streitschriften, dass es mir der Mühe werth schien, sie in besonderer Abhandlung näher zu beleuchten. Die Frage kann verschiedene Beantwortung finden; es kommt aber weniger darauf an, wie man sie beantwortet, sondern dass man sie einmal erledigt, dass endlich einmal eine allgemein anerkannte Norm in der Procentuirung eingeführt werden möchte. — Bevor ich dann an die Schilderung der Herstellung der verschiedenen antiseptischen Präparate, ihrer Aufbewahrung, Identificirung und chemischen Untersuchung herantrat, hielt ich es für nöthig, eine vollständige Uebersicht der bei der Darstellung vorkommenden chemischen Substanzen nebst kurzer Charakteristik zu geben. Einen Theil dieser Chemikalien wird man in chemisch-pharmaceutischen Werken ausführlicher besprochen finden; einen anderen, grossen Theil wird man darin vergeblich suchen, und ihn nur hier und dort zerstreut in den Fachzeitschriften antreffen. Alle sie sind hier nur soweit behandelt, als ihre Erkennung und Prüfung, ihre Verarbeitung in der Branche es erfordern. — Habe ich die Chemikalien der Uebersichtlichkeit wegen in alphabetischer

Reihenfolge besprochen, so musste ich aus demselben Grunde bei der Schilderung der Fabrikation der antiseptischen Verbandstoffe und ihrer Eigenschaften, Prüfung, Aufbewahrung etc. eine Gruppirung vornehmen, nicht nach der Art ihrer Rohmaterialien, sondern nach den chemischen Agentien, und erhielt so Gruppen von Quecksilber-, von Thonerde-, Zink-, Eisen- etc. Verbandmaterialien. Der Identificirung, der qualitativen und quantitativen Untersuchung habe ich die grösste Aufmerksamkeit gewidmet. Leider bereitet die letztere in den weitaus meisten Fällen die grösste Schwierigkeit, und viele im Laufe der Zeit vorgeschlagene Untersuchungsmethoden haben sich als unzuverlässig erwiesen; anerkannt zuverlässige sind eingehend beschrieben.

A. Die Vorbereitung der Verbandmaterialien zum Imprägniren.

Das Vorbereiten der Verbandstoffe zur Imprägnirung bezweckt hauptsächlich ein flottes, ununterbrochenes Arbeiten beim Imprägniren, wodurch beim Nassimprägniren eine gleichmässige Dosirung, vor Allem aber auch eine Beschränkung der Arbeit nach dem Imprägniren erzielt wird. Es ist von grossem Werthe, das fertige Fabrikat möglichst wenig der Luft und der Berührung mit Menschenhänden auszusetzen, um Materialverlust überhaupt, sowie Verlust an wirksamen Stoffen und eine nachträgliche Inficirung zu vermeiden.

Watten, oder überhaupt Vliese, in dünneren Tafeln als 500,0 schwer zu imprägniren, ist aus praktischen Gründen nicht empfehlenswerth; dünnere Tafeln sind dem Zerreissen leicht ausgesetzt und kleinere Stücke würden die Arbeit ungemein verzögern; man imprägnirt deshalb im Allgemeinen 500,0 schwere Tafeln; nur bei einigen nass zu tränkenden Watten, die ein Trocknen auf horizontalen Holzhürden nicht vertragen und daher aufgehängt werden müssen, wegen ihrer Länge und Schwere aber leicht reissen würden, theilt man die 500,0 schweren Vliese in 4 bis 5 Theile und faltet sie in vier Lagen zusammen.

Sollen die Vliese nur eingestreut werden, so werden sie nach einander, wie sie verbraucht werden, auf die dafür bestimmte Tafel ausgebreitet und glatt gestreckt.

Sind sie mit der Irrigatorspritze zu behandeln, so wird das ganze zu imprägnirende Quantum, gestreckt und glatt, auf die Imprägnirtafel gelegt, ohne Papierzwischenlage.

Beim Nasstränken werden die Vliese in der Länge und Breite, nicht umgekehrt, je einmal gefaltet und dem Eintaucher bequem zur Hand gelegt, übereinander geschichtet, die geschlossene Seite nach vorne.

Alle mechanischen Unreinigkeiten, soweit sie nur das Auge entdecken kann, sind durch Abzupfen zu entfernen; dadurch vermeidet man ausserdem grösseren Verlust an imprägnirtem Material.

Bei den Webwaaren ist die vorherige Zertheilung der späteren unbedingt vorzuziehen. Ich halte es nicht für richtig, ganze Stücke von 40 m oder auch Theile von 5 und 10 m als Norm zu tränken und nach dem Imprägniren in ⅛, ¼, ½ m etc., oder wie sie gebraucht werden, zu zertheilen. Bei dieser nachträglichen Theilung ist der Stoff auszubreiten, wobei Verlust durch Ausstreuen unvermeidlich ist, besonders wenn die Theilung durch Reissen geschieht, wie das beim Mangel einer Schneidemaschine noch vielfach üblich ist. Man ist sehr wohl in der Lage, seinen Bedarf in den einzelnen Maassen zu taxiren, und imprägnire deshalb diese stets in dem Verhältniss ihres Verbrauchs.

Die Stoffe werden in 10fachen Lagen und möglichst so zusammengefaltet getränkt, wie sie später verpackt werden, jedenfalls aber in stets gleichmässig starken Lagen. Oelflecken etc. werden mit der Scheere ausgeschnitten.

Binden werden geschnitten, geputzt und langgelegt verarbeitet und in noch etwas feuchtem Zustande gerollt, dann nachgetrocknet. Stücke von 40 m zu imprägniren und diese auf der Maschine zu schneiden oder von der Hand zu reissen und dann zu wickeln, ist durchaus verwerflich, weil zu dieser Operation der imprägnirte Stoff sehr trocken sein muss; ein Verlust an wirksamen Stoffen ist unvermeidlich.

Holzwollwatte und Jute in Vliesen sind vorzubereiten wie Verbandwatte für die Behandlung mit der Spritzflasche; sie können wegen ihrer leichten Zerreissbarkeit nicht durch Eintauchen imprägnirt werden.

Jute in Strähnen wird ebenso getränkt und hierzu in Längen von ca. 40 cm geschnitten und zu 500,0 parallel neben einander gelagert.

Zur Herstellung von Gichtwatte aus geleimter Watte suche man stark und gleichmässig geleimte, möglichst glatte Tafeln aus, beschneide die Ränder glatt und schichte die Tafeln mit einer etwas grösseren Papierzwischenlage übereinander, bis zur möglichen Arbeitshöhe. Die Abfälle sind als Packmaterial verwendbar, während sie nach dem Imprägniren werthlos wären.

Holzwolle ist zuvor stets zu dämpfen, durch Sieben zu zertheilen und von Unreinigkeiten zu befreien.

Moos ist von Tannennadeln, Holzstückchen, von starken und harten Moosästen zu befreien und ebenfalls zu dämpfen.

Torf wird zerkleinert, gesiebt und gewaschen; nach dem Trocknen durch Sieben vom feinen Pulver befreit.

Catgut und Knochenröhren werden durch Einweichen in Benzin entfettet.

Seide und Zwirn wird in schwachem Seifenbad, dann in reinem Wasser gewaschen und getrocknet.

Gummischläuche sind mit schwachem, warmem Sodawasser abzuwaschen und mit reinem Wasser nachzuspülen.

B. Fixirungsmittel.

So lange es keine Verbandstofffabrikation im eigentlichen Sinne des Wortes gab, so lange sich der Chirurg seinen eigenen, täglichen Bedarf an antiseptischem Verbandmaterial selbst darstellte, waren Fixirungsmittel unnöthig, und sie sind auch heute in allen den Fällen überflüssig, wo sich der Arzt am Krankenbette, sei es mit Hilfe von Karbolwasser, die erforderliche Karbolwatte oder mittels Jodoformäther Jodoformgaze oder mittels Jodoformpulver Jodoformwatte zum sofortigen Gebrauch herstellt oder wo der Apotheker solche für einen bestimmten Fall anfertigt. Als es aber darauf ankam, die Verbandstoffe einige oder längere Zeit haltbar, sie für längeren Versand und Aufbewahrung unter mehr oder weniger ungünstigen Verhältnissen, z. B. für Export fähig zu machen, sie vor Verlust durch Verdunsten, durch Ausstreuen zu schützen, da musste man nothgedrungen zu Mitteln greifen, welche die Flüchtigkeit dieser Antiseptica vermindern oder aufheben oder sie befähigen, an und in den Gespinnstfasern haften zu bleiben.

Zunächst und am meisten nothwendig ist ein Fixirungsmittel **bei allen flüssigen und flüchtigen Antiseptica**, wie Eucalyptusöl und Karbolsäure, die wegen ihres niedrigen Schmelzpunktes wohl hierher gerechnet werden darf. Lister, Volkmann etc. benutzten als Uebertragungs- und Fixirungsmittel Oele, Fette, Harze in der altgebräuchlichen Salbenform; von Bruns nahm als Uebertragungsmittel Spiritus etc., die er durch Verdunsten oder Verdampfen entfernte, abdestillirte und als Fixirungsmittel Harz und Oel (Kolofon und Ricinusöl), immer aber noch in Mengen, dass das Material nicht mehr hydrophil war. Mit solchen Mengen darf heute nicht mehr gearbeitet werden, denn das fixirende Zusatzmittel soll vor Allem ohne Reizwirkung auf die Wunde sein, indifferent gegen das Antisepticum und, was ebenso wichtig ist, Saugfähigkeit, Elasticität und Haltbarkeit des Verbandmaterials nicht beeinflussen.

Ferner nöthig sind Fixirungsmittel **bei allen unter gewöhnlichen Verhältnissen flüchtigen, festen chemischen Präparaten**, wie Jodoform, Thymol, Salicylsäure, Quecksilberchlorid etc. und drittens **bei nichtflüchtigen, festen Chemikalien, wenn diese einen so hohen Procentsatz ausmachen, dass eine vollkommene mechanische Bindung durch die Gespinnstfasern unmöglich ist.**

Ueberflüssig sind demnach Fixirungsmittel und darum auch nicht anzuwenden — sei es auch nur, um sich nicht dem Verdacht auszusetzen, sie womöglich als Beschwerungsmittel gebraucht zu haben — bei allen unter gewöhnlichen Verhältnissen nicht flüchtigen flüssigen Antiseptica und bei allen nicht flüchtigen festen in geringer Procentmenge.

Die Menge des erforderlichen Fixirmittels richtet sich nach dem Grade der Flüchtigkeit, nach dem Procentsatz, nach der specifischen Schwere, nach dem Haftungsvermögen des Antisepticums; seine Art ist abhängig von der Natur des letzteren, sowie seines Uebertragungsmittels.

Am besten und fast überall lässt sich mit Glycerin fixiren; es ist neutral, verändert sich nicht beim Aufbewahren; vermindert weder die Elasticität noch Saugfähigkeit des Materials; nur wo es nicht anzuwenden ist, z. B. in rein ätherischen Lösungen, greife ich auf einen geringen Procentsatz Kolofon zurück. Auch Stärke, Zucker werden hin und wieder verwendet.

Wenn ich es für unverständig halte, überall Fixirmittel anzuwenden, oder davon mehr als nöthig ist zuzusetzen, so halte ich es für ebenso unrichtig, sie zu verwerfen, oder gar für unerlaubt zu erklären, so lange sie unschädlich sind und der Vortheil ihrer Anwendung die etwaigen Nachtheile überwiegt.

C. Das Färben der Verbandmaterialien.

Es ist eine vielfach verbreitete Ansicht, das Färben der Verbandstoffe sei von den Verbandstofffabrikanten eingeführt und geschehe von ihnen nur deshalb, um minderprocentige Imprägnirungen zu verdecken; es mag dasselbe hin und wieder aus diesem Grunde geschehen sein und noch geschehen, und der Verdacht einer betrügerischen Absicht ist jedenfalls ein sehr grosser, wenn beispielsweise die an und für sich gelbe Jodoformgaze auch noch gelben Farbstoff aufweist. Indessen sind mir Fälle bekannt, wo der natürliche Farbenunterschied zwischen 5 procentiger und 10 procentiger Jodoformgaze durchaus nicht genügte und eine künstliche Vergrösserung desselben direkt verlangt wurde — höchstwahrscheinlich doch auf Wunsch des mit den Stoffen hantirenden Chirurgen. Nur auf Veranlassung der ersten Chirurgen sind im Anfange der siebziger Jahre die gefärbten Verbandstoffe in den Handel gekommen, sowohl um die verschiedenen imprägnirten Materialien und die wechselnden Procentsätze derselben von einander als auch von den ungetränkten mit Leichtigkeit unterscheiden zu können. Dieser Wunsch war umso mehr berechtigt, als in damaliger Zeit das mit den eben eingeführten Verbandmaterialien wenig oder noch gar nicht vertraute Unterpersonal der Kliniken einer leicht fasslichen, optischen Beihilfe bedurfte, sich in dem für ihre Verhältnisse reichen Verbandstoffschatz zurecht zu finden. Die Färbung sollte in allen Fällen so schwach sein, dass sie nur gerade noch bei künstlicher Beleuchtung zu erkennen war; es waren also immer nur minimale, durchaus zu übersehende Farbstoffmengen. Um Borsäure-Lint neben unimprägnirtem Lint sofort und auf Entfernung erkennen zu können, wurde ersterer rosa gefärbt; 10 procentige Salicylwatte machte man dem Wärterpersonal durch dieselbe Färbung erkennbar und liess zum Unterschiede die 4 procentige Salicylwatte weiss; und dass diese keine gewöhnliche Verbandwatte sei, witterten die Nasenschleimhäute bei der geringsten Berührung. 10 procentiger Benzoesäurewatte gab man eine blaue Schattirung und färbte nicht die 4 procentige, dem Geruchsinn die Unterscheidung von nicht imprägnirter Watte überlassend. — Wie schon gesagt, soll die Farbstoffmenge gering sein, so dass gefärbte Watte und Gewebe Wasser von gewöhnlicher Temperatur kaum wahrnehmbar färben.

Verbandwatte gleichzeitig zu imprägniren und zu färben und dabei eine gleichmässige Färbung derselben zu erreichen ist sehr schwer, mitunter sogar unmöglich. In einigen Fällen könnte man es mit unverhältnissmässig grossen Quantitäten wässriger Lösungen, niemals mit geringen erreichen, würde jedoch viel Material verschwenden und bei alledem mit grösster Mühe kaum ein so gleichmässiges Fabrikat gewinnen, als wenn man zunächst die gebleichte hydrophile Baumwolle nur färbt, diese nach dem Trocknen auf den Vorbereitungsmaschinen sorgfältig lockert und mischt, auf der Krempel verarbeitet und dann tränkt — oder man müsste seine Zuflucht zu weingeisthaltigen Lösungen nehmen. Aus solchen schlägt sich der Farbstoff erst beim Verdunsten des Weingeistes und bedeutend gleichmässiger auf die Baumwolle nieder als aus wässrigen Lösungen, und immer auch wird die Färbung nur dann eine gleichmässige, wenn man die stets mit Dextrin und anderen wasserlöslichen Stoffen verdickten Farbstoffe nicht in Wasser, sondern in Spiritus löst, wenn man sich durch Digestion einen weingeistigen Farbstoffauszug herstellt und diesen zum Ausfärben benutzt. — Aus der wässrigen Farbstofflösung schlagen die ersten damit in Berührung kommenden Baumwollfasern mehr Farbstoff auf sich nieder als die späteren; es wird die Oberfläche eines Vlieses dunkler gefärbt erscheinen als das Innere, das zweite Vlies heller als das erste. Es ist gleichsam, als wenn der Farbstoff wie ein Niederschlag durch ein Filter zurückgehalten würde. Weingeistige Anilinfarbstofflösungen verhalten sich in dieser Beziehung anders. Man kann diese Erscheinung auch so erklären, dass das Lösungsvermögen des Alkohols für Anilinfarbstoffe grösser ist als das der Baumwolle und dass anderseits die Baumwolle für diese Farben eine grössere Verwandtschaft besitzt als das Wasser. Webstoffe lassen sich bei sorgfältiger Arbeit, vorausgesetzt, dass man die Vorsicht gebraucht, die Farbstoffe nicht mit Wasser zu lösen, sondern mit Spiritus zu extrahiren, sehr gleichmässig aus wässriger Lösung färben und zugleich imprägniren, noch leichter allerdings nach Zusatz von etwas Spiritus. Dennoch versäume man nie, die Farblösung nur nach und nach in kleinen Portionen zuzusetzen. Ist das Antisepticum ein Metallsalz oder eine Säure, die wie Beizen wirken, so sind die Lösungen beider in möglichst verdünntem Zustande zu vermischen, um derbe Farbstofflackausscheidungen zu vermeiden.

Zum Ausfärben der ungekrempelten, gebleichten und hydrophilen Baumwolle bedient man sich eines grossen kupfernen Kessels, welcher zum Zusammenhalten der Wärme aussen mit einer Schutzmasse umgeben ist. Er enthält einen siebförmig durchlöcherten, herausnehmbaren Doppelboden mit senkrechtem Wasseraufsteigrohr, auf welchem sich eine seitwärts nach unten streuende Brause befindet. Zwischen den beiden Böden führt nach aussen ein Ablassrohr, verschlossen durch einen Messinghahn, zum Ablassen der Farbbrühe, mündet nach innen das Dampfrohr zum Einlassen direkten Dampfes. Der Kessel wird zu etwa zwei Drittel mit Wasser gefüllt, mit der genügenden Menge Farbstofflösung vermischt und nun mit Baumwolle beschickt. Ein solcher Kessel fasst 50 kg und mehr derselben; sie wird fest eingedrückt und eventuell noch mit soviel Farbbrühe versetzt, dass diese sie eben überspült. Man lässt nun Dampf ein, bringt langsam zum Kochen und erhält darin ca. eine Stunde. Erzielt man auch keine ganz gleichmässige Färbung, so gewährleistet doch das nachfolgende Mischen und Verarbeiten auf den verschiedenen Maschinen ein vollkommen gleichmässiges Endprodukt. Steigt die Flüssigkeit während des Kochens durch Kondensation des Dampfes, so lässt man von Zeit zu Zeit davon ab, soviel dass die Baumwolle immer bedeckt ist, und benutzt diese Antheile zum Ausfärben der folgenden Portionen. Schliesslich wird alle Farbbrühe abgelassen und die Wolle mit der Centrifuge geschleudert. — Ist mit der Verbandstofffabrik eigene Bleicherei verbunden, so färbt man vortheilhafter die entfettete und gebleichte Baumwolle sofort nach dem Auswaschen, also ohne sie vorher zu trocknen. Nach dem Färben getrocknet, wird sie wie ungefärbte Baumwolle vorbereitet, gemischt und gekrempelt.

Gefärbte Verbandmaterialien sollen, mit Wasser von gewöhnlicher Temperatur macerirt, nur Spuren Farbstoff abgeben; Spiritus dagegen wird intensiver gefärbt. Kleine Mengen Farbstoff weist man sehr scharf nach, indem man die Stoffe mit heissem oder kochendem Wasser auszieht, den Auszug im Wasserbade einengt, und den Farbstoff auf einen reinen, weissen Seidenfaden sich niederschlagen lässt. Dem Auge sonst nicht sichtbare Spuren werden so erkennbar. Sehr häufig gelingt es, sich auf diese Weise von der Anwesenheit von „Bläue" in weissen Verbandstoffen zu überzeugen.

Alle gefärbten Stoffe sollen weder einen höheren Aetherextract- noch Aschengehalt aufweisen, als die ungefärbten. Durch diese Forderung ist im Allgemeinen die Abwesenheit von Beizmitteln garantirt.

Da sie alle ohne Beizmittel, nur mit gewöhnlichen Anilinfarbstoffen gefärbt sind, so sind sie sehr lichtempfindlich und daher vor Licht geschützt aufzubewahren.

D. Das Imprägniren mit antiseptischen Stoffen.

Wie ich schon in der Einleitung sagte, bildet die Entdeckung der antiseptischen Wundbehandlung durch Professor Lister die Grundlage der heutigen Verbandstoff-Fabrikation. — Es war eine auffallende Thatsache, dass bei der bis dahin geltenden Heilmethode einfache Brüche, also solche ohne äussere Verletzung der Fleischtheile nach Einrichtung und Einschienung des gebrochenen Gliedes fast stets einen gutartigen Heilungsprocess, ohne Wundfieber aufwiesen, während komplicirte Brüche, d. h. diejenigen, welche mit Verletzung oder Zerreissung äusserer Fleischtheile verbunden waren, sich als der Schrecken der Chirurgen erwiesen und für den Patienten stets mit Gefährdung des Lebens verbunden waren. — Unter stinkiger Verjauchung der Wunde und mehr oder weniger heftigem Wundfieber traten Anzeichen der Vergiftung durch Fäulnissprodukte auf, die Aehnlichkeit mit denen hatten, welche man bei Vergiftungen mit letalen Dosen starker Gifte beobachtete. Es war klar, dass diese Zersetzung in der Wunde durch die Einwirkung der Luft hervorgerufen wurde; es war aber nicht der Sauerstoff der Luft, der durch Oxydation die Fäulniss verursachte, wie es die bis dahin geltende Liebig'sche Ansicht aussprach, sondern Fäulnisserreger waren kleine Lebewesen, Mikroben, aus der Luft in die Wunde gelangt und hier, wie zuerst Pasteur vermuthete, eine Art Gährung einleitend. Gelang es, auf eine den Patienten nicht schädigende Weise, diese Gährungserreger in der Wunde selbst unschädlich zu machen und neuen Zuzug von derselben fernzuhalten, so durfte man hoffen, eine gefahrlose und glatte Wundheilung zu erzielen. Dieser Gedanke war es, der Lister zu der epochemachenden, antiseptischen Wundbehandlung führte. Damals hatte Professor Anderson in Glasgow einen Stoff dargestellt, dem in hohem Maasse die Eigenschaft zukam, Fäkalien zu desodoriren, und da man geruchlos machen und konserviren damals für gleichbedeutend ansah, so versuchte Lister diesen Stoff in der Wundbehandlung. Dieser Stoff war die Karbolsäure. Lister's Versuch glückte über alles Erwarten. Die Karbolsäure tödtete in so starker Verdünnung, dass sie unschädlich war, die Mikroorganismen, sie reinigte die Wunde, desodorirte sie und mit derselben präparirte Baumwoll-Charpie hielt als luftfiltrirende Schutzdecke eine weitere Inficirung der Wunde von aussen ab. Es waren phänomenale Erfolge, die Lister bald aufweisen konnte und der Siegeslauf der Antisepsis und der des Phenols gingen schnell über die ganze civilisirte Erde. — Dass inzwischen die Lister'sche Wundbehandlungsmethode durch andere Methoden, die Karbolsäure durch andere antiseptisch wirkende Stoffe verdrängt wurden, dass auf den Lister'schen Nassverband der Trockenverband folgte, und schliesslich die aseptische Wundbehandlung, thut der an glänzenden Erfolgen reichen, bahnbrechenden Entdeckung Lister's keinen Abbruch.

Wie der Chirurg in Lister seinen Herrn und Meister anerkennt, so hat der Verbandstoff-Fabrikant allen Grund, in ihm dankbarst den Schöpfer einer grossen und blühenden Industrie zu verehren.

Sollen nun die Verbandmaterialien antiseptisch wirken und die Wunde rein erhalten, so ist es dringend erforderlich, dass sie selbst rein sind. Die peinlichste Sauberkeit hat bei ihrer Herstellung zu herrschen und es ist alles zu vermeiden, was eine Inficirung veranlassen könnte.

Das Präpariren der Verbandmaterialien mit den verschiedenen Antiseptica etc. geschieht nach sehr verschiedenen Methoden.

1. Man streut mittels Siebes die feinst gepulverten Substanzen in die auf einer Tafel ausgebreiteten Watten, Stoffe u. s. w. ein und unterstützt bei den Watten und ähnlichem Material eine gleichmässige Vertheilung nach dem Innern zu durch gelindes Klopfen mit einem Stabe, bei den Stoffen und derartigem durch Reiben und Kneten, oder

2. man imprägnirt die Materialien zunächst mit einem Fixirungsmittel, wie Glycerin, in wässriger oder wie Kolofon, in weingeistiger Lösung, trocknet und bearbeitet sie in derselben Weise wie nach der ersten Methode.

Im Grossbetriebe sollten so nur diejenigen Präparate verarbeitet werden, welche in allen indifferenten Lösungsmitteln unlöslich sind oder sich mit solchen zersetzen und diejenigen, welche auch in suspendirtem Zustande mit Flüssigkeiten nicht in Berührung kommen dürfen, wie z. B. Gips. Niemals wird durch einfaches Einstreuen eine alle Gespinnstheilchen so gleichmässig durchsetzende und so fest anhaftende Imprägnirung erzielt als wie durch die nasse Behandlung, ganz abgesehen davon, dass das Ansehen der Stoffe durch das Malaxiren leidet. — Im Kleinen, zur Darstellung schnell benöthigter und sofort zu verbrauchender Mengen sind beide Methoden wohl angängig.

3. Man schlemmt das betreffende Antisepticum in feinst gepulvertem Zustande mit dem erforderlichen Quantum einer indifferenten Flüssigkeit, eventuell nach Zusatz eines Fixirungsmittels, giebt in das Imprägnirgefäss etwas mehr von dieser Emulsion als zur gleichmässigen Durchtränkung einer gegebenen Menge Verbandstoff voraussichtlich erforderlich ist, arbeitet diesen gut durch und lässt ihn durch die Wringmaschine laufen. Die Walzen derselben sind so einzustellen, dass mit der Flüssigkeit soviel Antisepticum im Stoff verbleibt, als die Dosirung verlangt. (Hat man keine Wringmaschine mit regulirbarem Walzendruck, so ist die nöthige Flüssigkeitsmenge auszuprobiren.) Man verrührt die beim Durchwringen zurücklaufende und die in der Imprägnirwanne verbliebene mit einer neuen, so grossen Menge Emulsion, als das folgende Quantum Stoff aufsaugen dürfte, wringt und verarbeitet in gleicher Weise die ganze Imprägnirflüssigkeit. Man erzielt nach dieser Methode eine sehr gute Vertheilung, wovon man sich bei farbigen Substanzen durch die sehr gleichmässig ausfallende Färbung des Verbandstoffes leicht überzeugen kann. Selbstverständlich kann man auf diese Art nur zarte Gewebe, wie Mull etc., imprägniren, niemals die dicken Tafeln der filzartig dichten Watte, auf deren Oberfläche der grösste Theil der pulverförmigen Substanz sich niederschlagen würde, ohne in wesentlicher Menge in das Innere des Vlieses einzudringen. Bei den sehr porösen, feinfädigen Geweben ist das weniger der Fall, dennoch sollte nach dieser Art nur gearbeitet werden, wenn alle gebräuchlichen Lösungsmittel versagen.

4. Man bringt die chemischen Substanzen in Lösung, verdünnt mit dem Lösungsmittel oder einer geeigneten indifferenten Flüssigkeit auf eine gewisse Menge und imprägnirt mit der Irrigatorspritze. Zu diesem Zwecke werden die Watte-, Jute-, Holzwollwatte-Vliese etc. glatt auf der Imprägnirtafel ausgebreitet und auf der Ober- und Unterseite gleichmässig mit der Flüssigkeit besprizt. Auf ein Vlies von 500 g rechnet man $^1/_5$ bis $^1/_4$ Ltr. derselben, eine Menge, die zur gleichmässigen Durchfeuchtung, bei nachfolgendem Pressen, genügt, aber doch nicht hinreicht, dass sie beim Aufhängen der Tafeln in denselben cirkulirt oder abtropft. Die imprägnirten Vliese werden sechsfach zusammengelegt und in der Imprägnirpresse zwei Stunden stark gepresst. Erst hierdurch wird eine gleichmässige Vertheilung der Lösung erreicht. Die gepressten Vliese werden auseinander gefaltet zum Trocknen aufgehängt, in voller Breite. — Mit gefärbten Lösungen kann man auf diese Art nicht operiren; die Watte würde an den Einschlagstellen derselben den grössten Theil des Farbstoffes absorbiren und nach den Seiten und dem Innern wenig oder garnicht gefärbte Lösungen abgeben; man würde ein buntscheckiges Fabrikat erhalten. Diese Methode ist nur anwendbar bei Watten und ähnlichem dicken und dichten Material, unverwendbar bei den weitmaschigen, durchlässigen Geweben, sehr empfehlenswerth aber bei den ersteren, wenn es sich um ein sehr flüchtiges Antisepticum handelt, wenn es darauf ankommt, einen Verbandstoff mit grösster Beschleunigung fertigzustellen.

5. Das Antisepticum wird mit dem Fixirmittel in einer neutralen Flüssigkeit gelöst und die Lösung soweit verdünnt, dass eine Wringmaschine soviel der aufgenommenen Flüssigkeit in dem Material hinterlässt, als dem verlangten Procentsatz entspricht. Hierzu werden die Watten in vierfachen, die Gewebe in zehnfachen Lagen zusammengefaltet. Auch bei dieser Methode ist es empfehlenswerth, stets nur mit einem geringen Ueberschuss an Flüssigkeit zu arbeiten und von letzterer in dem Maasse, wie sie verbraucht wird, nachzufüllen. Verschiedene Metallsalze, wie Quecksilberchlorid, oder Säuren, wie Borsäure, verhalten sich gegen die Gespinnstfasern wie Beizen, sie schlagen sich aus ihren Lösungen auf dieselben nieder und zwar umso reichlicher, je mehr diese von ihnen enthalten. Bei Vorhandensein grosser Mengen solcher Lösungen würden die ersten Vliese oder Stofflagen einen grösseren Gehalt an genannten Chemikalien aufweisen als die letzten, die Lösungen würden nach und nach erschöpft. Die Methode ist anwendbar auf Gewebe und Watte, auf wässrige, weingeistige und ätherweingeistige Lösungen und unstreitig diejenige, welche die schönsten Resultate erzielen lässt. Sie ermöglicht ein rasches und bequemes Arbeiten und genauste Dosirung. Nicht imprägniren lassen sich auf diese Art alle lockeren Materialien von geringem Zusammenhalt, wie Jute in Vliesen, Holzwollwatte etc.

Baumwollene Webstoffe behalten durchschnittlich auf 1 kg 1$^1/_2$ Liter Watte auf 1 kg 2 Liter Flüssigkeit nach dem Passiren der Wringmaschine bei sich. Darnach ist leicht das Quantum der Lösung abzumessen oder der Druck der Walzen zu reguliren. Von seifenhaltigen Lösungen nimmt Baumwolle eine geringere, vom Seifengehalt abhängige Menge auf. Die imprägnirten und abgepressten Verbandmaterialien sind ohne Verzug zu trocknen, ein Aufstapeln derselben in nassem Zustande ist zu vermeiden, ganz besonders bei den mit ätherweingeistigen Lösungen getränkten. Gewebe werden aufgehängt, Watten auf Hürden ausgebreitet, getrocknet.

6. Eine beschränkte Anzahl von Fabrikaten lässt sich weder nach der einen noch nach der anderen besprochenen Methode so herstellen, dass sie im Grosshandel als verkäuflich anzusehen wären. Es sind das Watte und Jute, die mit zähflüssigen, theerartigen Substanzen imprägnirt sind. Es ist unmöglich, Wattetafeln mit einer Ichthyollösung oder Theeremulsion gleichmässig zu tränken. Die Hauptmenge dieser Stoffe würde auf der Oberfläche sich ablagern, diese verfilzen und wenig würde nach innen gelangen, man würde ein streifiges, scheckiges, überhaupt ein ungleichmässiges Präparat erzielen. Hier hilft im Grossbetrieb nur Tränken der gebleichten, ungekrempelten Baumwolle. Sie wird in die betreffende Lösung oder Emulsion eingedrückt, von Hand ausgedrückt, mit der Centrifuge geschleudert und durch anhaltendes, scharfes Trocknen gedörrt. Hierauf ist besonderes Gewicht zu legen, auch darauf zu achten, dass „Wolf und Schlagmaschine" die Wolle gut mischen und auflockern, andernfalls würden bei dem folgendem Verkrempeln vorhandene feuchte, klebrige Klumpen die Krempelbeschläge ruiniren und griesliche Vliese erzielt werden.

7. Noch giebt es einige Fabrikate, bei welchen nicht eine Imprägnirung der ganzen Masse, sondern nur der Oberfläche stattfindet. Dasselbe ist der Fall stets bei geleimter Watte, meist bei Gichtwatte. Beide werden nach ziemlich übereinstimmendem Verfahren hergestellt. — Zu Schaum geschlagene Leimlösung wird mittels eines Spachtels gleichmässig auf glatt ausgebreitete gebleichte oder ungebleichte Watte übertragen oder eine Gichttinktur wird mittels eines weichen, flachen und breiten Pinsels auf geleimte Watte gestrichen. Soll eine zweiseitige Imprägnirung stattfinden, so hat die zweite nach dem Trocknen der ersten zu erfolgen.

E. Die Imprägnirräume.

Zum Imprägniren sind im Grossbetriebe mindestens zwei, wenn irgend zu ermöglichen, drei Räume erforderlich, ein grosser für alle geruchlosen Fabrikate und zwei kleinere, wovon der eine für alle stark riechenden Präparate, der zweite ausschliesslich für Jod und Jodoform zu reserviren ist. Hat man nur zwei Räume zur Verfügung, so ist mit Karbolsäure und dergleichen in dem grossen Raume zu operiren.

Für Jodoform jedoch ist unter allen Umständen ein besonderer Raum von nöthen, der zweckmässig die Einrichtung zur Aufbewahrung aller erforderlichen Ingredientien besitzt, nicht bloss der Chemikalien, wie Jod, Jodoform, Glycerin, Spiritus, Aether etc., sondern auch der einmal zum Imprägniren mit Jod und Jodoform bestimmten Watten und Gewebe, weil von einer Imprägnirung übriggebliebene Stoffe den angezogenen Geruch nur nach anderen Räumen übertragen würden. Dieser Raum enthält ausserdem einen Tisch, Waage mit Gewichten, Mischflaschen, eine Wringmaschine mit Gestell und Becken und eventuell eine Einstreutafel zur Herstellung von Jodoformwatte, die sämmtlich, sowie hier nicht besonders aufgeführte kleinere Geräthe, wie Löffel etc., nur hier Verwendung finden. Sehr erwünscht ist, besonders im Winter, wenn das Imprägnirbecken doppelwandig ist und durch warmes Wasser oder Dampf angewärmt oder zur Anfertigung von Jodoformwatte auf nassem Wege erhitzt werden kann. Unbedingt nöthig ist die Abhaltung direkten Tageslichts. — Der Trockenraum schliesse sich daneben an und diesem der Aufbewahrungs- und Packraum für alle Jodoformpräparate.

Der Imprägnirraum für Karbolsäure-Fabrikate etc. enthalte ausser der Einstreutafel, die hier nicht benöthigt wird, dieselben Utensilien, daneben noch eine Imprägnirtafel, Imprägnirflasche, Irrigatorspritze, eine Wattepresse und, zur Anfertigung fettiger Karbolgaze, ein Dampfbad mit emaillirtem Schmelzgefäss und ein gleichfalls mit Dampf heizbares, doppelwandiges Tränkbecken und eine zweite Wringmaschine mit Ständer für das letztere. Kupferne Gefässe sind weniger angenehm.

Der allgemeine Tränksaal sei möglichst geräumig, und wenn angängig, nur durch Oberlicht beleuchtet, um freie, saubere Seitenwände zu haben. Er kann, was bei den vorigen nicht der Fall sein darf, künstlich beleuchtbar sein, wenn nur keine offenen Flammen in Verwendung kommen. — Für alle Eisen-, Silber-, Quecksilber-Präparate, kurz für eine jede derartige Gruppe von Chemikalien ist je eine oder zwei, für Watten und Gewebe, Wringmaschine und je ein Imprägnirgefäss erforderlich; rathsam ist für jede Wringmaschine ein besonderer Ständer, um jene auf diesem dauernd belassen zu können. Auch die Imprägnirbecken bleiben vortheilhaft am Orte ihrer Verwendung. Der ganze Apparat wird mit einer Schutzkappe verdeckt und ist dann stets gebrauchsfertig. — An Imprägnirtafeln sind zwei in diesem Raume nöthig, eine für harmlose und eine für sich doch durch irgend eine Eigenschaft lästig bemerkbar machende Substanzen, ferner eine hölzerne Wanne zum Tränken mit Quecksilbersalzen, eine durch Dampf heizbare grössere, viereckige Emaillewanne für Borsäure und Salicylsäure; drei Imprägnirpressen — je eine für Salicylsäure, für Sublimat und für indifferentere Präparate finden hier Aufstellung, sowie eventuell der Färbekessel nebst Schleuder. An sonstigen Utensilien, Sieben, Trichtern, Maassen etc. wird gebraucht, was in jedem technischen Laboratorium vorhanden ist.

F. Die Imprägnirapparate.
1. Die Wringmaschine.

Als praktischste Wringmaschine, weil dauerhaft, von kräftigem, regulirbarem Druck, weil leicht zu reinigen, hat sich die in der folgenden Figur 1 abgebildete bewährt.

Die eisernen Wellen der Walzen seien kräftig, ebenso die Gummiarmirung; erstere laufen in Broncelagern, deren Stellung gegen die Wellen durch je eine Stellschraube beiderseits regulirt werden kann. Durch sie kann der Druck der Walzen vermehrt und vermindert werden. Zur Entlastung der Federn und Walzen sind die Schrauben bei Ausserbetriebsetzung stets zu lockern. Stoffleitrollen sind Schmutzfänger und zu vermeiden.

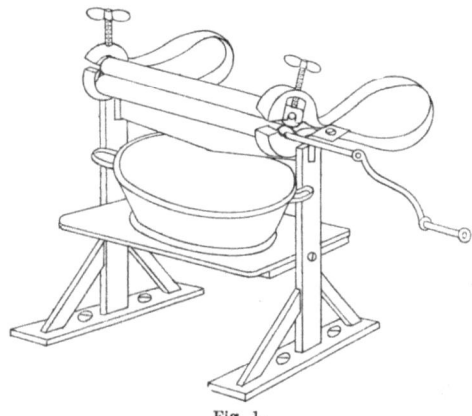

Fig. 1.

Die Lager sind mit gelber Vaseline gut in Fett zu halten. Sie ist wegen ihrer Konsistenz als Schmiermittel dem Oele vorzuziehen. — Der Ständer ist aus altem, trocknem Holze kräftig auszuführen. Seine Seitenpfosten stehen soweit aus einander, dass das Imprägnirgefäss in den Zwischenraum passt und seine Henkel an die Vorderseiten der Pfosten geklammert werden können. Das Becken ist aus emaillirtem Eisenblech, ca. 25—30 cm hoch, oben etwas weiter als unten. Die Breite des Ständers und des Beckens richtet sich nach der Länge der Gummiwalzen; letztere soll kleiner sein als der Durchmesser des Gefässes und dieser wieder kleiner als der lichte Abstand zwischen den Wellenlagern, damit eventuell abtropfendes Schmieröl die Brühe nicht verunreinigt. Das obere Querstück des Ständers, an welches die Wringmaschine geschraubt wird, ist nach unten abgeschrägt und nach der Mitte geneigt. Dadurch wird erreicht, dass alle abgepresste Flüssigkeit der Mitte des Beckens zulaufen muss. Der Abstand des oberen Randes des letzteren von der Unterkante des die Wringmaschine tragenden Querholzes sei so gross, dass man bequem hantiren kann, nicht zu gross, damit etwaige Spritzer nicht verloren gehen. Die Stützplatte für das Becken sei etwas nach der Einlassseite des Stoffes geneigt, damit kleine Reste Flüssigkeit nach dieser Seite zusammenlaufen und bequem verbraucht werden können. Der Ständer ist der Stabilität wegen am Fussboden festzuschrauben.

Der vermessene, gelegte und zu zehnfachen Lagen abgetheilte, d. h. zum Tränken vorbereitete Stoff wird links hinter dem das Tränken ausführenden Arbeiter, um ihm bequem zur Hand zu sein und ein flottes, ununterbrochenes Arbeiten zu ermöglichen, auf einem Tisch aufgestapelt. Die Lager der Wringmaschinenwellen sind gut zu fetten, worauf ganz besonders bei der Bereitung der Jodoformgaze zu achten ist; heissgelaufene Wellen und Lager reiben, knirschen, geben Funken und so leicht Veranlassung zu Explosionen. Bei Beginn der Arbeit sind die Walzen mit einem der jeweiligen Imprägnirflüssigkeit entsprechenden Fluidum abzureiben und dann mit der Tunke zu benässen. Sind nach einem letzten bestätigenden Ueberblick alle Vorbereitungen beendigt, so wird die Lösung oder Emulsion, oder ein Theil derselben in das Becken gegeben; das Nachfüllen derselben übernimmt der die Arbeit Ueberwachende. Die Wringmaschine wird gleichmässig und ruhig gedreht, zwei Personen nehmen den Stoff ab und hängen ihn sofort zum Trocknen auf, sich in dieser Arbeit stets ablösend. Der Stoff soll vollständig durchtränkt, glatt und faltenlos die Maschine durchlaufen. Stets sorge man für genügenden Vorrath an Stoff, damit durch nachträgliche Beschaffung desselben in der Arbeit kein Aufenthalt entsteht, derselbe würde bei ätherischen und ätherweingeistigen Lösungen einen nicht vorgesehenen Verlust durch Verdunsten, eine geringere Ausbeute und ungenaue Dosirung, oft auch ein Unbrauchbarwerden der Lösung durch Zersetzung veranlassen.

Für Watte wähle man besonders stark gebaute Maschinen mit Gummiwalzen von 50—60 mm Durchmesser; je stärker die Walzen, umso weniger leicht wickelt die Watte. Man lässt sie zweimal die Wringmaschine passiren, weil die dicken Wattetafeln die eingeschlossene Luft oft nicht so schnell fahren lassen, dass die Flüssigkeit überall gleichmässig eindringen kann. Das zweite Mal wringe man die Watte, ohne sie nochmals einzutauchen, aber in derselben Richtung, wie das erste Mal, andernfalls wickelt sie sich leicht um die Walzen. Aus gleichem Grunde wird die Watte diesen mit dem geschlossenen Ende vorgelegt. Sie ist sofort auf den zur Hand befindlichen Hürden auszubreiten, das Unterbringen derselben in den Regalen des Trockenbodens kann nach Beendigung des Imprägnirens geschehen.

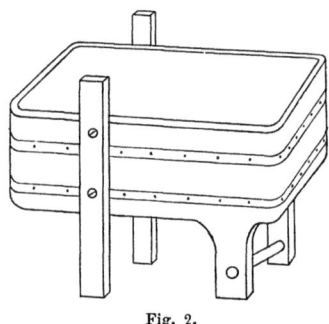

Fig. 2.

Zur Darstellung von Sublimatverbandmaterialien und Quecksilberpräparaten überhaupt habe ich eine kräftige Holzwanne von der durch Abbildung gekennzeichneten Gestalt als praktisch befunden.

Sie habe bei reichlich 110 cm Länge eine Breite von 50 cm und 30 cm Höhe, lichte Maasse. Die Verlängerungen zweier Längsseitendauben nach unten dienen passend als Hinterfüsse; die Vorderfüsse bilden kräftige, angeschraubte Riegel, deren Fortsetzung nach oben zur Befestigung der Wringmaschine dient. Ein Querriegel ist dann überflüssig. In das Innere der Wanne dürfen weder Schrauben, Nägel, noch sonstige metallische

Gegenstände hineinragen. Die Wanne stehe vorn etwas höher als hinten. Vor dem erstmaligen Gebrauche ist sie zunächst sorgfältig mit reinem Wasser, dann mit Sublimatlösung 1 : 1000 auszulaugen

Zu Borsäure-Watte, -Gaze und -Lint ist, da dieselben bis kochend heiss imprägnirt werden, eine viereckige, innen emaillirte oder Kupferwanne mit Doppelboden, zur Dampfheizung eingerichtet, empfehlenswerth. Die Wringmaschine direkt an diesen Behältern zu befestigen, ist nicht räthlich, das Kupferblech wird leicht verbeult oder die Emaille verletzt. Besser ist es, einen transportablen Holzständer mit nach der Mitte zu geneigtem Querriegel zu verwenden. Die Grössenverhältnisse sind dieselben wie bei der Sublimatwanne.

Gleich eingerichtet, nur kleiner, sind die Imprägnireinrichtungen für fettige Flüssigkeiten. Es erübrigt wohl, darauf aufmerksam zu machen, dass alle kupfernen Gefässe sehr blank sein müssen; dennoch ist nicht zu vermeiden, dass die fettige Karbolschmelze sich bei länger währender Arbeit grün färbt, jedoch nicht grün genug, um das Verbandmaterial sichtbar zu färben. Emaillirte Schalen sind aus diesem Grunde vorzuziehen.

Salicylsäure-Gaze etc. wird, zumal sie in kleineren Quantitäten Verwendung findet, in einer gewöhnlichen runden Emailleschale imprägnirt, die in einem niedrigen Wasserbade steht. Auch in diesem Falle ist eine Wringmaschine an besonderem Ständer zu empfehlen. Mit Eisen in Berührung, färbt sich die Flüssigkeit rothviolett; deshalb sind Eisentheile an den Maschinen entweder ganz zu vermeiden oder so zu schützen, dass sie mit der Flüssigkeit nicht in Berührung kommen oder wenn ja, die abtropfende, gefärbte Lösung die Tunke nicht verunreinigt.

2. Die Irrigatorspritze mit Zubehör.

Irrigatorflasche und Irrigatorspritze dienen zum Präpariren von Verbandwatte sowohl, wie Holzwolle, Moos, Holzwollwatte, Jute in Vliesen, kurz aller der Rohmaterialien, deren Zusammenhalt ein zu geringer ist, um nassflüssig bearbeitet werden zu können, niemals werden damit Webwaaren imprägnirt.

Die Irrigatorflasche ist eine starkwandige, in $1/5$ Liter graduirte, 10 Liter fassende Glasflasche. Sie enthält seitwärts nahe dem Boden einen Tubus, welcher einen einmal durchbohrten Kork aus feinstem Material, einen Champagnerkorken aufnimmt. Durch diesen wird ein starkwandiges, knieförmig gebogenes, gläsernes Abflussrohr geführt, dessen Aussenende eichelförmig verdickt ist. Ueber

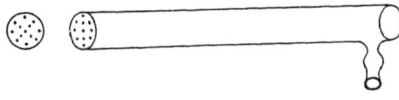

Fig. 3.

dieses wird ein etwa 110 cm langer Gummischlauch, ein sogenannter Gasschlauch gezogen. Das andere Ende des Schlauches wird mit der Irrigatorspritze verbunden.

76 Die Imprägnirapparate.

Eine, wie umstehende Figur zeigt, überall starkwandige, 25 cm lange Glasröhre von 3 cm Durchmesser, mit geschlossenen Enden hat nahe dem einen Ende eine seitliche Einflussöffnung, an welche ein ca. 3 cm langes, starkwandiges, geringeltes Glasrohr von einer dem Gasschlauch entsprechenden Stärke angeschmolzen ist. Die zweite kreisförmige Stirnfläche ist siebartig durchlöchert, von 13 sorgfältig gebohrten Oeffnungen, deren Anordnung aus der Zeichnung ersichtlich ist. Die Löcher haben $1/2$ mm Durchmesser und müssen so gebohrt sein, dass bei normalem Arbeitsdruck alle Flüssigkeitsstrahlen auf etwa 60 cm Entfernung 10 bis höchstens 12 cm streuen und keine Strahlen sich treffen oder kreuzen, — eine Forderung, welche die Glasfabrikanten meist nur ohne Garantie ausführen.

Die Imprägnirtafel ist aus trockenstem Holze anzufertigen; werden

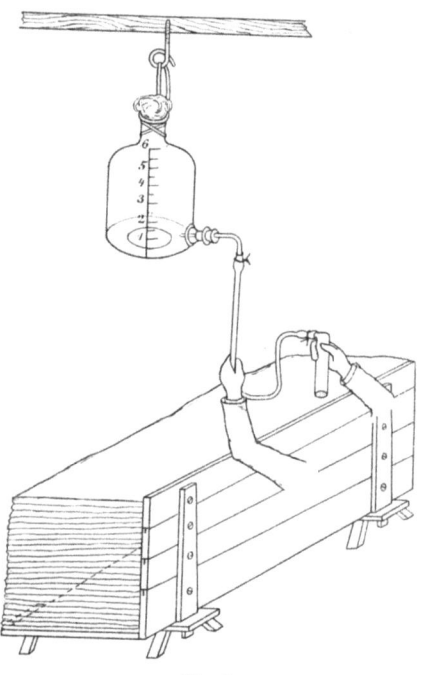
Fig. 4.

dabei Nägel verwendet, so dürfen diese niemals auf den Arbeitsflächen sichtbar sein, selbst Kitt, zum Verdecken der vertieften Nagelspitzen ist zu vermeiden. Auf zwei 25 cm hohen, mit je vier gespreizten Füssen versehenen Böcken von 75 cm Länge ruht lose eine hölzerne Tafel, welche 180 cm lang und 70 cm breit ist. Die einzelnen Bretter sind gut gefugt und glatt gehobelt.

Die senkrechte Rückwand, 180 cm $\times$ 90 cm, ebenso sauber gearbeitet, hat auf der Rückseite, quer über die Breite verlaufend und etwa 25 cm von den Längskanten entfernt, Leisten, welche über die untere Längsseite als Zapfen hinausgehen. Diese passen in nahe je einem Ende der Böcke angebrachte Löcher. — Die angegebenen Grössenverhältnisse der Imprägnirtafel entsprechen den gebräuchlichsten Wattevliesen von 180 $\times$ 70 cm;

bei Watten von anderen Maassen müssen die Grössenverhältnisse der Tafel entsprechend verändert werden. Sie wird von allen Seiten frei aufgestellt, und zwar so, dass die von der Decke herabhängende Imprägnirflasche über der Mitte der Tafel schwebt. — Seitwärts neben der Imprägnirtafel, am besten an der Wand, befindet sich die Presse in solcher Nähe, dass der hier arbeitende, ohne den Platz verändern zu müssen, die Watte von der Tafel in die Presse befördern kann.

Die Imprägnirpresse besteht aus einer, zwei oder drei Abtheilungen von 65 cm Tiefe und 70 cm Breite, lichtem Maasse, die durch hohle Querwände getrennt sind; sie reicht vortheilhaft bis an die Decke des Raumes und besteht also eigentlich aus einer, zwei, resp. drei Pressen, die dritte für Karbolsäure-Präparate, wenn für diese kein eigener Imprägnirraum mit Presse vorhanden ist, die übrigen für Sublimat- und Salicylsäure-Watten. Sie ist aus sehr

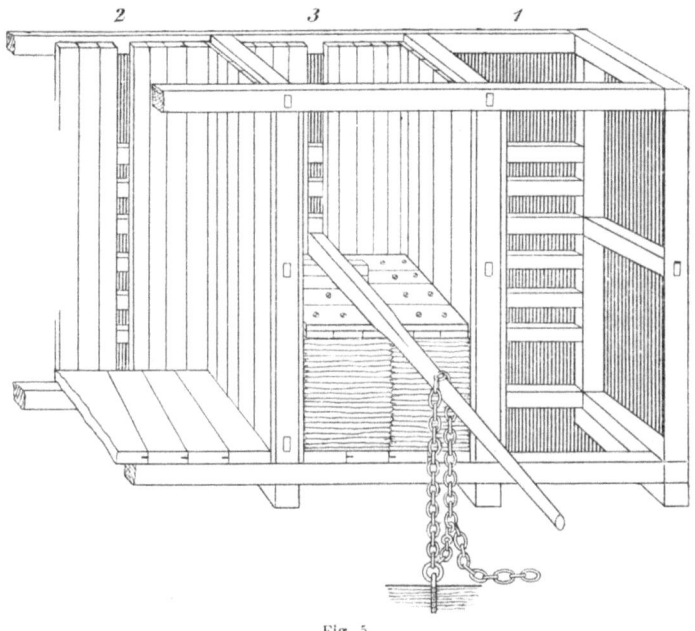

Fig. 5.

trocknem Holze herzustellen, mit Vermeidung allen Metalles an den Arbeitsseiten. Die Seitenwände sind aus 1,5 cm, die Böden aus 2 cm starken, glattgehobelten und gut gefugten Brettern hergestellt, alle Pfosten und Riegel 8 cm stark. Die Presse ist möglichst stabil gebaut und mit der Wand fest verankert. Die Innenseiten bilden allenthalben glatte Flächen; sie dürfen der Watte beim Niederpressen nirgends Widerstand leisten, um die Vliese nicht zu zerreissen; es müssen deshalb die Bretter der Seiten- und Rückwände in senkrechter Richtung verlaufen. Die Rückwand besteht aus 8 cm starken Riegeln, die wagerecht in 8 cm Abstand mit den senkrechten Pfosten verbunden sind. Sie sind, wie schon erwähnt, senkrecht mit glatten Brettern verkleidet, doch so, dass in der Mitte von oben nach unten die Bekleidung in Breite von 8 cm ausfällt. Hierdurch entstehen in der Mitte der Rückwand, von oben nach unten, 8 cm im Geviert haltende Oeffnungen, durch welche der Presshebel eingeschoben wird. Dieser ist am Einsteckende vierkantig und etwa 7 cm stark, sonst abgerundet und nicht unter 2 m lang, um mit ihm einen kräftigen Druck ausüben zu können. — Das Pressbrett ist aus glattgehobelten 2 cm starken Brettern in Stärke von 4 cm hergestellt, also aus zwei aufeinandergeschraubten Holztafeln, deren Masern sich kreuzen, damit das Pressbrett sich nicht werfen kann. An sonstigen Dimensionen weise es solche Maasse auf, dass es bequem in einer Presseabtheilung untergebracht wird. — Als Pressklötzer fungiren kurze Abschnitte der Riegel. — In der Mitte vor jeder Presseabtheilung, in ca. 1 m Entfernung von dieser, ist in dem Fussboden ein niederlegbarer, eiserner Ring befestigt, durch welchen eine eiserne Kette mit Haken geführt werden kann, um bei gefüllter Presse den mit aller Kraft niedergedrückten Pressbalken in dieser Lage halten zu können.

Zur Ausführung der Arbeit sind drei Personen nöthig, eine, welche die Arbeit leitet und dabei imprägnirt, zwei, welche die Watte wenden und in die Presse legen, erstere steht in der Mitte hinter der Schutzwand der Tafel, letztere je an einem Ende. Alle Personen versehen sich sowohl der Sauberkeit wegen als auch zum Schutze gegen die meist scharfen, ätzenden Lösungen mit Gummihandschuhen. Am haltbarsten sind die aus schwarzem Patentgummi hergestellten Fausthandschuhe, welche ich den Fingerhandschuhen wegen der vielen, leichter angegriffen werdenden Nähte vorziehe. Gummistoffhandschuhe sind ganz unbrauchbar, ebenso wasserdicht imprägnirte Handschuhe. — Die fertig montirte Spritzflasche wird, nachdem die Spritze erhöht aufgehängt, mit der filtrirten Lösung gefüllt und um den Hals der Flasche eine kräftige Thauschlinge gelegt; mittels dieser wird sie an einen in die Decke des Raumes geschraubten Haken gehängt. Je nachdem der Raum höher oder niedriger, die Schlinge kürzer oder länger ist, wird der Druck der ausfliessenden Lösung grösser oder geringer sein. Als praktisch bewährt habe ich es befunden, wenn sich der Boden der Spritzflasche 210 cm über dem Fussboden befindet. Ergreift der Imprägneur mit der rechten Hand die Spritze, mit der linken den Gummischlauch und drückt ihn zu, so kann die Flasche aufgehängt werden. Durch Lockern der Finger, also ohne die Hand vom Gummischlauch zu entfernen, lässt man die Spritze bei nach oben gerichtetem Siebe sich füllen, schliesst durch Fingerdruck den Schlauch ab, senkt die Spritze und besprengt von links nach rechts, durch Fingerdruck oder Lockern den Abfluss hemmend oder freigebend, die Oberfläche des ersten Vlieses. Hierbei wird die Spritze nicht mit dem ganzen Arm bewegt, sondern nur aus dem Handgelenk mit den Fingern, und der diese Arbeit Verrichtende hat nicht nöthig, sich vom Platze zu bewegen. Schon nach geringer Uebung wird man das richtige Maass von Flüssigkeit in gleichmässigster Vertheilung und ohne Verlust über die Watte auszubreiten vermögen. Die beiden Assistenten ergreifen mit gekreuzten Armen die Enden, die Zipfel des Vlieses und wenden es. Ist auch die bisherige Unterseite, von rechts nach links, bespritzt, so ergreifen beide Arbeiter die an der Schutzwand liegenden Vlieszipfel und halbiren das Vlies durch Zusammenfalten nach vorne; nochmals faltet es der eine der Arbeiter bei ein Drittel Länge, ebenso der der Presse zunächst hantirende und dieser legt das sechsfach gelegte Vlies, mit der geschlossenen Seite nach vorne, in die Presse. Das zweite wird daneben gelegt. Ist die Presse gefüllt, so wird das Pressbrett aufgelegt und langsam niedergedrückt, bis schliesslich die Watte nicht mehr nachgiebt. In dieser Lage wird der Presshebel durch Kette und Bodenring während zwei Stunden erhalten. Nach Verlauf derselben kommt das gleichmässig durchfeuchtete Fabrikat auf den Trockenboden, um breit aufgehängt zu werden.

G. Das Trocknen der Verbandstoffe und die Trockenräume.

Auf das Trocknen der Verbandstoffe ist die grösste Sorgfalt zu verwenden. Wegen der Empfindlichkeit derselben für alle fremden Gerüche ist es durchaus erforderlich, verschiedene von einander getrennte Trockenräume zur Verfügung zu haben. Es werden im Allgemeinen sechs solcher Räume genügen, vier grössere und zwei kleinere. Von den ersteren vier ist einer bestimmt für Karbolsäure-, Kreolin-, Lysol-, Theer- und Ichthyol-Präparate, der zweite für Sublimat- und überhaupt Quecksilberpräparate, der dritte für Salicylsäure-, Benzoesäure-, Borsäure-Fabrikate, der vierte für Jod- und Jodoformverbandstoffe. Von den zwei kleineren Räumen dient der eine zum Trocknen von Eisen-, der andere von Silberpräparaten. Alle Räume, mit Ausnahme des für Jodoform vorgesehenen, der keiner Heizung bedarf, seien mit indirekter Dampfheizung eingerichtet, wozu es sich bei Vorhandensein einer Dampfanlage, und wenn diese nicht zu weit entfernt liegt, der Billigkeit wegen empfiehlt, den Abstossdampf der Dampfmaschine zu verwerthen. Ist das nicht angängig, so genügt eine Niederdruckdampfheizung oder Heisswasserheizung. Diese möchte ich jener vorziehen, weil sie sich im Laboratorium vortheilhafter ausnutzen lässt. Die gewöhnlich gusseisernen, die Wärme ausstrahlenden Rippenrohre sind unangenehme Staubfänger; sie können auch leicht die Fabrikate beschmutzen oder zersetzen und sind deshalb mit gelochten und emaillirten Eisenblechen oder im Nothfalle mit gelochten Brettern zu verkleiden. In beiden Fällen sollen sie aufklappbar sein, um hinter ihnen leicht reinigen zu können. Wegen der grossen Feuersgefahr sind direkte Feuerungsstellen innerhalb der Räume unter allen Umständen zu vermeiden, ebenso zur Beleuchtung jede Art von Licht — selbst elektrisches Licht. Will man die Möglichkeit der künstlichen Beleuchtung der Trockenräume haben, so ist es am praktischsten und sichersten, ausserhalb der Aussenwände, den Fenstern gegenüber geschlossene Laternen mit kräftigen Reflektoren anzubringen.

Wie bei der Imprägnirung sich die Abhaltung sowohl direkten Sonnenlichtes als auch zerstreuten Tageslichtes in vielen Fällen nöthig macht, so ist dies beim Trocknen noch mehr der Fall, da die Präparate in den Trockenräumen eine ziemliche Zeit verweilen müssen. Die Abschliessung chemisch wirksamen Lichtes ist niemals schädlich und deshalb halte ich die Anbringung nur gelber Fensterscheiben hier für das Beste, zumal die geringe Verdunkelung durch dieselben einem geübten Personal bei der doch wenig difficilen, rein mechanischen Arbeit nicht hinderlich ist. — Wände und Decken sollen glatt und nur mit Kalkfarbe geweisst sein, die Fussböden glatt und dicht gedielt. — Besonderes Augenmerk ist der Ventilation znzuwenden. Die Ansaugeöffnungen der in den Wänden befindlichen Luftkanäle sollen sich möglichst nahe dem Fussboden befinden und mit einem dichten Drahtgewebe verschlossen sein. In der Höhe angebrachte Ventilatoren, wie sie häufig vorgefunden werden, nutzen sehr wenig und treten erst dann in Wirksamkeit, wenn der ganze darunter befindliche Theil des Raumes mit Feuchtigkeit gesättigt ist. Ganz besonders auffallend tritt das hervor beim Abdunsten weingeistiger oder ätherischer Lösungen, deren Dämpfe deutlich wahrnehmbar als schwere Luftschicht zu Boden fliessen, allmählich von unten auf den Raum erfüllen und so die Arbeit in demselben sehr erschweren und lästig machen.

Wie hat nun das Trocknen der Verbandstoffmaterialien zu erfolgen, um ein möglichst gleichmässiges Präparat zu erzielen?

Von einem grossen Theil der in letzter Zeit als minderwerthig imprägnirt erkannten Verbandstoffe nehme ich an — und ich glaube zur Ehre der betreffenden Fabrikanten mit Recht — dass sie nicht minderprocentig dosirten, sondern nur ungleich dosirtes Fabrikat lieferten. Ich selbst habe als 10 procentig signirte Salicylsäure-Watte in Händen gehabt, deren Oberfläche von Salicylsäurekrystallen in Wahrheit verfilzt war und deren äussere Lagen 26 % Salicylsäure aufwiesen, innere nur 2 $\frac{1}{2}$ %. Ich habe 10 procentig deklarirte Jodoformgaze gesehen, die augenscheinlich in achtfacher Lage getränkt war und ebenso getrocknet, die aussen dunkelgelb aussah und hier 18 % Jodoform aufwies, während die inneren hellen Partieen 4,5 % enthielten.

Das hauptsächlich in Frage kommende Material, die hydrophile Baumwolle, behält, unter scharfem Druck mit der Wringmaschine abgepresst, als Gewebe ca. das Anderthalbfache, als Watte das Doppelte an Gewicht Imprägnirflüssigkeit bei sich; und da beide Materialien sehr hydrophil sind, die Verdunstung an der Oberfläche der breit aufgehängten oder breit aufgelegten Stoffe am stärksten ist, diese hier zuerst trocknen und da ferner in jedem Moment wieder eine gleichmässige Vertheilung der Lösung durch das ganze Material vor sich gehen wird, so ist die Folge ein steter Zufluss der Lösung nach der Oberfläche und anderseits, dem Gesetz der Schwere folgend, nach den tiefer hängenden oder lagernden Schichten und hier wie dort muss unweigerlich eine Anhäufung des Antisepticum stattfinden. Aus diesem Grunde auch dürfen noch nasse imprägnirte Materialien niemals aufgestapelt werden, sie müssen sofort zum Trocknen weitergegeben werden. — Es ist von der grössten Wichtigkeit, für ein schnelles und gleichmässiges Trocknen zu sorgen. Die Räume seien, dem jeweiligen Erforderniss entsprechend, mehr oder weniger erwärmt, stets aber gleichmässig; sie seien gut ventilirt und nicht überfüllt. Uebermässige Hitze lässt bald einen Verlust an leicht flüchtigen Substanzen, wie Karbolsäure, Jod, Jodoform, bald eine Zersetzung derselben, wie bei Eisenchlorid, Morphium eintreten. Die Menge der Imprägnirflüssigkeit sei möglichst gering, sie selbst möglichst flüchtig. Diese verschiedenen Wünsche und Erfordernisse in Einklang zu bringen, ist Sache der Praxis.

Gewebe werden im Allgemeinen und sehr vortheilhaft aufgehängt; man zieht etwa 180 cm vom Boden über die Hälfte des Trockenbodens in Abständen von 15 cm Leinen. Dieselben werden zunächst durch Auskochen sorgfältig von Schlichte befreit, getrocknet und dann imprägnirt, die Leinen des Karbolbodens durch Einweichen in 1procentiges Karbolwasser, die Leinen des Quecksilberbodens durch Einweichen in 1promillige wässerige Sublimatlösung; die Leinen des Salicylbodens werden mit 20 % Glycerinwasser macerirt, die des Jodoformbodens mit Hoffmannstropfen, denen Jod bis zur schwachen Gelbfärbung zugefügt ist; die Leinen vom Eisentrockenraum werden mit eben gelb gefärbter Eisenchloridlösung und die vom Silberboden mit einer Höllensteinlösung von 1 : 2000 behandelt. Die Leinen bleiben einen Tag in den betreffenden Lösungen, werden dann in reinem Wasser gespült und getrocknet, — nur die glycerinirten Leinen werden ohne gespült zu werden getrocknet. Die aus der Wringmaschine gekommenen Stoffe werden sofort in einfachen oder mehrfachen, jedenfalls aber nicht in dicken Lagen glatt aufgehängt, je nach der Länge des Stoffes über eine zwei und mehr Leinen, so dass die Enden, resp. Schleifen gleich lang und nicht zu tief herabhängen. Dann ist die Verdunstung, selbst bei wässerigen Lösungen eine so schnelle infolge der enormen Oberfläche, dass ein Cirkuliren der Flüssigkeiten unmöglich ist. — Watten, welche mit der Irrigatorspritze imprägnirt und dann gepresst wurden, enthalten nicht soviel Flüssigkeit, dass diese nach tiefer hängenden Schichten abfliessen könnte; sie werden deshalb ebenfalls breit aufgehängt getrocknet. Leinen sind hierzu nicht empfehlenswerth, die Watte bleibt an denselben leicht haften. Besser sind 2½ cm starke, vierkantige, 160 cm lange Stangen aus weichem, harzfreiem, altem Holze. Sie werden in Wasser ausgelaugt und unter häufigem Benetzen mit Wasser längere Zeit der Luft und Sonne ausgesetzt. Die Stangen werden mit der darüber geschlagenen und beiderseits gleich tief herabhängenden Watte auf zwei horizontale, 150 cm von einander entfernte und in Höhe von 180 cm mit Haken an der Decke befestigte Riegel gelegt. Die einzelnen Stäbe werden nicht so nahe auf einander gerückt, dass sich die Vliesreihen berühren. — Durch Eintauchen in Flüssigkeiten imprägnirte Watte in ganzen Vliesen ist nicht durch Aufhängen zu trocknen die Flüssigkeit würde ablaufen; und wollte man das durch häufiges Wenden vermeiden, so würde viel Arbeit und Materialverlust entstehen, die Vliese würden unansehnlich und kämen viel zu viel mit Menschenhänden in Berührung und ein tadellos gleichmässiges Fabrikat erzielte man doch nicht. Solche Watte ist in horizontaler Lage, auf hölzernen Rahmen von 2 m

Länge und 80 cm Breite, mit Querleisten von 20 cm Abstand ausgebreitet, zu trocknen. Die Rahmen sind aus trocknem, harzfreiem und gut ausgelaugtem Holze hergestellt; sie dürfen keine Eisentheile enthalten und sind, wenn nöthig, mit Messingnägeln zu nageln. Die Rahmen werden in einem aus Riegeln und Latten hergestellten Repositorium, von allen Seiten zugänglich, untergebracht. Die Enden der Vliese sind anfangs einzuschlagen und erst später, wenn ein Abfliessen nicht mehr zu befürchten ist, zu strecken. — Holzwollwatte, Jute in Vliesen, welche nicht aufgehängt werden können, weil sie leicht zerreissen, sind ebenfalls auf solchen Hürden zu trocknen. — Unzusammenhängendes Material, wie ungekrempelte Baumwolle, Leinencharpie etc. ist auf Hürden, bestehend aus Holzrahmen und Boden aus reiner, gewaschener Packleinewand, zu trocknen. — Alle mit ätherischen und weingeistigen oder vorwiegend solchen Flüssigkeiten getränkten Materialien sind im Interesse der besseren Aufbewahrung niemals vollständig auszutrocknen; mit wässerigen oder hauptsächlich wässerigen Lösungen hergestellte dagegen sind bis zur Trockenheit in den Trockenräumen zu belassen. Alle Fabrikate sind behutsam abzunehmen, besonders die Gewebe nicht von den Leinen zu zerren und glatt zusammengelegt in die Aufbewahrungsbehälter zu schaffen.

Dann ist die Heizung abzustellen, gut zu lüften und zu reinigen.

H. Die Procentuirung.

Die Procentuirung ist zunächst von zwei Gesichtspunkten aus zu betrachten; bezieht sie sich auf Materialien, die nach Gewicht verkauft oder auf solche, die nach Maass gehandelt werden? Für erstere ist die Dosirung eigentlich klar. 100 g, sagen wir 10procentige Jodoformwatte, sollen 10 g Jodoform enthalten, um 10procentig zu sein, ob nun auf Jodoformwatte oder auf Verbandwatte berechnet, will ich zunächst unerörtert lassen. Die schulgebräuchliche Berechnung ist unbestreitbar die, dass in 100,0 einer 10procentigen Jodoformwatte 10,0 Jodoform enthalten sein sollen. Dieser Berechnung würde auch die Praxis beistimmen, wenn es eben unter allen Umständen richtig wäre, dass Jodoformwatte aus Jodoform und Watte und nichts anderem bestände. Die Möglichkeit, dass sie nur diese beiden Komponenten enthält, ist vorhanden, wahrscheinlicher aber ist, dass sie noch Feuchtigkeit enthält, herrührend aus der nicht im Exsikkator, sondern in gewöhnlichen Vorrathsräumen aufbewahrten Verbandwatte. Die fertige Watte wird sich vielleicht zusammensetzen aus 89,1 Watte, 0,9 Feuchtigkeit und 10,0 Jodoform. Von einem anderen Fabrikanten, dem daran gelegen ist, dass seine Jodoformwatte beim Lagern nicht durch Ausstreuen an Gehalt verliert, bezogen, wird sie 5 % Glycerin als Fixirungsmittel enthalten und nun in 100 Theilen bestehen aus etwa 81,6 Watte, 4,2 Glycerin, 4,2 Feuchtigkeit und 10,0 Jodoform und bei einem dritten Fabrikanten, der mit 5 % Glycerin nicht auszukommen glaubt und 7 % Glycerin zur Fixirung erforderlich hält, aus 79,0 Watte, 5,5 Glycerin, 5,5 Feuchtigkeit und 10,0 Jodoform. Ein vierter Fabrikant benützt auch Glycerin als Fixirmittel; er glycerinirt indess nicht erst die Watte, verwendet und berechnet auch nicht glycerinirte Watte, sondern Verbandwatte und imprägnirt gleichzeitig mit Jodoform und Glycerin. Er trocknet sein Fabrikat scharf aus und erhält etwa als Ausbeute 1050 g, wird also, rückwärts gerechnet, nur eine 9,5 procentige Jodoformwatte fabricirt haben. Ein fünfter arbeitet nach derselben Methode, er will aber ein vollgewichtiges Präparat nicht nur abliefern, er will auch, dass sein Fabrikat diesen Gehalt bei der Aufbewahrung behält, er nimmt entweder etwas mehr Glycerin, vielleicht auch etwas Kolofon, oder trocknet nicht scharf aus, um nicht schon beim Trocknen Jodoform zu verlieren, er wird noch mehr Ausbeute erzielen, dafür aber auch einen geringeren Procentgehalt an Jodoform in dem fertigen Präparat. So ist eine genaue Dosirung unmöglich. Möglich ist sie nur, wenn sie auf reine trockene Verbandwatte bezogen wird. Und diese Dosirung hat sich in der Praxis als allein bewährt befunden. Sie überlässt es jedem Fabrikanten, welche und wie viel Fixirmittel er anwenden will und giebt ihm dennoch eine ganz bestimmte Norm.

Verwickelter ist die Frage der Procentuirung bei der Imprägnation der Stoffe, der Webwaaren, die nicht nach Gewicht, sondern nach Maass gehandelt werden; sie ist hier meist viel weniger wichtig, als die Frage nach dem wirklichen Gehalt an Antisepticum. Sagte ich schon bei der Prüfung der unimprägnirten Gewebe, dass ihre Werthschätzung in der Hauptsache von drei Faktoren abhängig sei, der Fadenstellung oder der Dichte des Gewebes, von der Fadenstärke nnd von der Breite des Stoffes, so gilt dies in erhöhtem Maasse bei der Bewerthung der imprägnirten Fabrikate und besonders der hochprocentig mit kostbaren Chemikalien getränkten. Ich habe hierbei hauptsächlich Jodoformgaze im Auge, die in den letzten Jahren so häufig als minderprocentig befunden wurde. Ganz auffallend war und ist mir hierbei die Thatsache, dass die nachprüfenden Chemiker ihr Augenmerk immer nur auf die Bestimmung des Procentgehaltes, eines doch nur relativen Gehaltes richteten und weder die viel wichtigere Frage nach dem wirklichen Gehalte an einer Maasseinheit Antisepticum stellten, noch beantworteten. Und doch hat die Bestimmung des letzteren bei der Abschätzung einer Jodoformgaze mehr Interesse als eine auf $\frac{1}{2}$, ja oft sogar auf 1—2 % genau ausgeführte Procentberechnung.

Vorausgesetzt, dass die Stoffe nach demselben Princip wie die Watten imprägnirt, d. h. bei 10 procentiger Jodoformgaze auf 100,0 hydrophilen Mull 10,0 Jodoform verwendet werden, so ist es klar, dass bei völlig richtiger und gleicher Procentuirung der verschiedenen Handelsmarken der Werth der letzteren ein sehr ungleicher sein kann und dass derselbe abhängig ist von dem **wirklichen Gehalt an Jodoform**.

Es ist ein grosser Unterschied, ob zur Imprägnirung 80, 90 oder 100 cm breiter hydrophiler Verbandstoff genommen wird, ein grosser Unterschied, ob dieser Stoff im Quadratcentimeter 10 × 8 oder 12 × 10 oder 14 × 13 Fäden etc. enthält.

	Bei	80 cm	90 cm	100 cm Breite
wiegt 1 m Stoff, 10 × 8 fädig, ca.		21,0	24,0	26,0
„ 1 m „ 12 × 10 „	„	23,5	26,0	29,0
„ 1 m „ 14 × 13 „	„	26,5	30,0	33,0

Es wird also 1 m aus solchen Stoffen hergestellter 10% Jodoformgaze enthalten

	2,1	2,4	2,6 Jodoform
	2,35	2,6	2,9 „
	2,65	3,0	3,3 „

oder mit anderen Worten 1 m einer 6,36 procentigen Jodoformgaze von 100 cm Breite und 14 × 13 Fadenstellung wird ebensoviel Jodoform enthalten als 1 m einer 10 procentigen Jodoformgaze von 80 cm Breite und 10 × 8 Fadenstellung (3,3 : 2,1 = 10% : x%). Und da der Preis des 100 cm breiten, 14 × 13 fädigen Mulls ein wesentlich höherer ist, als der des 80 cm breiten, 10 × 8 fädigen, ersterer bei der nassen Imprägnirung ausserdem mehr Aetherweingeist erfordert als letzterer, so würde als Resultat dieser Zusammenstellung das hervorgehen, dass eine 6,36 procentige 100 cm breite, 14 × 13 fädige Jodoformgaze höher zu bewerthen ist, als eine 10 procentige, 80 cm breite und 10 × 8 fädige; oder eine 10 procentige Jodoformgaze ersterer Art würde genau so viel Jodoform enthalten wie eine 15,7 procentige Jodoformgaze von der letzteren Qualität (2,1 : 3,3 = 10% : x%).

Es wäre also der Fall sehr leicht möglich, dass eine aus über allen Zweifel erhabener Quelle herstammende 10 procentige Jodoformgaze, welche durch irgend ein Versehen, sei es unzweckmässige oder lange Aufbewahrung, $\frac{1}{2}$ oder 1% Jodoform verloren hätte, immer aber noch 3,13 oder 2,97 Jodoform in 1 m enthält, gegen eine vollprocentige, jedoch nur 2,1 Jodoform enthaltende als minderwerthig angesprochen wird.

Nur im Vergleich mit dem **wirklichen Gehalt** giebt der **Procentgehalt** ein richtiges Bild von dem Werthe einer imprägnirten Gaze.

Fälle, wie der eben besprochene, und noch krassere, sind in den letzten Jahren bei der Gegenüberstellung verschiedener Handelsmarken vorgekommen; und um derartige, mindestens einseitige Beurtheilungen ihrer Fabrikate unmöglich zu machen, haben einige hochachtbare Fabriken dem Procentgehalte der imprägnirten Stoffe den wirklichen Gehalt in 1 m Stoff beigefügt, — jedoch auffälliger Weise ohne viel Nachahmung zu finden. — Wie wichtig aber ein derartiges Verfahren ist, geht aus dem Gesagten hervor, und **darum verlange jeder Käufer von seinem Fabrikanten oder Lieferanten diese Angabe;** und um jede Missdeutung zu vermeiden, verlange er als Aufdruck die Gehaltsangabe in 1 m Stoff, nicht nur die die Angabe desselben für 1 qm, weil 1 qm und 1 m Stoff nicht nothwendig das Gleiche sind.

So und nur so, werden minderwerthige Präparate, zu denen ich nicht nur die minderprocentigen rechne, am ehesten aus dem Handel verschwinden, oder, wo das nicht nöthig, oder nicht möglich ist, die ihnen gebührende Beurtheilung erfahren.

Und da die von der Praxis anerkannte und in der Praxis eingeführte Procentberechnung, wie ich schon hervorhob, mit der schulgebräuchlichen nicht übereinstimmt, so werden Misshelligkeiten über ihre Berechtigung durch Angabe des wahren Gehaltes beseitigt. Findet dann ein nach dieser Berechnung imprägnirtes Fabrikat nachprüfender Chemiker, mit mehr theoretischen als praktischen Erfahrungen, nach seiner Berechnung einen anderen, niedrigeren Procentgehalt, so sind, falls derselbe mit dem angegebenen wirklichen Gehalt übereinstimmt, Fabrikant und Verkäufer jederzeit rückenfrei.

Man könnte mir bei der von mir befürworteten Procentberechnung vorwerfen, sie sei durchaus unlogisch und nicht gebräuchlich; diesen Vorwurf möchte ich im Voraus widerlegen. Bei dem antiseptischen Verbandmaterial treten in Wirksamkeit die saugenden, polsternden und filtrirenden Eigenschaften des Stoffmaterials und die antiseptischen Eigenschaften des chemischen Körpers, **nur sie beide, Antisepticum und Stoff** bedingen die Wirkung und den Werth des Verbandmaterials, alle anderen Zuthaten sind nebensächlich, ohne Heilwerth. Von der **Menge des Stoffes** hängt das Saug-, Polsterungs- und Filtrirvermögen, von der **Menge des Antisepticums** die desinficirende Kraft des Präparates ab, je nachdem die eine oder die andere Menge vorherrscht, wird die eine oder die andere Kraft überwiegen, und **das Verhältniss beider Kräfte zu einander soll die Procent**bezeichnung ausdrücken. — Bei den Salbenmullen sind es Fett und Antisepticum, nicht Stoff, Fett und Antisepticum, deren Verhältniss zu einander die Procentbezeichnung ausdrückt. Ein 10 %iger Jodoformsalbenmull enthält **nicht auf den fertigen Salbenmull berechnet 10% Jodoform, sondern nur in der Fettmasse.** Fett und Antisepticum sind hier die wirksamen Komponenten und werthlos ist der Mull; die wirksame Kraft wird ausgedrückt durch das Verhältniss von Fett zu Antisepticum, — in den antiseptischen Verbandstoffen von Stoff zu Antisepticum.

I. Die Chemikalien.

1. Acidum benzoicum, Benzoesäure. C_6H_5COOH.

Weisse, weiche, biegsame, perlmutterglänzende Blättchen oder Nadeln von eigenthümlichem Geruch und stechendsüsslichem, kratzendem Geschmack. Benzoesäure röthet blaues Lakmuspapier nur schwach; erhitzt schmilzt sie bei 120°, sublimirt bei 145° und siedet bei 250°. An der Luft erhitzt entwickelt sie weisse, die Schleimhäute stark reizende Dämpfe, brennt mit gelber, russender Flamme und verflüchtigt sich vollständig. Sie löst sich in ca. 300 Theilen kaltem und 20 Theilen heissem Wasser und ist mit den Wasserdämpfen flüchtig. In Aether und Alkohol ist sie leicht löslich, ebenso in Alkalien und wird in dieser Lösung durch Säuren gefällt. Die neutrale Lösung giebt mit Eisenchlorid quantitative Fällung von gelbbraunem, sehr voluminösem benzoesaurem Eisen.

2. Acidum boricum, Borsäure. $B(OH)_3$.

Weisse, glänzende, fettiganzufühlende, geruchlose, bitterlichkühlend schmeckende Krystallblättchen. Borsäure reagirt schwach sauer und färbt nichtsdestoweniger, gleich den Alkalien, Curcumapapier braunroth, selbst in salzsaurer Lösung. Beim Erhitzen bläht sich die Borsäure auf, verliert Wasser und bildet zunächst die Metaborsäure BO_2H, weiterhin $B_4O_7H_2$, von der sich der gewöhnliche Borax ableitet und in der Glühhitze hinterbleibt als durchsichtige, feuerbeständige, glasartige Masse B_2O_3. Borsäure ist löslich in 25 Theilen kaltem, 3 Theilen kochendem Wasser und verflüchtigt sich mit den Wasserdämpfen; sie löst sich in 15 Theilen Spiritus, und diese Lösung brennt mit grüner Flamme, und leicht in Glycerin. Auch beim Verdampfen der weingeistigen Lösung verflüchtigt sich Borsäure, weshalb diese beim Imprägniren vor der wässrigen, zumal heissen oder kochendheissen Lösung keinen Vorzug hat. Für hochprocentige Imprägnirungen ist die letztere allein anwendbar.

3. Acidum carbolicum, Karbolsäure, Phenol. C_6H_5OH.

Farblose, nadelig-krystallinische Massen von durchdringendem Geruch und brennend-ätzendem Geschmack. Gegen Lakmuspapier verhält sich die Karbolsäure indifferent. Sie ist bei jeder Temperatur flüchtig, schmilzt bei 37°, siedet bei 183°, lässt sich erhitzt entzünden und brennt mit russender Flamme. Sie löst sich in 20 Theilen Wasser, sehr leicht in Alkohol, Aether, Glycerin und Fetten. Mit dem zehnten Theile Wasser bildet die krystallisirte Karbolsäure eine ölige, farblose bis schwach gelbliche, stark lichtbrechende Flüssigkeit, das Acidum carbolicum liquefactum, das in seiner Verwendung bequemer ist als die krystallisirte Säure. Diese, nochmehr die verflüssigte färben sich am Licht und an der Luft roth, — welche Zersetzung hier stattfindet, ist noch nicht festgestellt, doch scheint dabei der Ammoniakgehalt der Luft eine Rolle zu spielen. Rothgewordene Karbolsäure befreit man zunächst durch Abtropfen von den stets dunkleren flüssigen Antheilen, schmilzt bei gelinder Wärme die Krystalle und lässt bei nicht zu niedriger Temperatur auskrystallisiren, die dunklere Mutterlauge ablaufen und wiederholt das Umkrystallisiren und Entfernen der Mutterlaugen, bis die Krystalle fast farblos erhalten werden. Die Ausbeute an solchen ist ziemlich gross. Die gefärbten Antheile sind zum Imprägniren ungebleichter Jute verwendbar. Auf der Haut erzeugt Karbolsäure Brennen; die Brandstellen werden beim Benetzen mit Wasser weiss und erhaben, später glänzend roth und schuppen sich dann ab, sofort aufgelegte Spirituskompressen heben alle diese Erscheinungen auf.

Stark verdünnte, wässrige Eisenchloridlösung färbt Karbolsäure violett, doch kommt diese Reaktion auch anderen Verbindungen zu, weit empfindlicher und charakteristischer ist das Verhalten einer sehr verdünnten Karbolsäurelösung gegen sehr verdünntes Bromwasser, es fällt in krystallinischen Flocken weisses, intensiv riechendes Tribromphenolbrom aus.

Im Phenol C_6H_5OH ist der Wasserstoff der Hydroxylgruppe durch Metall ersetzbar; diese meist löslichen Phenylate sind sehr beständig; ihnen entsprechen die homologen Kresylate, welche sich in den creolinartigen Gemischen vorfinden. — Tritt an die Stelle des Hydroxylwasserstoffs ein Säureradikal, so entstehen die Phenolsäuren oder Phenyläther, z. B. $C_6H_5O(SO_3H)$ = Phenolschwefelsäure, wasserlöslich, die sich in einigen Creolinen vorfindet und deren Zinksalz unter dem Namen Zincum sulfocarbolicum officinell ist. —

4. Acidum chromicum, Chromsäure. CrO_3.

Dunkelrothe, lockere Krystalle mit grünlichem Glanze und herbsaurem Geschmack. Chromsäure zerfliesst an der Luft zu einer dunkelbraunen Flüssigkeit, die wie koncentrirte Schwefelsäure organische Körper, Haut, Papier etc. zerstört. Sie wirkt energisch oxydirend, zersetzt sich beim Erhitzen in dunkelgrünes Chromoxyd und Sauerstoff, in Wasser ist sie sehr leicht löslich. Mit den Alkalien bildet sie lösliche gelbe, neutrale und lösliche rothe, saure Salze; letztere entstehen in den Lösungen der ersteren durch jede Säure. Mit den Erden und Metallen bildet sie schwerlösliche oder unlösliche, meist gelbe oder rothe Salze.

Eine wässrige Lösung der Chromsäure wird nach Zusatz von etwas Salzsäure durch Alkohol grüngefärbt, schneller beim Erwärmen. Hierbei wird die Chromsäure zu Chromoxyd reducirt.

Mit organischen Stoffen darf die Chromsäure nur in starker Verdünnung in Berührung kommen.

5. Acidum picrinicum, Pikrinsäure, Trinitrophenol. $CH_2(NO_2)_3OH$.

Gelbe, geruchlose, unangenehm bitter schmeckende Blättchen. Pikrinsäure verhält sich wie eine Säure, sie liefert schön krystallisirende gelbe oder rothe Salze, die beim Erhitzen und in Mischung mit oxydablen Körpern heftig explodiren. Sie schmilzt bei 122°, vorsichtig erhitzt sublimirt sie, rasch erhitzt verpufft sie. Sie löst sich in 20 Theilen kaltem, leichter in heissem Wasser, ist auch löslich in Alkohol und Aether. Die wässrige Lösung färbt Wolle und Seide schön gelb, nicht aber Baumwolle.

6. Acidum salicylicum, Salicylsäure, Orthooxybenzoesäure.
$C_6H_4(OH)COOH.$

Ein leichtes weisses krystallinisches Pulver oder zarte, glänzendweisse, nadelförmige Krystalle; sie sind geruchlos, reizen aber heftig die Nasenschleimhäute; sie schmecken süsslich sauer, scharf. Bei vorsichtigem Erhitzen schmilzt die Salicylsäure unverändert bei 156°, stärker erhitzt spaltet sie sich vollständig in Kohlensäure und Phenol. Sie löst sich in etwa 550 Theilen kaltem und 20 Theilen heissem Wasser, noch leichter in Alkohol und Aether. Koncentrirte, besonders heisse, spirituöse Lösungen greifen die Haut heftig an; sie wird weiss, pergamentartig und stirbt ab; am bequemsten verarbeitet sich eine kalte, wässrig-weingeistige Lösung. Als Fixirungsmittel für die leicht ausstäubende und dann heftiges Niesen erregende Säure ist Glycerin am geeignetsten.

Verdünnte Eisenchloridlösung färbt Salicylsäure violett; die Alkalisalze sind leicht löslich; mit Bromwasser giebt sie die Tribromphenolreaktion.

7. Acidum tannicum, Gallusgerbsäure, Tannin.
$C_6H_2 . (OH)_3 . CO$

$C_6H_2 . COOH . (OH)_2 . O$

Tannin besteht, chemisch betrachtet, aus 2 Molekülen Gallussäure minus 1 Molekül Wasser. Es bildet ein weissgelbliches, sehr lockeres Pulver ohne Geruch, von herbem, zusammenziehendem Geschmack. In feuchter Luft färbt es sich dunkler. In Wasser ist es leicht und in grosser Menge löslich, auch löslich in 2 Theilen Spiritus und 8 Theilen Glycerin. Reiner Aether löst es nicht auf. Schüttelt man Tannin mit wasserhaltigem Aether, so scheidet sich eine syrupdicke, tanninhaltige Lösung ab, mit welcher sich der übrige Aether nicht vermischt. Setzt man zu dieser aus 2 Schichten bestehende Flüssigkeit Wasser, so bilden sich 3 Schichten, die sich auf Zusatz von Spiritus vermischen. — Die wässrige Lösung reagirt sauer; Kochsalz schlägt daraus die Gerbsäure nieder, Eisen färbt sie blau. Beim Erhitzen an der Luft verkohlt sie ziemlich leicht und verbrennt ohne Rückstand; mit Jod färbt sie sich purpurroth; mit Cynkanlium giebt sie keine Reaktion.

8. Actol, Argentum lacticum, milchsaures Silber.
$CH_3 \Big\langle \begin{matrix} CHOH \\ COOAg \end{matrix}$

Ein zartes, weisses, sehr lichtempfindliches, in 15 Theilen Wasser lösliches Pulver.

9. Aether, Aethyläther, Schwefeläther. $\left.\begin{array}{l}C_2H_5\\C_2H_5\end{array}\right\}O$.

Eine wasserhelle, leichtbewegliche, eigenthümlich-geistig riechende, kühlend-bitter schmeckende, durchaus neutrale Flüssigkeit von 0,725 spec. Gewicht. Aether verdampft unter grosser Kälteerzeugung sehr leicht und vollständig, ohne Rückstand und ohne Geruch zu hinterlassen; er siedet bei etwa 35^0, ist leicht entzündlich. Mit Luft gemischt verursachen seine Dämpfe, entzündet, heftige Explosionen. Aether ist in Wasser etwas löslich, in jedem Verhältniss in Alkohol, fetten und ätherischen Oelen, unlöslich in Glycerin; er selbst ist Lösungsmittel für eine Menge Körper, wie Jod, Brom, Jodoform, für viele Metallchloride, wie Eisenchlorid und Sublimat, für die meisten organischen Säuren, wie Benzoesäure, die Fettsäuren, für die meisten Harze und die ätherischen Oele. In der Wärme dehnt sich der Aether sehr stark aus; er ist deshalb im Kühlen und vor Licht geschützt niemals in ganz gefüllten Flaschen aufzubewahren. Die Flaschen sind dicht verschlossen zu halten.

10. Airol, basisch gallussaures Bismutoxyjodid.
$$C_6H_2\left\langle\begin{array}{l}COO\,Bi(OH)J\\(OH)_3\end{array}\right..$$

Airol bildet ein feines, graugrünes, geruch- und geschmackloses Pulver. Es ist lichtbeständig in trockener Luft; in feuchter Luft färbt es sich, besonders wenn dem Licht ausgesetzt, roth unter Abspaltung von Jod. Es enthält $44,5\%$ Bismutoxyd und $24,8\%$ Jod. In allen indifferenten Lösungsmitteln ist es unlöslich, löslich in Aetzalkalien und Mineralsäuren. Beim Erhitzen mit koncentrirter Schwefelsäure oder Salpetersäure wird Jod frei; auch aus der Lösung in verdünnter Salzsäure nimmt Chloroform Jod auf; Schwefelwasserstoff fällt aus dieser Lösung schwarzes Schwefelbismut. Mit Eisen färbt es sich schwarz. —

11. Albumen ovi siccum, trockenes Hühnereiweiss.

Glänzende, gelbliche, durchsichtige, gummiartige, zerreibliche, geschmack- und geruchlose, schwach alkalische Massen. Trocknes Eiweiss ist in kaltem Wasser leicht löslich und giebt damit eine schleimige, beim Schütteln schäumende Flüssigkeit wie im ursprünglichen Zustande. Die wässrige Lösung ist nicht haltbar; beim Erwärmen derselben koagulirt es, es gesteht zu einer festen, weissen, elastischen Masse, die nunmehr in Wasser unlöslich ist; für $1-3\%$ige Lösungen liegt die Gerinnungstemperatur bei etwa 60^0 C. Im offenen Feuer bläht sich das Eiweiss auf, verbreitet dabei einen Geruch nach verbrannten Federn, schwärzt sich, entflammt, giebt eine schwer verbrennliche Kohle und schliesslich 6% anorganische Salze. — Salzsäure erzeugt in der Eiweisslösung einen weissen Niederschlag, ebenso Tannin. Mit Alaun, mit vielen Metallsalzen entstehen unlösliche Niederschläge;

ein Ueberschuss des Salzes, auch ein Ueberschuss Eiweiss lösen dieselben meistens wieder auf. (Sublimat-Eiweisslösung).

12. Alumnol, β- naphtoldisulfosaures Aluminium.
$$Al_2\,3C_{10}H_5\,OH(SO_3)_2.$$

Ein weisses, geruchloses, adstringirend schmeckendes, in Wasser und Glycerin leicht, in Weingeist nur wenig lösliches, licht- und luftbeständiges Pulver. Mit Eiweis giebt es einen in überschüssigem Eiweis löslichen weissen Niederschlag.

13. Ammonium chloratum, Salmiak. NH_4Cl.

Ein weisses, zähes, schwerzerreibliches, neutrales, luftbeständiges krystallinisches Pulver ohne Geruch, von stechend salzigem Geschmack. Der Salmiak löst sich sehr leicht in Wasser und entwickelt hierbei eine beträchtliche Kälte; in Spiritus löst er sich nur im Verhältniss zu dessen Wassergehalt. Mit Metallchloriden bildet er gerne Doppelsalze, die wie das Quecksilberammoniumchlorid, Alembrotsalz, in Wasser leicht löslich sind. Mit einem fixen Alkali zusammen gerieben, entwickelt er Ammoniak. In der Hitze ist er ohne Zersetzung und zwar vollständig flüchtig. Giebt er ausserdem mit Schwefelwasserstoff und mit Schwefelammon keine Reaktion, so ist er von genügender Reinheit.

14. Amyloform, Formaldehydstärke,

ein Kondensationsprodukt der Stärke mit Formaldehyd, stellt ein zartes, weisses, geruch- und geschmackloses Pulver dar. Es ist unlöslich in Wasser und den gewöhnlichen Lösungsmitteln und kann ohne Zersetzung bis 180° erhitzt werden.

15. Amylum Tritici, Weizenstärke, Amidon,

gehört in chemischer Beziehung zu den in Wasser unlöslichen, kalische Kupferlösung nicht reducirenden und das polarisirte Licht nicht drehenden Kohlehydraten.

Die käufliche Weizenstärke bildet blendendweisse, unregelmässige, eckige beim Zerreiben ein zartes, knirschendes Pulver gebende Stücke. Sie ist geruchlos, geschmacklos, neutral, luftbeständig. Lufttrocken kann sie bis 20% Feuchtigkeit enthalten. In kaltem Wasser, Alkohol und Aether löst sie sich nicht. In kochendem Wasser quillt sie auf und giebt mit 90 Theilen desselben einen steifen, durchsichtigen Schleim, den Kleister, der auch nach Zusatz von Salzsäure geruchlos bleibt, — zum Unterschiede von Kartoffelstärke, welche unter denselben Bedingungen einen undurchsichtigen, nach unreifen Bohnen riechenden Schleim giebt. Bei etwa 200° geht Weizenstärke in Dextrin über; bei noch höherer Temperatur zerfällt sie vollständig und hinterlässt schliesslich nicht mehr als 0,5 % Asche. Unter dem Mikroskop besteht sie aus linsenförmigen, mit koncentrischem Nabel versehenen Körnchen. Mit Jod färbt sie sich blau.

16. Aqua destillata, destillirtes Wasser.

Ein farb-, geruch- und geschmackloses Wasser von neutraler Reaction, welches beim Verdampfen nicht den geringsten Rückstand hinterlässt, ist für alle Fälle ausreichend.

17. Argentol, Argentum chinaseptolicum (diaphtolicum), oxychinolinsulfosaures Silber.

$$C_6H_2OH \cdot AgSO_3 \begin{array}{c} -CH = CH \\ -N = CH \end{array}$$

Ein gelbes, fast geruchloses, in Wasser, Alkohol und Aether sehr schwer lösliches Pulver. Das Argentol ist ein reizloses, aber sehr labiles Silberpräparat, das schon beim Kochen mit Wasser metallisches Silber in höchst feiner Zertheilung abspaltet. Mit Eisenchlorid giebt es eine blaugrüne Reaction. Es soll 31,7 % metallisches Silber enthalten. Wird Argentol mit etwas Salpetersäure abgedunstet und dann in schwach salpetersäurehaltigem Wasser gelöst, so scheidet Salzsäure weisses, käsiges, in Ammoniak lösliches Chlorsilber ab. Es ist vor Licht geschützt aufzubewahren.

18. Argentum, Silber. Ag.

Blattsilber sowohl wie Silberschwamm werden in neuerer Zeit als Antiseptica verwendet. Letzterer bildet ein zartes, mattes, grauschwarzes, schwammiges Pulver ohne Metallglanz, ersteres, das Blattsilber, stark metallisch glänzende, weisse, sehr geschmeidige und dünne Blättchen. Salzsäure greift das Silber nur oberflächlich an, es mit einer Schicht weissen Chlorsilbers bedeckend; Schwefelwasserstoff bräunt die Oberfläche. Konc. Schwefelsäure löst es erst in der Hitze unter Entwickelung von schwefliger Säure. Das beste Lösungsmittel für Silber ist Salpetersäure, welche es in der Kälte vollständig löst. Diese Lösung, in einem Uhrglase auf schwarzer Unterlage bewirkt, soll klar sein, ohne weissliche Trübung, von Zinn herrührend; sie soll, auf weisser Unterlage betrachtet, farblos sein, auch nach Zusatz von Ammoniak, nicht blau durch Kupfer.

19. Argonin,

eine Kasein-Silber-Verbindung mit 4,28 % metallischem Silber, bildet ein feines, weisses, neutrales, am Licht sich leicht zersetzendes Pulver. Es ist in kaltem Wasser schwer, in heissem Wasser leicht löslich. Die wässrige Lösung, welche etwas opalisirt und nicht haltbar ist, stellt man in der Weise her, dass man das Argonin, mit etwas kaltem Wasser vollständig benetzt und verrührt, mit kochendheissem Wasser auflöst und die Lösung durch Glaswolle filtrirt. Alkalien, Alkalichloride, Eiweisslösungen geben damit keinen Niederschlag, hellen im Gegentheil die Lösung auf; Schwefelalkalien färben die Lösung dunkler, ohne dass sich Schwefelsilber abscheidet; Säuren zerlegen es in seine Bestandtheile; in der sauren Lösung ist das Silber wie gewöhnlich nachweisbar.

20. Aristol, Dithymoldijodid. $\langle \begin{matrix} C_6\,H_2\,OJ\,CH_3\,C_3\,H_7 \\ C_6\,H_2\,OJ\,CH_3\,C_3\,H_7 \end{matrix}$

Ein zartes, röthlichbraunes Pulver, das sich am Licht und in der Wärme leicht zersetzt. Es ist unlöslich in Wasser, Alkohol und Glycerin und löst sich leicht in Aether und fetten Oelen. Aus der ätherischen Lösung wird es durch Alkohol gefällt. Es enthält 45,8 % Jod. Es ist dunkel und kühl aufzubewahren.

21. Auramin, Pyoktaninum flavum, Pyoktanin, gelb.

Ein gelbes, wasserlösliches Pulver. Dieser Farbstoff wird schon durch sehr verdünnte Säuren zerstört; er ist ziemlich licht- und seifenecht und löst sich in Wasser und Alkohol.

22. Balsamum Peruvianum, Perubalsam.

Eine klare, rothbraune, ölige, angenehm vanilleartig riechende, anfangs mild, dann scharf und gewürzig schmeckende Flüssigkeit von 1,140 spec. Gewicht. Perubalsam klebt nicht, lässt sich zwischen den Fingern nicht zu Fäden ziehen und trocknet an der Luft nicht ein. Mit Wasser geschüttelt, ertheilt er diesem saure Reaktion. Mit dem gleichen Gewicht Spiritus ist er klar mischbar, weiterer Spirituszusatz scheidet zunächst Harz ab, das sich in mehr Spiritus löst.

23. Benzoe.

Glänzende, rothbraune, leicht zerreibliche Stücke mit eingelagerten helleren bis weisslichen Körnern von sehr feinem, vanilleähnlichem Geruch. Benzoe löst sich in Spiritus klar bis auf geringe Pflanzenreste; diese Lösung trübt sich mit Wasser milchig und reagirt sauer. Die beste Handelswaare ist die Siam-Benzoe. Eisenchlorid färbt die alkoholische Lösung grün.

24. Bismutum oxyjodatum, Bismutoxyjodid. BiOJ.

Ein zartes, rothes, in Wasser unlösliches Pulver, mit ca. 65 % Bismutoxyd, ist jetzt wenig mehr gebräuchlich.

25. Bismutum subnitricum, basisch-salpetersaures Bismut.
$BiO \cdot NO_3, H_2O$.

Ein zartes, weisses, sauer reagirendes Pulver. Mit Wasser behandelt wird es noch basischer; in Salpetersäure löst es sich klar auf; erhitzt lässt es braunrothe Dämpfe entweichen und ca. 80% Bi_2O_3 zurück, welches mit Soda reducirt ein sprödes Metallkorn giebt. Mit Wasser geschüttelt wird es durch Schwefelwasserstoff und Schwefelammon schwarzbraun gefällt. In der ausreichenden Menge Salzsäure gelöst, erzeugt Wasser eine milchige Trübung, hervorgerufen durch unlösliches Oxychlorid.

26. Camphora, gewöhnlicher oder chinesischer oder japanischer Camphor. $C_{10}H_{16}O$,

bildet weisse, feste, zusammenhängende, etwas zähe, durchscheinende, in kleinen Stücken durchsichtige, krystallinische Massen von eigenthümlichem Geruch und Geschmack und 0,99 spec. Gewicht. Camphor verflüchtigt sich schon bei gewöhnlicher Temperatur, er schmilzt bei 175^0, siedet unzersetzt bei 204^0 und sublimirt ohne Rückstand. Er löst sich sehr wenig in Wasser, leicht in Weingeist, Aether, Fetten und ätherischen Oelen. — Für sich lässt er sich nicht zu Pulver zerreiben, leicht nach dem Besprengen mit Weingeist. — Er ist in luftdicht schliessenden Gefässen aufzubewahren.

27. Cera alba, gebleichtes Bienenwachs,

unterscheidet sich von den gewöhnlichen Fetten in chemischer Hinsicht sehr wesentlich. Sind diese Ester der Fettsäuren und des Glycerins, so besteht das Bienenwacchs aus $70-90\%$ freier, in siedendem Alkohol leicht löslicher Cerotinsäure und $10-30\%$ Palmitinsäure-Myricyläther, welcher in kochendem Spiritus schwer löslich ist. Die Handeswaare bildet runde, weisse, ziemlich harte, in der Kälte spröde, bei mittlerer Temperatur weiche, knetbare, kaum fettig anzufühlende Tafeln von schwachem Geruch, der niemals ranzig sein darf. Weisses Wachs schmilzt bei 65^0 zu einer klaren, farblosen Flüssigkeit, stärker erhitzt darf es keinen Geruch nach Akrolein entwickeln. Es löst sich nicht in Wasser, nicht in verdünntem Spiritus, dagegen in ca. 20 Theilen Aether, ist in jedem Verhältniss mischbar mit fetten und ätherischen Oelen.

28. Cetaceum, Walrat,

besteht in der Hauptsache aus Palmitinsäure-Cetylester und enthält keinen Glycerinester, darf also beim Erhitzen niemals Fettgeruch verbreiten. — Es kommt in weissen, perlmutterartig glänzenden, talkmartig anzufühlenden, geruch- und geschmacklosen, blätterig krystallinischen Massen, welche etwas leichter als Wasser sind, in den Handel. Walrat schmilzt bei 50^0

und bildet dann eine klare, farblose Flüssigkeit. Es ist in Wasser unlöslich, schwer löslich in siedendem Alkohol, leicht in Aether, fetten und ätherischen Oelen. Das alkoholische Filtrat muss neutral sein.

29. Chinaseptol, Diaphtol, Oxychinolinsulfosäure.

$$C_6H_2.OH.SO_3H\begin{array}{c}\text{—CH=CH}\\ \text{N=CH.}\end{array}$$

Hellgelbe, aromatisch riechende Krystalle, welche in kaltem Wasser schwer, in 35 Theilen kochendem Wasser löslich sind; die wässrige Lösung färbt sich mit Eisen grün, mit Uranacetat rosa. Beim Erhitzen verflüchtigt es sich vollständig.

30. Chinolinum tartaricum, weinsteinsaures Chinolin.
$(C_9H_7N)_3(C_4H_6O_6)_4$.

Luftbeständige, farblose, seidenglänzende, etwas nach bitteren Mandeln riechende Krystalle von pfefferminzähnlichem Geschmack. Sie lösen sich in ca. 80 Theilen Wasser und 150 Theilen Alkohol. Die Lösung reagirt neutral oder schwach sauer. Erhitzt verbrennt das Salz ohne Rückstand. Es ist vor der Einwirkung des Lichtes zu schützen. Mit Pikrinsäure giebt es einen gelben, in Alkohol löslichen Niederschlag.

31. Chinosol, oxychinolinsulfosaures Kalium.

$$C_6H_2.OH.SO_3K\begin{array}{c}\text{—CH=CH}\\ \text{N=CH.}\end{array}$$

Ein gelbes, aromatisch riechendes krystallinisches Pulver. Es löst sich leicht in kaltem Wasser, ist luft- und lichtbeständig. Beim längeren Kochen zersetzt sich die wässrige Lösung langsam in Oxychinolinsulfat und Kaliumsulfat. Die sehr verdünnte wässrige Lösung wird durch Eisenchlorid grün gefärbt. Auf dem Platinblech erhitzt, hinterlässt es ca. 27 % Kali.

32. Cocainum hydrochloricum, salzsaures Cocain.
$C_{12}H_{21}NO_4HCl$.

Wohl ausgebildete, farblose Prismen, ohne Geruch, von etwas bitterem Geschmack. Sie lösen sich in 700 Theilen heissem Wasser, leicht in Alkohol, etwas in Aether und schmelzen bei 198°. In Wasser gelöst, entsteht durch Jod ein brauner, durch Kali ein weisser, in Alkohol und Aether löslicher Niederschlag. In Schwefelsäure oder Salzsäure löst es sich farblos. In der 2%igen wässrigen Lösung erzeugt ein Tropfen einer 1%igen Kaliumpermanganatlösung nach Zusatz von 2 Tropfen verdünnter Schwefelsäure eine violette Färbung. — Mit gleichem Gewicht Quecksilberchlorur gemischt, färbt es sich beim Befeuchten oder Anhauchen schwarz. Die Lösung macht die Zungennerven gefühllos.

33. Colophonium, Geigenharz,

besteht, chemisch betrachtet, in der Hauptmasse aus Abietinsäureanhydrid. Es bildet ein gelblich braunes, durchscheinend glänzendes, in der Kälte sprödes und zerreibliches, fast geruch- und geschmackloses, in der Hitze leicht schmelzendes Harz. Es ist löslich in Alkohol, Aether und Aetzalkalien, mit den letzteren neutrale, wasserlösliche Harzseife bildend. — Die helleren Sorten sind vorzuziehen und durch Schmelzen über gelindem Feuer und Koliren von pflanzlichen Rückständen zu befreien. Nur derartig gereinigtes Colophonium ist als Fixirmittel zu verwenden.

34. Creolinum, Kreolin,

ein Gemisch der höheren Homologen des Phenols, von Pyridinen und Naphtalin mit einer Beimengung von Seife in Wasser. Erstere betragen durchschnittlich 20%. Eine klare, dunkelbraune, theerartige Lösung, von ebensolchem Geruch und brennend-aromatischem Geschmack. Das specif. Gewicht ist $1,08 - 1,085$. Weingeist und Aether lösen es in jedem Verhältniss zu einer klaren, braunen, schillernden Flüssigkeit. Mit Wasser giebt es eine gelbliche, mit Glycerin eine bräunliche Emulsion.

35. Cumarin, $C_6H_4\begin{subarray}{c}O\\CH=CH\end{subarray}CO$,

dient nur zum Desodoriren der Jodoformgaze. Farblose, zweigliedrige, sehr angenehm nach Waldmeister riechende, in Wasser kaum, in Alkohol und Aether leicht lösliche Krystalle, welche bei $67^{0}C$ schmelzen. Der Geschmack ist brennend bitter.

36. Dermatol, Bismutum subgallicum, basisch gallussaures Bismut. $C_6H_2(OH)_3COOBi(OH)_2$.

Ein feines, citronengelbes, ziemlich schweres, geruchloses, fast geschmackloses, nichts hygroskogisches, licht und luft- und dampfbeständiges Pulver. Dermatol ist in allen gewöhnlichen, indifferenten Lösungsmitteln unlöslich. — Mit verdünntem Eisenchlorid färbt es sich blauschwarz. In Salzsäure löst es sich auf: viel Wasser trübt diese Lösung milchig; Schwefelwasserstoff und Schwefelammon fällen diese letztere schwarz. Dermatol löst sich in kalter Natronlauge und unterscheidet sich dadurch von basisch gerbsaurem Bismut; letzteres löst sich auch weder in der Wärme noch in der Kälte in 10% Sodalösung, während sich das Subgallat darin schon in der Kälte, leichter in der Wärme löst.

37. Diaphterin, Oxychinaseptol, Oxychinolinsulfophenylat.
$C_6H_4OH \cdot SO_3HO(C_6H_3 \cdot CH \cdot CH \cdot CH \cdot N)_2$.

Ein dem Chinosol äusserlich sehr ähnliches Präparat. Es ist ein bernsteingelbes, relativ ungiftiges, nicht ätzendes, krystallinisches Pulver von schwach aromatischem Geruch; es ist löslich in gleichen Theilen Wasser und noch bei 100° beständig. Vom Chinosol unterscheidet es sich dadurch, dass es sich beim Verbrennen auf Platinblech vollständig verflüchtigt. Mit Eisenchlorid färbt es sich schwarzgrün.

38. Dijodoform, Tetrajodäthylen. $CJ_2 = CJ_2$.

Ein durch Einwirkung von Jod auf Calciumcarbid erhaltenes Präparat. Die sehr schweren, citronengelben, seidenglänzenden Blättchen sind fast geruchlos, nicht flüchtig, am Licht leicht zersetzlich. Dijodoform ist in Wasser unlöslich, in Alkohol und Aether schwer löslich, in Chloroform und Benzin leicht löslich. Beim Erhitzen spaltet es leicht Jod ab.

39. Eka-Jodoform,
ein mit 0,05 °/₀ Paraformaldehyd desodorirtes und sterilisirtes Jodoform.

40. Eosin, Tetrabromfluorescein-Kalium,
ein rothbraunes Pulver, in Wasser und Alkohol mit rosa Farbe leicht löslich, die Färbung hat einen Stich ins Blaue. Die Lösung zeigt grüne Fluorescenz; Salzsäure schlägt in derselben gelbrothe Flocken nieder. Koncentrirte Schwefelsäure löst es mit gelber Farbe, aus dieser Lösung scheidet Wasser einen gelbrothen Niederschlag ab.

41. Europhen, Isobutylorthocresoljodid, Kresoljodid.
$C_{22}H_{29}O_2J$.

Das Europhen stellt ein gelbes, eigenthümlich aromatisch, saffranartig riechendes, amorphes Pulver dar, welches in Wasser und Glycerin unlöslich, leicht löslich in Weingeist, Aether, Chloroform und fetten Oelen ist. Feuchtigkeit und Licht spalten Jod ab und die Lösungen zersetzen sich schnell. Beim Erhitzen mit Kalk entwickelt es den charakteristischen Geruch nach Isobutylkresol. Jodgehalt 28,1 °/₀.

42. Ferripyrin, Eisenchlorid-Antipyrin. $Fe_2Cl_6(C_{11}H_{12}N_2O)_3$.

Ein orangerothes, geruchloses, schwach styptisch schmeckendes, luftbeständiges Pulver, löslich in 5 Theilen kaltem, in 9 Theilen kochendem Wasser. Die wässrige, dunkelrothe Lösung zeigt Neigung zur Dissociation; sie wird haltbarer durch Zusatz einer Spur Säure. Das Ferripyrin löst sich auch in Alkohol, ist aber in Aether beinahe unlöslich. Ammoniak und Alkalien fällen aus seinen Lösungen braunes Eisenhydroxyd; Tannin fällen sie schwarz, Salzsäure zersetzen sie nicht. — Es soll mindestens 60% Antipyrin enthalten. Um dies festzustellen, wird ein bestimmtes Gewicht Ferripyrin mit Wasser gelöst und mit überschüssigem Ammoniak gefällt. Das Filtrat wird stark eingedampft, mit dem doppelten Volumen Natronlauge versetzt und wiederholt mit heissem Benzol ausgeschüttelt. Nach dem Verdunsten desselben bleibt das Antipyrin zurück. Löst man dieses in Wasser, im Verhältniss 1:100, und versetzt 40 Tropfen dieser Lösung mit 2 Tropfen rauchender Salpetersäure, so entsteht eine grüne und nach dem Kochen durch Zusatz noch eines Tropfen der Säure eine rothe Färbung.

43. Ferrostyptin.

Wohlausgebildete, braungelbe, würfelförmige Krystalle oder ein dunkelgelbes, krystallinisches Pulver von schwach phenolartigem Geruch und nicht unangenehmem, adstringirendem Geschmack. Bei 100° sintert es zusammen und schmilzt unter Zersetzung bei 112°. Ferrostyptin ist löslich in 1½ Theilen kaltem, in gleichen Theilen Wasser von 30°; die concentrirte Lösung koagulirt beim Erhitzen zu einer braunen, unlöslichen Gallerte. Heisser Alkohol löst nur geringe Mengen, kalter Alkohol, Aether und die gewöhnlichen Lösungsmittel lösen nichts.

44. Ferrum sesquichloratum, Eisenchlorid. $Fe_2Cl_6, 12 H_2O$.

Dunkelgelbe, schwere, strahlig-krystallinische Massen, welche nicht oder nur sehr schwach nach Salzsäure riechen und herbe tintenartig schmecken. An der Luft zerfliesst das Eisenchlorid schnell zu einer gelbbraunen, ölartigen Flüssigkeit, welche durch fortwährende Dissociation in Ferrihydroxyd und Salzsäure sauer reagirt. In Wasser, Weingeist und Aether löst es sich leicht auf; Aether entzieht der wässrigen Lösung beim Schütteln alles Eisenchlorid. Es enthält annähernd 20% Eisen als Chlorid neben etwas Oxychlorid. Es ist vor Licht, Luft und Feuchtigkeit geschützt aufzubewahren.

Die wässrige oder salzsaure Lösung giebt mit überschüssigem Ammoniak rothbraunes Ferrihydroxyd; das Filtrat von diesem Niederschlage soll farblos sein und mit dem doppelten Volumen konc. Schwefelsäure gemischt und abgekühlt, beim Ueberschichten mit einer frisch bereiteten, konc. Eisenvitriollösung keine schwarze Zone geben, — das Eisenchlorid soll keine anderen Metalle und keine Salpetersäure enthalten. Die mit Salzsäure angesäuerte wässrige Eisenchloridlösung wird bei Gegenwart von Eisenchlorür durch Kaliumferricyanid blau gefärbt.

45. Formalin, Formol,

eine stechend riechende, wässerige Lösung mit ca. 35% Formaldehyd, HCOH; sie reizt heftig die Schleimhäute der Nase und Augen. Beim

Verdampfen entweicht Formaldehyd und eine weisse, amorphe, in Wasser unlösliche Masse, polymerisirter Formaldehyd (Paraform oder Paraformaldehyd oder Trioxymethylen $(CH_2O)_3$) bleibt zurück. Mit Ammoniak verdunstet hinterbleibt Hexamethylentetramin $(CH_2)_6 N_4$. Es enthält gewöhnlich Spuren von Kupfer. Mit Alkali erwärmt giebt Formalin Ameisensäure, mit ammoniakalischer Silberlösung metallisches Silber.

46. Fuchsin, salzsaures Rosanilin. $C_{20}H_{19}N_3$, HCl.

Prachtvoll metallisch grün glänzende Blättchen. Sie lösen sich in kaltem Wasser wenig, leicht in Alkohol mit intensiv rother Farbe. Das Färbungsvermögen ist sehr bedeutend. Ueberschüssige Säure färbt die Lösung gelb, Alkali entfärbt sie.

47. Glutol, Formalingelatine,

ist ein Kondensationsprodukt aus Gelatine und Formaldehyd. Es kommt als amorphes, weisses, wasserunlösliches Pulver in den Handel.

48. Glycerinum, Glycerin. $C_3H_5(OH)_3$.

Zur Verwendung gelangen darf nur ein destillirtes Glycerin, niemals das raffinirte, auch das gereinigte, raffinirte Glycerin des Handels ist nicht von genügender Reinheit. Hinreichend ist ein solches von 1,225 spec. Gewicht, mit 15% Wassergehalt. Es ist eine klare, farblose, syrupdicke, geruchlose, rein süss und milde schmeckende, neutrale Flüssigkeit, welche sich mit Wasser, Alkohol und Aetherweingeist in jedem Verhältniss mischt, in Aether unlöslich ist. Glycerin ist sehr hygroskopisch und gehört zu den nicht eintrocknenden Flüssigkeiten. Rein oder in wässriger Lösung hält es sich unverändert. Erhitzt bräunt es sich, entwickelt dicke, weisse, leicht entzündliche, stechend riechende Dämpfe, verkohlt und verbrennt vollständig. — Es muss vollständig neutral sein, auf dem Uhrglase verdampft sich vollkommen verflüchtigen und darf ammoniakalische Höllensteinlösung in der Kälte nicht reduciren.

49. Hydrargyrum bichloratum (corrosivum), Quecksilberchlorid, Sublimat. $HgCl_2$.

Quecksilberchlorid bildet weisse, halbdurchsichtige, strahlig-krystallinische, leicht zerreibliche und ein reinweisses Pulver gebende Massen ohne Geruch, von ekelhaft metallischem Geschmack. Wegen seiner grossen Giftigkeit ist vorsichtigst mit ihm umzugehen. Quecksilberchlorid ist löslich in 16 Theilen kaltem Wasser, in 3 Theilen kochendem Wasser, in 3 Theilen Aether und 4 Theilen Spiritus. Die wässrige Lösung reagirt sauer, bei Anwesenheit von Alkalichloriden neutral. Letztere befördern die Löslichkeit in Wasser bedeutend; sie bilden mit dem Quecksilberchlorid Doppelchloride. Eine filtrirte Lösung von 1 Theil Sublimat, 1 Theil

Chlornatrium in 3 Theilen Wasser, signirt Hydrargyrum bichloratum corrosivum solutum 1 : 5, hält sich, in brauner Glasstöpselflasche aufbewahrt, unverändert lange Zeit. Diese koncentrirte Lösung ist sehr bequem zur Anfertigung der Imprägnirflüssigkeiten. Eine Lösung von 1 Theil Sublimat, 1 Theil Chlorammonium in 4 Theilen Wasser, ebenfalls vor Licht geschützt aufzubewahren, kann als Sal Alembrothi solutum 1:3 verwendet werden. Sublimat ist bei jeder Temperatur flüchtig und verflüchtigt sich beim Verdunsten jeder seiner Lösungen. Es siedet bei 300° und verflüchtigt sich ohne Rückstand. Sublimat ist vor Licht und Luft geschützt und sehr vorsichtig aufzubewahren.

Eine Quecksilberchloridlösung hinterlässt auf blankem Kupferblech nach kurzer Zeit einen Quecksilberspiegel, der durch Glühen verschwindet. In derselben Lösung erzeugt Jodkalium einen scharlachrothen Niederschlag von Quecksilberjodid, das sowohl in einem Ueberschuss von Quecksilberchlorid wie Jodkalium löslich ist. In einer wässrigen Eiweisslösung, welche in 3000 Theilen einen Theil Eiweiss enthält, erzeugt Quecksilberchlorid noch einen weissen Niederschlag; derselbe ist löslich in Ammoniak und Alkalichloriden. Eine koncentrirte Sublimatkochsalzlösung giebt mit einer koncentrirten Eiweisslösung eine kaum opalisirende Lösung, die auch auf weiteren Zusatz von Wasser klar bleibt, aber nicht lange haltbar ist. Eine solche, stets frisch zu bereitende Flüssigkeit, Liquor Hydrargyri albuminati, wird hergestellt durch Vermischen einer Auflösung von 30,0 Quecksilberchlorid und 30,0 Chlornatrium in 240,0 Wasser mit einer solchen von 20,0 trockenem Eiweiss in 230,0 Wasser und verdünnen der Kolatur auf 600,0. Diese Lösung dient zur Herstellung der Sublimatserum-Verbandstoffe. — Mit sehr vielen Farbstoffen, Pyoktanin etc., giebt Sublimat unlösliche Verbindungen, weshalb mit beiden im Zusammentreffen nur in sehr verdünnten Lösungen gearbeitet werden darf, um möglichst fein vertheilte Niederschläge zu erzielen. — Gegen Baumwolle verhält sich das Quecksilbersalz wie eine Beize, es macht sie für Farbstoffe aufnahmefähiger.

50. Hydrargyrum-Zincum cyanatum, Quecksilber-Zinkcyanid, $Hg(CN)_2, 2 Zn(CN)_2$,

ein blendendweisses, zartes, geruch- und geschmackloses, in Wasser und Weingeist unlösliches Pulver, in welchem die Blausäure ihre giftigen Eigenschaften vollständig verloren hat.

51. Ichthyol,

das Ammonsalz der Ichthyolsulfonsäure, ist kein einheitlicher chemischer Körper. Es bildet eine braune, syrupdicke, eigenthümlich theerartig riechende, klare Flüssigkeit von schwach saurer Reaktion. Aether oder Weingeist lösen das Ichthyol nur teilweise, Aether-Weingeist leicht und vollkommen. Mit Wasser lässt es sich in jedem Verhältniss mischen; enthält dasselbe Spuren von Säuren, so scheidet sich die freie Ichthyolsulfonsäure als schmierige, theerartige Masse aus. — Beim Erhitzen bläht es sich auf und verflüchtigt sich vollständig.

52. Itrol, Argentum citricum, citronensaures Silber.

$$CH_2 - COOAg$$
$$COH - COOAg$$
$$CH_2 - COOAg$$

Ein blendend weisses, geruchloses, in Wasser schwer lösliches Pulver, von schwach metallischem Geschmack.

53. Jodoformal.

Das gelbe specifisch leichte Pulver riecht auffallend nach Cumarin. Es ist in Aether und Wasser unlöslich, löst sich leicht in siedendem Alkohol. — Mit Salzsäure spaltet es Jodoform ab.

54. Jodoform. CHJ_3.

Kleine schwefelgelbe, glänzende, fettiganzufühlende, eigenthümlich widerlich riechende, süsslich schmeckende Krystallblättchen, welche schon bei gewöhnlicher Temperatur flüchtig sind und mit den Wasserdämpfen unverändert überdestilliren. Vorsichtig erhitzt, schmilzt das Jodoform bei 115^0 zu einer braunen Flüssigkeit und siedet unzersetzt bei 120^0; weiter erhitzt verflüchtigt es sich vollständig unter Zersetzung. Es enthält $90^0/_0$ Jod.

In Wasser ist das Jodoform unlöslich, löslich in 80 Theilen kaltem, 10 Theilen siedendem Alkohol, in mindestens 6 Theilen Aether; die Lösungen zersetzen sich leicht unter Jodabspaltung und Braunfärbung, besonders am Licht und in der Wärme, und **rein ätherische Lösungen schneller als ätherweingeistige.** Letztere sind im Dunkeln ziemlich haltbar, noch haltbarer nach Zusatz von Spuren Ammoniak. Braungewordene Lösungen mit freiem Jod färben beim Imprägniren Baumwollstoffe vorübergehend blau, ohne dass letztere stärkehaltig sind. Ist die blaue Farbe verschwunden so sind die Stoffe an diesen Stellen weiss. Durch wenige Tropfen Salmiakgeist haltbar gemachte oder wieder aufgebesserte Lösung färbt, selbst wenn sie noch braun ist, die Gewebe nicht blau. Natriumthiosulfat, zu demselben Zweck angewendet, ist in grösseren Mengen zuzusetzen. Derartig aufgebessertes Fabrikat riecht nach einiger Zeit nach schwefliger Säure.

Weingeistige Aetzkalilauge zersetzt Jodoform unter Bildung von ameisensaurem Kalium und Jodkalium.

Jodoform ist vor Licht geschützt in dicht schliessenden Gläsern aufzubewahren; alle Lösungen sind frisch anzufertigen. Alle Geräthe, selbst Waage und Gewichte, welche für Jodoform benutzt werden, finden keine andere Verwendung.

55. Jodoformin,

dargestellt durch Vermischen einer alkoholischen Lösung von Hexamethylentetramin mit der molekularen Menge Jodoform, gelöst in heissem Alkohol oder, ex tempore, durch Verreiben von $26{,}0$ Hexamethylentetramin mit $74{,}0$ Jodoform unter Besprengen mit etwas Alkohol, bildet ein feines, weisses, am Licht gelb werdendes, geruchloses Pulver. Es ist in den gewöhnlichen Lösungsmitteln unlöslich; mit Säuren und Alkalien spaltet es Jodoform ab, und zwar quantitativ.

56. Jodjodoformin,

dem Jodoform ähnlich, eine Verbindung desselben mit Jod, riecht stark nach Jodoform.

57. Jodol, Tetrajodpyrrol.

$$\begin{matrix} CJ=CJ \\ | \quad\quad\quad | \\ CJ=CJ \end{matrix} \Big\rangle NH.$$

Ein feines, hellbraunes, geruch- und geschmackloses Pulver. Jodol löst sich kaum in Wasser, in ca. 5 Theilen Alkohol und ist aus dieser Lösung durch Glycerin nicht fällbar, es löst sich auch sehr leicht in Aether. Mit Salpetersäure färbt sich die alkoholische Lösung roth. Mit konc. Schwefelsäure erwärmt, färbt es sich zunächst grün, später schmutzig violett. Trocken im Reagensrohre erhitzt, entwickelt es Joddämpfe und verflüchtigt sich ohne Rückstand zu hinterlassen. Jodgehalt 89%. Es ist im Dunkeln aufzubewahren.

58. Jodum, Jod. J.

Bei gewöhnlicher Temperatur grauschwarze, metallisch-glänzende, unangenehm schwach chlorähnlich riechende, herb und scharf schmeckende, weiche, zerreibliche Blättchen. Jod färbt viele organische Substanzen, z. B. die Haut, braungelb. Es verdunstet schon bei gewöhnlicher Temperatur, sehr stark mit Wasserdämpfen; es schmilzt bei 114^0, sublimirt und siedet bei 200^0, sich ohne Rückstand verflüchtigend; der Dampf ist schwer, dunkelblau, giftig. Reines Wasser löst Jod nur äusserst wenig, etwa den 7000sten Theil; die Anwesenheit verschiedener Salze, besonders Jodmetalle, erhöhen die Löslichkeit bedeutend; die Farbe dieser Lösungen ist braun, ebenso die der alkoholischen und ätherischen; Alkohol löst den 10ten Theil; Aether den 3ten Theil Jod. Schwefelkohlenstoff und Chloroform nehmen es in reichlichen Mengen mit rothvioletter Farbe auf. Stärke wird durch freies Jod blau gefärbt. Die Reaktion ist äusserst scharf.

Aus Jodverbindungen wird zuvor durch Chlorwasser, Eisenchlorid etc. Jod freigemacht. Ueberschüssiges Chlor zerstört die blaue Farbe, Zink und Schwefelsäure bringen sie wieder hervor.

Um die grosse Flüchtigkeit des Jods herabzusetzen, reicht Glycerin aus; sie fast ganz aufzuheben, ist ein Zusatz von Jodkalium erforderlich. —

59. Kalium jodatum, Kaliumjodid, Jodkalium. KJ.

Weisse, etwas glänzende, durchsichtige oder undurchsichtige, trockne und an der Luft nicht feucht werdende Würfel, ohne Geruch, von scharfem, salzigem Geschmack. Jodkalium schmilzt in schwacher Rothglühhitze und verdampft, stärker erhitzt, vollständig. Es löst sich in 0,75 Theilen Wasser. Die Lösung reagirt neutral oder nur schwach alkalisch bei Anwesenheit von Spuren von kohlensaurem Kalium. Es löst sich auch bei gewöhnlicher Temperatur in 12 Theilen Spiritus, und diese Lösung muss auch nach Zusatz eines halben Volumen Aether klar bleiben. Mit Bleizuckerlösung befeuchtet, färben sich die Krystalle gelb, die Weingeistflammen färben sie violett. Jodkalium ist vor Licht geschützt in dicht geschlossenen Gläsern aufzubewahren.

60. Kresalol, Salicylsäure-Kresylester.

$$C_6H_4 \Big\langle {OH \atop COO.C_6H_4.CH_3}.$$

Sämmtliche drei Kresole liefern Kresalol; die gebräuchlichste Verbindung ist die des Orthokresols. Ortho-Kresalol bildet ein zartes, nicht klumpiges weisses, geschmackloses, eigenthümlich ätherisch riechendes, krystallinisches Pulver, welches in Wasser unlöslich, in Alkohol und Aether leicht löslich ist. Die Lösung reagirt neutral und färbt sich mit Eisenchlorid violett. Es schmilzt bei 74°. Das Parakresolol schmilzt bei 40°, hat aber den Nachtheil, dass es ballt. Kalilauge spaltet es beim längeren Erhitzen unter Druck in Salicylsäure und Kresol.

61. Largin, ein Silbereiweiss-Präparat

mit 11,1 % metallischem Silber, bildet ein grauweisses Pulver, welches sich in 10 Theilen Wasser zu einer klaren, gelblichen Flüssigkeit löst; es löst sich auch leicht in Glycerin; Eiweiss und Chloride fällen die Lösung nicht. Es ist vor Licht geschützt aufzubewahren.

62. Liquor Aluminii acetici, essigsaure Thonerde-Lösung.

$${(CH_3COO)_4 \atop (OH)_2} \Big\rangle Al_2$$

Eine klare, farblose Flüssigkeit von schwachem Geruch nach Essigsäure und süsslich adstringirendem Geschmack. Sie enthält bei 1,045 spec. Gew. annähernd 8 % basisch essigsaures Aluminium. Säuren bewirken keine Fällung; Kalilauge fällt weisses, voluminöses Thonerdehydrat, welches sich in einem Ueberschuss Kalilauge wieder auflöst; aus dieser Lösung fällt Salmiak wieder Thonerdehydrat. — Selbst beim vorsichtigsten Verdampfen der essigsauren Thonerde-Lösung tritt unter Verflüchtigung von Essigsäure Ausscheidung von Thonerdehydrat ein, das in Wasser unlöslich ist, in schwach essigsaurem Wasser sich löst, nicht löst, wenn die Thonerde geglüht war. Der Liquor ist kühl und in dicht schliessenden Glasflaschen aufzubewahren, setzt aber trotzdem mit der Zeit ein basischeres Salz ab. Zusatz von etwas Essigsäure und häufigeres Umschütteln lässt es wieder verschwinden. Gegen Baumwolle verhält sich die Lösung wie ein Beizmittel. — Den Thonerdegehalt stellt man am einfachsten fest, indem man die Lösung verdampft, den Rückstand glüht, mit schwach essigsaurem Wasser auswäscht, über Schwefelsäure trocknet und wägt.

63. Loretin, Jodoxychinolinsulfosäure.

$$C_6\ HJ\cdot OH\cdot SO_3H\cdot \begin{array}{c} \overline{CJ = CH} \\ \\ \underline{N = CH.} \end{array}$$

Ein citronengelbes, feines krystallinisches, geruchloses Pulver von schwach herbem, bitterem Geschmack. In Wasser und Alkohol ist es nur wenig löslich, mit schwach gelber Farbe; in Aether ist es unlöslich. Beim Erhitzen bläht sich das Loretin auf, schmilzt bei 263° und zersetzt sich unter Entwickelung von Joddämpfen; beim Abrauchen mit Schwefelsäure darf kein wägbarer Rückstand verbleiben. Mit Eisensalz giebt es eine schmutzig grüne Färbung. — Mit den Alkalien bildet es neutrale, in Wasser mit tieforangerother Farbe leicht lösliche Salze; die Erd- und Metallsalze sind unlöslich.

In der Verbandstoffbranche versteht man unter Loretin-Verbandmaterial nicht das mit der freien Säure, sondern mit deren neutralem Kalksalze imprägnirte. Wir nennen also neutrales, loretinsaures Calcium kurzweg Loretin; dasselbe enthält 2 Moleküle Wasser und sein Molekulargewicht ist 773,50 —, das der freien Säure 351,0. Im trocknen Zustande ist das Loretincalcium beständig und kann sterilisirt werden. Es wird direkt auf der Baumwollfaser erzeugt durch Wechselzersetzung von Chlorcalcium und loretinsaurem Natrium; hierbei ist eine höhere Temperatur als 60° zu vermeiden, da sich sonst leicht farblose, basische Verbindungen bilden.

64. Lysol.

Die bei 199° bis 201° siedenden Antheile der rohen Theeröle werden unter normalem Druck durch Destillation gesammelt. Das Destillat enthält ausser verschiedenen Kohlenwasserstoffen wie Toluol, Xylol, Mesitylen und Pseudo-Cumol, verschiedene der Karbolsäure ähnliche Verbindungen, Kresole. Sie sind in Wasser z. Thl. unlöslich, z. Thl. schwer löslich, werden aber durch Zusatz einer Alkaliseife in Wasser leicht löslich. Eine solche 50 % genannter Kohlenwasserstoffe und phenolartiger Verbindungen enthaltende Lösung ist das Lysol. Es stellt eine klare, syrupdicke, gelbbraune, schwach aber anhaltend theerartig riechende Flüssigkeit von 1,04 spec. Gew. dar. Mit wenig Wasser gelatinirt sie, mit mehr Wasser giebt sie eine klare, schäumende, etwas alkalisch reagirende Lösung. Lysol ist auch löslich in Spiritus; dieser vermehrt die Verflüssigung der wässrigen Lösung ganz bedeutend.

65. Methylviolett, Pyoktaninum coeruleum, Pyoktanin, blau,
ist das Methylviolett B. des Handels. Es stellt ein blaues, in Wasser und Alkohol leicht lösliches Pulver dar. Aetzende Alkalien scheiden daraus die Base als röthlichen Niederschlag ab. Koncentrirte Schwefelsäure färbt es gelb; diese Lösung färbt sich beim Verdünnen mit Wasser gelbgrün, blaugrün, blau und endlich violett. Ohne Beizmittel färbt es Baumwolle nicht echt; Wolle und Seide nehmen es ohne Weiteres an.

66. Morfinum hydrochloricum. $C_{17}H_{19}NO_3, HCl + 3\,H_2O$.

Luftbeständige, leichte, weisse, seidenglänzende Krystallnadeln oder würfelförmige, sehr leichte, krystallinische Massen ohne Geruch, von sehr bitterem Geschmack. Das Morfinhydrochlorat löst sich in 20 Theilen Wasser von gewöhnlicher Temperatur, leichter in heissem Wasser, in 20 Theilen Glycerin, schwerer in Alkohol. Die wässrigen Lösungen zersetzen sich bei einer Temperatur von 50°, langsam schon über 30.°; sie färben sich dabei gelb, wahrscheinlich durch Bildung von Oxydimorfin. — Beim Erhitzen schmilzt es, verliert sein Krystallwasser und verflüchtigt sich beim Glühen vollständig. — Da sich reines Morfin weder in Ammoniak noch Aether löst, wohl aber in Natronlauge und Kalkwasser, so fällt Ammoniak aus der wässrigen Lösung des salzsauren Morfins einen weissen Niederschlag, der im Ueberschuss und in Aether unlöslich, in Natronlauge und Kalkwasser löslich ist. Morfin wirkt stark reducirend. Eisenchlorid färbt es blau. In konc. Schwefelsäure löst es sich mit schmutzig rother, auf Zusatz von sehr wenig Salpetersäure blutrother Farbe.

67. Naphtalin. $C_{10}H_8$.

Sehr dünne, durchsichtige, farblose, glänzende, eigenthümlich stark riechende, brennend aromatisch schmeckende Krystallblättchen von neutraler Reaktion. Naphtalin schmilzt bei 78°, siedet bei 218°, sublimirt schon bei niedrigerer Temperatur, ist schwer entzündlich und verbrennt mit leuchtender, stark russender Flamme ohne Rückstand. Es ist bei jeder

Temperatur flüchtig, in Wasser unlöslich; es destillirt mit den Wasserdämpfen leicht über. Es löst sich ziemlich leicht in Alkohol, besonders heissem, leichter in Aether, fetten und ätherischen Oelen.

68. Natrium chloratum, Chlornatrium. NaCl.

Es genügt ein gutes, trocknes, sogenanntes Tafelsalz. Dasselbe stellt ein weisses, geruchloses, rein salzig schmeckendes, luftbeständiges, krystallinisches Pulver dar. Es löst sich mit Temperaturerniedrigung in 2,75 Theilen, gleichviel ob kaltem oder heissem Wasser.

Mit salpetersaurem Silber giebt es einen weissen, käsigen Niederschlag und färbt die Weingeistflamme gelb.

69. Nosophen, Tetrajodphenolphtalein.

$$C_6H_4 \genfrac{}{}{0pt}{}{\text{---CO}}{\text{---}} \genfrac{}{}{0pt}{}{}{C} \genfrac{}{}{0pt}{}{\rangle O}{= (CH_2J_2.OH.)_2.}$$

Ein schwachgelbes, geruch- und geschmackloses, in Wasser und Säuren unlösliches, in Alkohol schwer, in Aether leichter lösliches Pulver. Es besitzt den Charakter einer Säure und bildet mit den Alkalien in Wasser mit blauer Farbe lösliche Salze, die unter dem Namen Antinosin in den Handel kommen. Es enthält ca. 60 % Jod, welches weder durch verdünnte Säuren noch Alkalien abgetrennt wird.

70. Oleum Eucalypti, Eukaliptus-Oel.

Ein farbloses, klares, kampherartig riechendes, ätherisches Oel; es ist in Weingeist und Aether löslich und giebt mit Paraffinöl eine klare Mischung.

71. Paraffinum solidum, Paraffin,

den hochmolekularen, reinen Kohlenwasserstoffen angehörend, ist auffallend indifferent gegen andere Körper, weder Alkalien nach Säuren, nicht einmal metallisches Kalium wirken darauf ein.

Es bildet weisse, krystallinische, fast glasartig durchsichtige, schlüpfrig anzufühlende, nicht abfettende, geruch- und geschmacklose Tafeln. Man verwende kein Paraffin mit einem Schmelzpunkt, der unter 80° C. liegt, da solche nicht genügend konsistente Fettmischungen geben. Es ist unlöslich in Wasser, etwas löslich in siedendem Alkohol, löslich in Aether, flüchtigen und fetten Oelen. Ein Paraffin, welches diesem entspricht, ist als rein anzusehen und keiner weiteren Prüfung zu unterziehen.

72. Paraffinum liquidum, Paraffinöl, Vaselinöl.

Eine klare, farblose, nicht schillernde, geruch- und geschmacklose, ölige, neutrale Flüssigkeit von mindestens 0,840 spec. Gew. Sie siedet bei 360°, ist schwer entzündlich, unlöslich in Wasser, schwer löslich in Alkohol, mit Aether in jedem Verhältniss klar mischbar. Gegen Alkalien, Säuren etc. verhält es sich ebenso neutral wie das Paraffin.

73. Paraform, Trioxymethylen, Triformol, polymerisirter Methylaldehyd, Paraformaldehyd, $(CH_2O)_3$,

bildet eine weisse, krystallinische Substanz von lockerem Gefüge, löslich in Wasser.

74. Pix liquida, Holztheer.

Eine dickflüssige, klebrige, etwas krümelige, schwarzbraune, durchscheinende, eigenthümlich widerlich riechende und schmeckende Masse von saurer Reaktion. — Mit Wasser geschüttelt sinkt Theer zu Boden, färbt das Wasser schwach gelb, ertheilt ihm Geruch und Geschmack und saure Reaktion, — dadurch unterscheidet er sich vom Steinkohlentheer. — Er besteht der Hauptsache nach aus Kohlenwasserstoffen. Mit Seife oder kaustischem Kali wird der Theer wasserlöslich.

75. Protargol,

Kasein-Silber, ein Silbereiweiss-Präparat mit 8,5 % metallischem Silber. Es verhält sich analog dem Largin.

76. Resorcin, Metadioxybenzol. $C_6H_4(OH)_2$.

Farblose Krystalle ohne Geruch, von erst süsslichem, dann kratzendem Geschmack. Sie schmelzen bei 118°, sublimiren bei 150° und sieden unzersetzt bei 276°. Resorcin ist sehr leicht löslich in Wasser, Alkohol und Aether und unterscheidet sich durch seine grosse Wasserlöslichkeit und geringe Giftigkeit vom Oxybenzol, der Karbolsäure. Am Licht färbt es sich gelb, ist daher dunkel aufzubewahren. Eisenchlorid färbt die Lösung violett, Chlorkalk ebenfalls; sie reducirt ammoniakalische Silberlösung.

77. Resorcinol,

ein aus dem Resorcin und Jodoform durch Zusammenschmelzen erhaltenes rothbraunes, nicht unangenehm riechendes Präparat, welches sich in Wasser und Alkohol nur theilweise, in Aether ganz löst.

78. Safranin, $C_{21}H_{20}N_4, HCl$,

ein rothgelbes Pulver, löslich in Wasser und Säuren. Koncentrirte Schwefelsäure färbt die Lösung je nach der Koncentration violett, blau und grün. Durch Salzsäure wird sie blauviolett; Natronlauge giebt einen braunrothen Niederschlag.

79. Salithymol, Salicylsäure-Thymolester.
$$C_6H_4(OH)COOC_6H_3 \Big\langle {CH_3 \atop C_3H_7}.$$

Ein weisses, schwach süsslich riechendes, krystallinisches Pulver. Es ist in Wasser schwer, in Alkohol und Aether leicht löslich. — Mit Alkalien zerlegt es sich in seine Komponenten. Die wässrige Lösung reagirt neutral.

80. Salol, Salicylsäure-Phenylester. $C_6H_4(OH)COOC_6H_5$.

Salol bildet ein weisses, krystallinisches, eigenthümlich süsslich riechendes, bei jeder Temperatur flüchtiges Pulver. Es ist in Wasser fast unlöslich, leicht löslich in Alkohol, noch leichter in Aether. Kalilauge zerlegt es in Salicylsäure und Phenol. Freie Salicylsäure darf es nicht enthalten, es muss neutral reagiren und darf, in Aether gelöst, mit etwas Ferrosulfatlösung versetzt, keine violette Färbung annehmen. — Mit Eisenchlorid färbt sich die weingeistige Lösung violett. Es ist vor Licht geschützt aufzubewahren.

81. Salubrol,

ein durch Einwirkung von Brom auf Methylenbisantipyrin entstandenes Präparat, stellt ein gelbes, fast geruchloses, luftbeständiges Pulver dar welches in Wasser kaum, in Alkohol und Aether leicht löslich ist.

82. Sanoform, Dijodsalicylsäure-Methylester.
$$C_6H_2J_2(OH)COOCH_3.$$

Weisse, geruch- und geschmacklose, licht- und luftbeständige, in Wasser fast unlösliche Krystallnadeln. Sie vertragen die Wärme des Sterilisirofens und schmelzen erst bei 110^0 C. Sanoform löst sich in ca. 10 Theilen heissem Alkohol, sehr leicht in Aether.

83. Sozojodolum, Dijodparaphenolsulfosäure,
$$C_6H_2J_2 \cdot OH \cdot SO_3H,$$

wird in freiem Zustande nicht verwendet, sondern nur das schwerlösliche saure Kaliumsalz und das leicht lösliche saure Natriumsalz. Das erstere bildet farb- und geruchlose, in Alkohol unlösliche, in 50 Theilen Wasser lösliche, kleine Krystalle, das letztere farb- und geruchlose, in Alkohol schwer lösliche, in 16 Theilen Wasser und in Glycerin leicht lösliche lange Nadeln. Die wässrige Lösung färbt sich mit Eisenchlorid violett. Beim Erwärmen mit Salpetersäure wird Jod abgespalten und Pikrinsäure gebildet; Chlorwasser macht Jod frei.

84. Spiritus, Branntwein, Weingeist, Alkohol, Aethylalkohol.
$$C_2H_5OH.$$

Ein Branntwein mit 90 Volumprocenten Weingeist von 0,834 spec. Gewicht bei 15^0 C. reicht zur Verwendung allenthalben aus. Er bildet eine leicht bewegliche, klare, wasserhelle, eigenthümlich, nicht unangenehm riechende und brennend schmeckende, neutrale, leicht und vollständig flüchtige, leicht entzündliche und mit kaum leuchtender Flamme brennende Flüssigkeit. Weingeist ist sehr hygroskopisch; wegen dieser wasserentziehenden Begierde wirkt er fäulnisswidrig. Mit Wasser mischt er sich unter Wärmeentwicklung und Volumenverminderung in jedem Verhältniss, und zwar klar. Er siedet bei etwa 80^0 C. In der Wärme dehnt er sich sehr aus und ist deshalb niemals in ganz gefüllten Behältern aufzubewahren. Licht, Luft und Wärme sind fern zu halten. In neuen Fässern nimmt der Weingeist leicht eine gelbe Farbe an. —

Völlige Flüchtigkeit, klare Mischbarkeit mit Wasser, Abwesenheit von Fuselöl, welches man beim Zerreiben und Verdunsten von etwas Spiritus zwischen den Händen durch den Geruch findet, sind zu beanspruchen; mit übermangansaurem Kalium schwach roth gefärbt, muss er diese Farbe während einer Viertelstunde halten, — andernfalls enthält er leicht oxydirbare organische Verbindungen, die ihn vorzüglich zur Herstellung von Jodoform-Materialien ungeeignet machen. — Reinheit und Weingeistgehalt bedingen den Handelswerth des Branntweins.

85. Tannoform,

durch Kondensation von Tannin und Formaldehyd erhalten, bildet ein röthlichweisses, in Wasser unlösliches Pulver.

86. Thiophendijodid, $\begin{matrix} CH=CJ \\ | \\ CH=CJ \end{matrix} \Big\rangle S,$

enthält 75,5% Jod und 9,5% Schwefel. Es ist ein eigenthümlich, nicht angenehm aromatisch-riechendes Pulver, krystallinisch und in Wasser unlöslich. In heissem Alkohol und in Aether ist es leicht löslich. Es schmilzt bei $40,5^0$ C und ist leicht flüchtig. Es ist in gut schliessenden braunen Gläsern aufzubewahren.

87. Thioform, basisch dithiosalicylsaures Bismut.

$$\begin{matrix} S \ . \ C_6 H_3 (OH) COO Bi_2 O_2 \\ | \\ S \ . \ C_6 H_3 (OH) COO Bi_2 O_2 \end{matrix} \Big\rangle O.$$

Ein schmutzig gelbes, geruch- und geschmackloses, in Wasser, Alkohol und Aether unlösliches Pulver. Eingeäschert und mit Soda auf der Kohle vor dem Löthrohr geglüht, giebt es ein sprödes Bismutkorn. Mit ätzenden oder kohlensauren Alkalien gekocht, scheidet Salzsäure aus dem Filtrat freie Dithiosalicylsäure aus, welche mit Aether geschüttelt von diesem aufgenommen wird. — Der Bismutoxydgehalt beträgt 72,2%.

Die Chemikalien.

88. Thymol. $C_6H_3 {-\!\!\!<}{\begin{smallmatrix}CH_3\\C_3H_7\\OH\end{smallmatrix}}$

Grosse, farblose, eigenthümlich aromatisch riechende und brennend scharf, gewürzig schmeckende Krystalle. Thymol schmilzt bei 45^0 und siedet bei 230^0; schon im Wasserbade verflüchtigt es sich ohne Rückstand. In Wasser ist es wenig löslich, aber sehr flüchtig mit den Wasserdämpfen. In Weingeist, Aether und Alkalien ist es sehr löslich. — Die wässrige Lösung ist neutral und wird durch Eisenchlorid nicht gefärbt. Koncentrirte Schwefelsäure löst das Thymol mit gelber, beim Erwärmen rosenrother Farbe. Es ist vor Licht geschützt in dicht verschlossenen Gläsern aufzubewahren.

89. Xeroform, Tribromphenol-Bismut.
$(C_6H_2Br_3O)_2BiOH + Bi_2O_3$.

Ein gelbes, geruch- und geschmackloses, in Wasser unlösliches Pulver von neutraler Beschaffenheit. Es enthält 50% Tribromphenol und $49,5\%$ Bi_2O_3.

90. Zincum chloratum, Chlorzink. $ZnCl_2$.

Ein weisses, krystallinisches Pulver oder gegossene Stäbchen ohne Geruch, von ätzendem, widerlich metallischem Geschmack. Zinkchlorid zieht an der Luft begierig Feuchtigkeit an und zerfliesst damit zu einem farblosen Syrup. Bei 115^0 schmilzt es zu einer klaren Flüssigkeit, stärker erhitzt färbt es sich, jedoch nur während des Erhitzens, gelb, stösst dicke, weisse Dämpfe aus und verflüchtigt sich vollständig. In Wasser, Weingeist und Aether ist es leicht löslich. Die wässrige Lösung reagirt sauer, in Folge eines geringen Gehaltes an Oxychlorid sind die Löungen meist etwas trübe; die Trübung verschwindet durch Zusatz von etwas Salzsäure. Springend-kochendes Wasser löst das Zinkchlorid auch ohne Salzsäurezusatz klar auf, und nur so, ohne Salzsäure erhaltene Lösungen sind zum Imprägniren zu verwenden. Schwefelwasserstoff verändert die mit wenig Salzsäure angesäuerte wässrige Lösung nicht; Ammoniak fällt daraus weisses Zinkoxydhydrat, löslich im Ueberschuss vom Ammoniak. Aus dieser Lösung fällt Schwefelwasserstoff oder Schwefelammon weisses Schwefelzink. Das Filtrat vom vollständig ausgefällten Schwefelzink darf, eingedampft und stark erhitzt, keinen nennenswerthen Rückstand hinterlassen.

91. Zincum sulfocarbolicum, Zinksulfophenylat.
$(C_6H_5OSO_3)_2Zn$.

Farblose, durchsichtige, fast geruchlose, scharf metallisch schmeckende, an der Luft langsam verwitternde, in 2 Theilen Wasser und 5 Theilen Alkohol lösliche Krystalle mit $14,6\%$ Zinkoxyd-Gehalt. — Die wässrige

Lösung reagirt sauer, Eisenchlorid färbt sie violett. Mit Ammoniak und Schwefelammon giebt sie dieselben Reaktionen wie die Chlorzinklösung. — Licht und Luft färben die Krystalle, besonders bei Anwesenheit von Staub röthlich gelb; sie sind daher in gutschliessenden, braunen Glasstöpselflaschen aufzubewahren.

K. Die Fabrikation.

I. Benzoesäure-Präparate.

Benzoesäure-Watte 4%.

400,0 Benzoesäure werden gelöst in
3000,0 Spiritus. Die Lösung wird verdünnt mit
300,0 Glycerin und
1200,0 Wasser und durch Baumwolle filtrirt.

Hiermit werden 10,0 kg Verbandwatte mittels der Irrigatorspritze zweiseitig besprengt, während 2 Stunden gepresst und zum Trocknen aufgehängt. — Nach vorhergegangener Reinigung können die zur Herstellung von Salicylsäureverbandstoffen dienenden Geräthschaften Verwendung finden, sind aber nach dem Gebrauch sofort wieder zu reinigen. — Der Trockenraum soll verdunkelt sein, die Temperatur mässig warm; die stark spirituöse Lösung verdunstet schnell aus der Watte. Es wird nicht vollständige Trockenheit abgewartet, sondern ein geringer Grad von Feuchtigkeit in den Präparaten belassen, um das furchtbar lästige Ausstäuben zu vermeiden. Aus demselben Grunde ist der Glycerinzusatz so hoch bemessen. — Von Benzoesäureverbandstoffen ist kein länger anhaltender Vorrath zu halten; sie bekommen bald ein gelbliches Aussehen trotz vorsichtigster Aufbewahrung in dichtschliessenden, lichtgeschützten Behältern.

Benzoesäure-Watte 10%.

1000,0 Benzoesäure,
3500,0 Spiritus,
750,0 Glycerin

werden zur Imprägnirung von 10,0 kg Verbandwatte genau wie bei der vorigen verwendet. Verbandjute wird ebenso imprägnirt, zum Trocknen wird sie horizontal auf Hürden gelagert.

Benzoesäure-Gaze 5%.

60,0 Benzoesäure,
1000,0 Spiritus,
60,0 Glycerin,
500,0 Wasser

werden auf 1200,0 hydrophilen Mull verbraucht. Liegt dieser, bei 14×13 Fäden auf 1 qcm, 90 cm breit, so wird dieses Quantum einem Stück von 40 Metern entsprechen. Es wird mit der Wringmaschine imprägnirt.

Die Identificirung der Benzoesäureverbandstoffe bietet keine Schwierigkeiten. Zieht man sie mit verdünnter Kalilauge aus und neutralisirt die Lösung genau mit Salzsäure, so erzeugt in der einen Hälfte derselben Eisenchlorid einen sehr voluminösen Niederschlag, während in der zweiten Hälfte weiterer Salzsäurezusatz eine milchige Trübung erzeugt.

Quantitativ wird die Benzoesäure maassanalytisch mit Normalnatronlauge und Phenolphtalein als Indicator bestimmt.

5,0 Verbandstoff werden mit soviel Alkohol übergossen, dass er jenen bedeckt. Das Ganze wird unter bisweiligem Umrühren einige Minuten bei Seite gestellt, mit einigen Tropfen Phenolphtaleinlösung und dann unter beständigem Umschwenken mit soviel $^1/_{10}$ Normalnatronlauge versetzt, bis die eintretende Rothfärbung stehen bleibt.

Die Anzahl der verbrauchten Kubikcentimeter $^1/_{10}$ Normalnatronlauge mit 0,0122 multiplicirt, giebt den Gehalt an Benzoesäure in obigen 5,0 Verbandstoff. Sind z. B. 36 Kubikcentimeter nöthig gewesen, so würde das eine Menge von 0,439 Benzoesäure anzeigen.

Der mit Natronlauge behandelte Stoff wird nunmehr mit Wasser vollkommen ausgelaugt, mit Alkohol nachgewaschen, getrocknet und gewogen. Sein Gewicht giebt uns die Menge reinen Verbandmaterials, welche zur Imprägnirung jener 5,0 verwendet wurden. Sind es z. B. 4,5, so enthielten diese 0,439 Benzoesäure, oder auf 100,0 gerechnet 9,75.

II. Bismut-Präparate.

Airol-Gaze 5%.

Wegen seiner ungemein leichten Zersetzlichkeit in feuchtem Zustande, besonders am Licht, und seiner Unlöslichkeit in allen gewöhnlichen, indifferenten Lösungsmitteln bietet das Airol grosse Schwierigkeiten bei der nassen Imprägnation. Mit Aether oder Spiritus angeschüttelt, spaltet es unter Gelb- bis Rothfärbung fast sofort Jod ab; in wässeriger Emulsion zersetzt es sich langsamer und selbst im zerstreuten Tageslicht, rascher in der Wärme; Spuren Alkali erhöhen die Zersetzbarkeit, Spuren von Schwefelsäure halten den Zerfall auf; es befördern ihn alle die Verdunstung des Vehikels verzögernde Mittel, wie Glycerin. Als Fixirmittel in wässriger Lösung ist dieses mithin ausgeschlossen. Mit wenig concentrirterem Glycerin giebt Airol eine haltbare Emulsion. Diese Hinweise bieten uns die Möglichkeit zur Herstellung einer haltbaren, grünen Airolgaze. — Die erste Aufmerksamkeit ist dem Stoffmaterial zuzuwenden. Es enthält häufig, nicht durch die ganze Masse, alkalisch reagirende Stellen; diese würden sich später rothgelb färben. Man weiche den Stoff eine Nacht in schwefelsäurehaltigem Wasser, welches im Liter 5,0 Schwefelsäure enthält, spüle und trockne ihn und verwende solchen nur zu Airolgaze. Mit seifigen oder schweissigen Fingern den Stoff zu berühren vermeide man;

die mit Seife gereinigten Hände werden direkt vor Beginn der Arbeit in schwefelsaurem Wasser nachgespült. Die Arbeitsräume sind so zu verdunkeln, dass man noch eben genügend zur Arbeit sehen kann, nach derselben aber vollständig. Die Räume sind kräftig zu ventiliren, damit die imprägnirten Stoffe, trotz Vermeidung künstlicher Wärme, schnell trocknen. Ist das geschehen, so sind sie sogleich mit mit Gummihandschuhen bewehrten Händen von den Leinen zu nehmen, zu legen und, fertig zur Dispensation, in schwarzem Pergamentpapier zu verpacken. Es ist der einzige Verbandstoff, bei dem ich diese Aufbewahrung rathsam halte. Dass die Päckchen noch ausserdem trocken, vor Licht und Luft geschützt, an neutralem Orte aufzubewahren sind, räth die Vorsicht. — Alle diese Fingerzeige weisen ausserdem darauf hin, dass es noch viel leichter ist, Airolgaze durch einfaches Einstreuen von Airol in glycerinirtes Gewebe herzustellen; und man erzielt so ein recht gutes Präparat.

60,0 Airol werden mit
1800,0 Wasser

angeschüttelt. Durch Schütteln und Umrühren mit einem Glasstabe, nicht mit den Händen, wird das Airol suspendirt erhalten. Die Emulsion wird stets nur in kleinen Portionen verbraucht. Sie ist ausreichend für 1200,0 Mull.

Ein dunkel-schmutziggrüner Verbandstoff, ohne jeden Stich ins Gelbliche oder Rothe, ohne Geruch. Mit Wasserdampf in Berührung färbt er sich orangeroth und nun mit Wasser und etwas Chloroform geschüttelt, färbt sich das letztere rothviolet. Eisenchlorid färbt das Präparat schwarz, ebenso Schwefelammon.

Bismut-Amylum-Gaze, 5% und 20%.

Mit salpetersaurem Bismut und Weizenstärke präparirtes Verbandmaterial soll wie der hochprocentige Borsäure-Lint die bedeckten Körperflächen mit einem feinstvertheilten Puder bedecken; und da es hauptsächlich zum Verbinden grosser, empfindlicher Wundflächen, von Brandwunden Verwendung findet, sind selbst nur den geringsten Reiz ausübende Fixirmittel unangezeigt. Um aber zu vermeiden, dass in der wässerigen Imprägnirflüssigkeit das specifisch schwere Bismutsalz zu Boden sinkt, halte ich es für rathsam, einen geringen Stärkeantheil zu verkleistern und in dieser etwas dickflüssigen Lösung das gut verriebene Gemenge von Bismutsubnitrat und Stärke zu suspendiren. Mit dem fertigen, trocknen Verbandstoff ist sehr behutsam umzugehen, damit die nur lose anhaftende Bismutstärke nicht verloren geht. Das Stoffmaterial ist vor dem Imprägniren so weit als nur irgend thunlich vorzubereiten; Binden werden vorher geschnitten, geputzt, lang gelegt und nach dem Imprägniren nicht sogleich vollständig getrocknet, sondern etwas feuchtgerollt und an einem warmen Orte nachgetrocknet. Ebenso wird Kompressenmaterial, bevor es

Die Fabrikation.

dürr, fertig zum Packetiren gelegt und dann trocken gemacht. Die Gaze ist vor Licht geschützt an einem trockenen Orte aufzubewahren.

60,0 Bismutsubnitrat und
230,0 Weizenstärke

werden im Mörser sehr fein gerieben und innig vermischt. Andererseits bereitet man aus 10,0 Weizenstärke durch Anrühren mit 20,0 kaltem und Hinzumischen von 1700,0 kochendem Wasser einen dünnen Kleister, in welchem nach dem Erkalten das Bismutamylum-Gemisch suspendirt wird. Mit dieser Schüttelmixtur werden in bekannter Weise 1200,0 Mull imprägnirt.

Ein blendend weisses, leicht abstäubendes, geruchloses Verbandmaterial. Schwefelammon färbt es dunkelbraun. Jodkalium erzeugt auf der Gaze die gelbbraune Bismutoxyjodid-, Jodjodkalium die blaue Jodstärke-Reaktion.

Bismutoxyjodid-Gaze 5%.

60,0 Bismutoxyjodid wird mit
120,0 Glycerin fein geschlemmt und mit
1700,0 Wasser verdünnt.

Gut aufgeschüttelt ist die Flüssigkeit in kleinen Portionen zu verbrauchen. Mull 1200,0.

Ein orangeroter, geruchloser Verbandstoff. Schüttelt man etwas desselben im Reagensröhrchen mit salpetersäurehaltigem Wasser und fügt etwas Stärkekleister hinzu, so entsteht eine dunkelblaue Färbung.

Dermatolgaze 5% 10%

Bismutsubgallat 60,0 120,0
Glycerin 120,0 250,0
Wasser 1650,0 1500,0, Mull 1200,0.

Als sehr gutes Fixiermittel für Dermatol ist Myrrhen-Gummi empfohlen. Der bei der Bereitung der Myrrhentinktur zurückbleibende Bodensatz wird in kochendem Wasser gelöst, dass eine syrupdicke Lösung entsteht, welche filtrirt wird. Von dieser sollen zwei Drittel der Dermatolmenge zur Fixirung ausreichen.

Dermatolgaze besitzt eine hellere oder dunklere citronengelbe Farbe, welche durch Eisenchlorid schwarz wird, ebenso durch Schwefelammon; sie ist geruchlos.

Thioform-Gaze 5%

wird mit Thioform in Schüttelmixtur hergestellt wie 5 procentige Dermatolgaze.

Eine schwefelgelbe, geruchlose Gaze, welche sich mit Eisenchlorid schwarz färbt.

Xeroform-Gaze 5% und 10%.

Die Gewinnung entspricht genau der der Dermatolgaze. — Eine gelbe, geruchlose Gaze.

III. Borsäure-Präparate.

Borsäure-Watte 10 %.

1000,0 Borsäure werden in
19500,0 lauwarmem Wasser gelöst,
500,0 Glycerin

hinzugefügt und mit dieser Lösung, welche in doppelwandiger Dampfwanne warm erhalten wird, 10,0 kg Verbandwatte durch Eintauchen und zweimaliges Auswringen mittels Wringmaschine imprägnirt. Die Watte wird auf dem Trockenboden nicht aufgehängt, sondern auf Hürden breit aufgelegt und bei guter Wärme schnell und vollständig getrocknet. Die Aufbewahrung erfordert keine besonderen Vorsichtsmassregeln.

Borsäure-Watte 20 %.

2000,0 Borsäure,
18500,0 heisses Wasser,
1000,0 Glycerin,
10,0 kg Verbandwatte.

Die Lösung muss bedeutend wärmer gehalten werden als die vorige, damit die Borsäure gelöst bleibt: im Uebrigen ist die Arbeit dieselbe.

Borsäure-Gaze 10 %.

120,0 Borsäure,
1600,0 heisses Wasser,
60,0 Glycerin,
1200,0 hydrophiler Mull.

Eintauchen, Auswringen. Es ist nicht nöthig, den Stoff breit zu hängen; er trocknet dennoch schnell, und man vermeide, ihn nach dem Trocknen viel zu bewegen. Das gilt noch mehr vom

Borsäure-Lint 50 %,

7500,0 Borsäure,
28000,0 kochendheisses Wasser.

Die Lösung ist in der Dampfwanne beständig auf 100° zu erhalten und bei dieser Temperatur zu imprägniren. Das an den Rändern und besonders dem Ablaufbrett der Wringmaschine Auskrystallisirende ist durch Ablösen und Rühren immer aufzulösen. Will dasselbe sich nicht wieder lösen, so ist die Imprägnirung zu unterbrechen und mit derselben erst fortzufahren, nachdem durch Zusatz der eben hinreichenden Menge kochenden Wassers völlige Lösung bewirkt ist. Dies ist so oft als nöthig zu wiederholen.

Soll der Borlint rosa gefärbt werden, so ist mit einer weingeistigen Safraninlösung anzufärben und in kleinen Mengen, die sorgfältig in der

Borsäurelösung verrührt werden, in häufiger Wiederholung die abgehende Farbmenge zu ersetzen; nur so ist zarte und gleichmässige Färbung zu erzielen.

Glycerin als Fixirungsmittel anzuwenden, halte ich beim Borlint nicht für angebracht. Der Procentsatz an Borsäure ist ein so grosser, dass an eine Bindung derselben nicht zu denken ist; ausserdem soll sogar der Borlint stäuben und bei seiner Anwendung die bedeckte Fläche mit einem feinen Borsäurepuder bedecken.

Zur Charakterisirung von mit Borsäure imprägnirten Verbandstoffen benetzt man Theile derselben auf einem Porcellanteller mit Alkohol und entzündet diesen. Die besonders gegen Ende der Verbrennung deutlicher hervortretende grüngerandete Flamme ist ein eigenthümliches Kennzeichen.

Die quantitative Bestimmung der Borsäure geschieht einfach acidimetrisch auf maassanalytischem Wege.

5,0 Verbandstoff werden mit 25,0 Glycerin und soviel lauwarmem Wasser unter Umschütteln macerirt, dass nach dem Erkalten das Ganze 500 ccm ausfüllt. Hiervon werden 100 ccm mit einigen Tropfen Phenolphtaleinlösung versetzt und mit $^1/_{10}$ Normalnatronlauge bis zur Rothfärbung titrirt. Ist eine genügende Menge Glycerin vorhanden, so ist der Farbenübergang ein sehr scharfer.

Die Anzahl verbrauchter Kubikcentimeter $^1/_{10}$ Normalnatronlauge mit $0{,}0062 \times 5$ multiplicirt, giebt den Gehalt Borsäure in den angewandten 5 g Verbandstoff.

Sind 24 ccm verbraucht, so entspräche das $24 \times 0{,}0062 \times 5 = 0{,}744$ Borsäure.

Der ausgelaugte und gut gewaschene, zuletzt mit Alkohol nachgespülte Verbandstoff wird getrocknet und gewogen. Er wiege 3,75 g. Diese sind also mit 0,744 Borsäure imprägnirt gewesen. Das entspräche 19,8%
Borsäure, $\qquad 3{,}75 : 0{,}744 = 100 : x$
$$x = 19{,}8.$$

IV. Chinolin-Präparate.

Chinolintartarat-Gaze 5% (Chinolin-Gaze).

60,0 weinsteinsaures Chinolin ⎫
30,0 Glycerin ⎬ 1200,0 Mull.
1750,0 Wasser ⎭

Ein farbloser, am Licht sich bräunender, fast geruchloser Verbandstoff. Mit wenig Wasser ausgezogen, erzeugt chromsaures Kalium in der Lösung einen gelben Niederschlag, ebenso Pikrinsäure.

Diapthol-(Chinaseptol-)Gaze 2,5 %.

30,0 Diapthol (Chinaseptol) werden unter Vermeidung aller Berührung mit Eisen in 1800,0 kochendheissem Wasser, dem 30,0 Glycerin hinzugefügt wurden, gelöst und mit der heissen Lösung 1200,0 Mull imprägnirt. Die Gaze ist breit aufzuhängen. Eine höher als 4procentige Gaze direkt herzustellen, lassen die Löslichkeitsverhältnisse des Diaphtols nicht zu, oder man müsste mit einer Anreibung desselben arbeiten, wozu ich indessen nicht rathe, vielmehr in solchem Falle eine Diaphtolgaze nochmals zu tränken, eventuell mehrmals, bis der erforderliche Procentgehalt erreicht ist. Man erzielt auf diese Weise Fabrikate von vorzüglichem Aussehen.

Chinosol-Gaze 5%.

60,0 Chinosol werden in \
60,0 Glycerin und } 1200, Mull. \
1720,0 Wasser gelöst

Es genügt kaltes Wasser, doch muss auch hier alles Eisen fern gehalten und die Gaze in breiter Lage getrocknet werden.

Diaphterin-(Oxychinaseptol-)Gaze 5%.

60,0 Diaphterin (Oxychinaseptol) \
60,0 Glycerin } 1200,0 Mull. \
1720,0 Wasser

Die Arbeiten sind mit denselben Vorsichtsmassregeln wie bei dem vorhergehenden Fabrikat auszuführen.

Diaphthol-, Chinosol- und Diaphterin-Gaze sind im Aussehen und Geruch sehr ähnlich; letzterer ist schwach aromatisch, die Farbe citronengelb. Eisenchlorid färbt alle drei grün.

Chinosolgaze giebt an kaltes Wasser das Antisepticum leicht ab; der Auszug reagirt neutral und hinterlässt eingedampft und auf dem Platinblech geglüht Kali.

Diaphtolgaze lässt sich mit kaltem Wasser schwerer, mit heissem Wasser leichter und sehr leicht mit kalihaltigem Wasser extrahiren. Der wässrige Auszug reagirt sauer und hinterlässt beim Eindampfen und Glühen keinen Rückstand; der mit Kali erzielte unterscheidet sich, wenn neutral, in keiner Weise von dem wässrigen Chinosolgaze-Auszug.

Diaphteringaze giebt an kaltes Wasser neutral reagirendes Diaphtol sehr leicht ab. Die wässrige Lösung ist vollständig flüchtig. —

Dass man in der chemisch-pharmaceutischen Nomenklatur Worte mit 1—2 Dutzend Silben zu vermeiden sucht, dass man an deren Stelle weniger zeitraubend niederzuschreibende, leichter auszusprechende, dem Gedächtniss besser einzuprägende, kurze Schlagworte vorzieht, finde ich sowohl begreiflich als auch ganz gerechtfertigt; dass man aber oft nichtssagende oder wie hier geradezu irreführende Namen hervorsucht, ist doch wohl keine dem Taufpathen als Verdienst anzurechnende Handlungsweise und wohl auch keine Empfehlung für den Täufling? Oder welcher triftige Grund, ja welche Veranlassung nur lag vor, die reine Oxychinolinsulfosäure — Chinaseptol, ihre Verbindung mit Phenol — Oxychinaseptol zu taufen? Die

Herren Erfinder, die mit soviel Scharfsinn die schwerlösliche Oxychinolinsulfosäure durch Alkali löslicher machten und dieses Salz als ein neues Antisepticum in den Handel brachten oder die antiseptische Wirkung dieser Säure durch Phenoliren noch zu steigern suchten, — ich meine, diese Herren mussten auch soviel Scharfsinn besitzen, ihren Kindern passendere Namen zu geben! —

Loretin - (Loretincalcium -) Gaze 5 %.

18,0 krystallisirtes Chlorcalcium werden in
1800,0 Wasser gelöst und mit dieser Lösung
1200,0 Mull imprägnirt.

Die Gaze wird breit aufgehängt und recht gleichmässig so lange getrocknet, bis sie die Hälfte oder höchstens Zweidrittel der Feuchtigkeit verloren hat. Dann wird sie wieder so zusammengelegt, wie sie die Wringmaschine durchlaufen hat und einige Stunden zwischen Glasplatten gepresst, um die gleichmässigste Durchfeuchtung zu erzielen. In dieser feuchten Gaze wird durch Wechselzersetzung zwischen Chlorcalcium und Loretinnatrium in molekularem Verhältniss Loretincalcium direkt erzeugt. Der Koncentrationsgrad der Loretinlösung richtet sich darnach, wie weit die Chlorcalcium-Gaze abgetrocknet ist. Angenommen, sie wiege 2000,0, so enthält sie 2000,0 — 1200,0 = 800,0 Feuchtigkeit; soviel weniger als 1800,0 muss die Loretinnatriumlösung wiegen, um beim abermaligen Imprägniren von der Chlorcalcium-Gaze gerade aufgenommen zu werden. —

Man löst also 55,0 reines Loretin und 7,5 ausgetrocknetes kohlensaures Natrium in 950,0 Wasser, erwärmt, kocht alle Kohlensäure weg, lässt erkalten und imprägnirt, unter Vermeidung jeglicher Berührung mit Eisen, nochmals die feuchte Chlorcalciumgaze. Die Gaze wird nicht in breiter Lage, sondern wie sie aus der Wringmaschine gekommen, zum Trocknen aufgehängt und bei gelinder Wärme langsam getrocknet.

Zehnprocentige Loretingaze ist aus fünfprocentiger durch nochmaliges Imprägniren mit obigen Lösungen herzustellen; es gelingt nicht, sie in einem Zuge zu fabriciren.

Schüttelt man 55,0 Loretin mit Kalkwasser, dass alles Loretin zersetzt und ein Ueberschuss von $Ca(OH)_2$ vermieden wird, verdünnt mit Wasser auf 1800,0, so erhält man eine Flüssigkeit, in welcher das scharlachrothe Loretincalcium sehr fein suspendirt ist. Sie eignet sich recht gut zur beschleunigten Herstellung des Verbandstoffes; es ist nur erforderlich, dass der Niederschlag sich nicht absetzt, sondern gut vertheilt ist, und dass die geschüttelte Flüssigkeit, in kleinen Portionen verbraucht wird.

Die scharlachrothe Loretingaze besitzt keinen Geruch; in trockner Luft ist sie beständig und kann selbst bei 100° sterilisirt werden. Sie ist vor Licht zu schützen. Sie giebt weder an Wasser, noch Spiritus, noch Aether Farbe ab, färbt sich mit Eisen dunkelgrün und entwickelt, wenn trocken im Reagensrohre erhitzt, violette Joddämpfe. —

V. Cocain-Präparate.

Cocain-Borsäure-Watte, 2% + 5%.

10,0 Cocainhydrochlorat,
25,0 Borsäure und
15,0 Karbolsäure werden in
50,0 Glycerin,
250,0 Spiritus und
400,0 Wasser gelöst.

Die Lösung wird filtrirt und mit der Irrigatorspritze zweiseitig auf 1 Vlies Verbandwatte von 500 g vertheilt. Die Spritze ist hierbei mit einem gewöhnlichen, 1 l Flüssigkeit fassenden, gläsernen Irrigatorgefäss verbunden, welches mit der Linken hoch gehalten wird. Das imprägnirte Vlies wird zusammengelegt und von Hand gewrungen, mit der Vorsicht, dass keine Flüssigkeit abgepresst wird, dass diese sich nur gleichmässig in der Watte vertheilt. Um dies sicher zu erreichen, wringt man die Watte wiederholt und legt dabei dieselbe jedesmal in anderer Weise zusammen. Dann wird das Vlies von unten her über zwei Leinen breit gehängt, die Enden nach Innen geschlagen und bei gelinder Wärme getrocknet. — Soll das Präparat keine Karbolsäure enthalten, so kann auch der Glyceringehalt um 15 g herabgesetzt werden.

Cocain-Morfium-Watte, 2% + 1%.

10,0 Cocainhydrochlorat und
5,0 Morfiumhydrochlorat werden bei gelinder Wärme in
300,0 Spiritus und
400,0 Wasser gelöst.

Die Lösung wird filtrirt und auf 1 Vlies Verbandwatte im Gewichte von 500 g in der bei Cocain-Borsäure-Watte beschriebenen Art verbraucht. Die Trockentemperatur darf nicht über 30° C. hinausgehen; andernfalls färbt sich die Watte gelb und verliert an Wirksamkeit.

Beide Präparate werden vorsichtig in braunen Gläsern aufbewahrt. Zur Identificirung benutze man die unter Cocain und Morfium angegebenen charakteristischen Reaktionen.

VI. Eisen-Präparate.

Eisenchlorid-Watte 20%.

2000,0 krystallisirtes Eisenchlorid werden in
6000,0 Spiritus und
11500,0 Wasser gelöst und filtrirt.

Mit der stets frisch zu bereitenden Lösung werden 10 kg Verbandwatte imprägnirt. Man verwendet nicht Vliese von ganzer Länge, — sie würden zu schwer, reissen und die Lösung abfliessen lassen —, sondern nur

Viertelvliese, in bekannter Weise gelegt. Die Watte wird zweimal durch die Walzen gezogen und sofort breit aufgehängt. Der Trockenraum ist zu verdunkeln und nur mässig zu heizen; die Watte ist häufiger umzuhängen und vor dem vollständigen Austrocknen abzunehmen. In höherer Wärme getrocknet wird sie rothbraun, indem Salzsäure verdunstet und Ferrihydroxyd sich ausscheidet. Sie ist vor Licht und Luft geschützt aufzubewahren.

Eisenchlorid-Gaze (— Lint) 20%.

240,0 krystallisirtes Eisenchlorid,
500,0 Spiritus, } Mull oder Lint 1200,0.
1000,0 Wasser,

Das bei der Herstellung der Eisenchlorid-Watte Gesagte gilt auch für diese beiden Präparate. Grösserer Vorrath für längere Aufbewahrung ist nicht anzufertigen, da selbst bei vorsichtigstem Lagern mit der Zeit durch Dissociation und Einwirkung der Salzsäure die Baumwollfasern zerfressen werden. — Etwas widerstandsfähiger ist ein nach folgender Vorschrift hergestellter

Eisenchlorid-Lint (— Gaze) 20%.

240,0 krystallisirtes Eisenchlorid und
50,0 frisch gefälltes Thonerdehydrat werden unter häufigem Umschütteln mit
250,0 Wasser einen Tag bei Seite gestellt. Man lässt absetzen, filtrirt und verdünnt das Filtrat mit
500,0 Wasser und
750,0 Spiritus. } Lint oder Mull 1200,0.

Die erforderliche Menge Thonerdehydrat wird aus 215,0 krystallisirtem Aluminiumsulfat dargestellt. Man löst dieses in Wasser und fällt mit einem Ueberschuss von Ammoniak, lässt absetzen, wäscht mit kochendem Wasser aus, filtrirt und presst zwischen Holzwolleplatten oder in deren Ermangelung zwischen Ziegelsteinen. Der Pressrückstand wird noch feucht mit der Eisenchloridlösung macerirt.

Die Eisenchlorid-Verbandstoffe haben eine dunkelcitrongelbe Farbe. Ammoniak färbt sie rothbraun, Schwefelammonium schwarz, Salicylsäure blauviolett.

Eine Bestimmung des Eisengehaltes der Eisenchlorid-Verbandstoffe dürfte wohl stets unnöthig sein, da das Eisenchlorid billiger als Verbandwatte ist.

Ferripyrin-Watte 10%.

1000,0 Ferripyrin werden gelöst in
250,0 Glycerin und
19500,0 kaltem Wasser.

Es werden hiermit 10 kg Verbandwatte kalt imprägnirt; das Verfahren ist genau dasselbe wie bei Eisenchlorid-Watte. (Holzstäbe zum Aufhängen der zu trocknenden Watte sind ungeeignet; an den mit Holz in Berührung kommenden Stellen entfärbt sie sich.) Sie ist nur völlig trocken von den Leinen zu nehmen und dunkel aufzubewahren.

Ferripyrin-Gaze 10%.

120,0 Ferripyrin, ⎫
60,0 Glycerin, ⎬ 1200,0 Mull.
1700,0 Wasser, ⎭

Sie ist breit aufzuhängen, im Dunkeln und bei gelinder Wärme zu trocknen.

Ferripyrin-Verbandmaterial besitzt eine ziegelrothe Farbe. Schwefelammon färbt es schwarz, gerbstoffhaltige Präparate blauschwarz. Wasser entzieht den Verbandstoffen alles Ferripyrin; dieselben werden farblos, während sich die Lösung roth färbt. — Die quantitative Untersuchung der Ferripyrin-Präparate läuft auf eine Bestimmung des Antipyrin-Gehaltes aus und kann in der Weise wie sie unter Ferripyrin beschrieben ist, ausgeführt werden.

Ferrostyptin-Watte (— Gaze) 10%

werden ganz analog den Ferripyrin-Verbandstoffen hergestellt. Breites Aufhängen, dunkler Trockenraum, gelinde Wärme sind zur Erhaltung eines gleichmässigen Fabrikates erforderlich. Dasselbe besitzt eine citronengelbe Farbe und schwach phenolartigen Geruch.

VII. Eukalyptusöl-Präparate.

Eukalyptusöl-Gaze, fettige, 10%.

1000,0 Damarharz und
10000,0 Walrat

werden bei gelinder Wärme geschmolzen und kolirt. Dem halberkalteten Gemisch werden 1000,0 Eukalyptusöl zugemischt. Hiermit wird Mull, gebleicht oder ungebleicht, in Wasserbadwärme imprägnirt. — Zur Uebertragung des ätherischen Oeles lassen sich auch die unter Lister'scher, Volkmann'scher Karbolsäure-Gaze angeführten Fettkompositionen sowie die dort besprochene harzfreie Paraffinmischung verwerthen. Ausserdem kann man nach folgender Vorschrift arbeiten:

120,0 Eukalyptusöl, ⎫
180,0 Ricinusöl, ⎬ 1200,0 Mull.
1200,0 Spiritus, ⎭

Ein weisser, eigenthümlich kamphorartig riechender Verbandstoff, welcher vor Licht und Luft geschützt gelagert werden muss.

VIII. Formol- (Formalin-, Formaldehyd-) Präparate.

Formalin-Catgut.

Eine 1 procentige Formalinlösung, mit Wasser hergestellt, wirkt schon antiseptisch; sie konservirt thierische Gewebe und härtet sie. Darauf beruht die Anwendung des Formalins, Catgut aseptisch zu machen.

Mit Benzin von Fett gereinigtes Rohcatgut wird 24 Stunden in einer 2 procentigen Formalinlösung macerirt, abtropfen gelassen und in einer solchen von $0,8^0/_0$ in braunen, dicht schliessenden Gläsern aufbewahrt. Da das Formalin des Handels rund $40^0/_0$ Formaldehyd enthält, so ist die Einweichflüssigkeit aus 50,0 käuflichem Formalin und 950,0 Wasser, die Aufbewahrungslösung im Verhältniss von 20 : 980 herzustellen.

Amyloform-Gaze $10^0/_0$.

120,0 Amyloform werden mit
60,0 Glycerin feinst verrieben. Es werden allmählich zugesetzt
1700,0 Wasser.

Mit dieser Schüttelmixtur werden unter den üblichen Vorsichtsmaassregeln — kleine Portionen, sorgfältige Vertheilung — 1200,0 Mull imprägnirt. — Oder es wird das etwas stärker glycerinirte Gewebe in einer flachen Schale mit der erforderlichen Menge Amyloform allerseits übersiebt und mit dem Pistill bearbeitet. — Eine weisse, geruchlose, sterilisirbare Gaze.

Glutol-Gaze $10^0/_0$.

wird in derselben Weise bereitet wie Amyloform-Gaze und zeigt dieselben Eigenschaften.

Tannoform-Gaze $10^0/_0$

stimmt in der Herstellung mit den beiden vorigen überein.

Eine fast weisse Gase mit schwach röthlichem Schein. Sie ist geruchlos und lässt sich sterilisiren.

Sämmtliche drei Gazen sind leicht zu bereiten; besondere Vorsichtsmaassregeln sind weder hierbei noch bei der Aufbewahrung zu beachten.

Paraform-Gaze.

Paraform-Gaze von konstantem Gehalt lässt sich nicht darstellen; es widerstrebt dem die chemische Natur des Paraforms, das als polymerisirter Formaldehyd leicht das Bestreben hat, von dem einen Zustand in den anderen, von dem festen in den gasförmigen überzugehen. Verdunstet man die wässrige Lösung des Formaldehyds, so entweicht ein Theil desselben gasförmig, ein anderer Theil polymerisirt sich und hinterbleibt als festes, unlösliches Paraform. Weder die Menge des gasförmigen Monoformaldehyds noch die des festen Triformaldehyds ist konstant oder kontrollirbar. Erhitzt man auf einer heissen Metallplatte festes Paraform, so verflüchtigt es sich als gasförmiger Formaldehyd, welcher sich in kühleren Lagen sofort wieder polymerisirt und kondensirt. Bestehen diese aus Verbandstoff-Material, so schlägt sich auf ihnen das Paraform in fester Gestalt nieder, wodurch sie nicht nur steril, sondern in Folge der beständigen Abdunstung von Formaldehyd antiseptisch wirksam gemacht werden. — In entsprechender Weise kann man bei der Herstellung von Paraform-Verbandstoffen verfahren. Man bringt auf den Boden eines dicht verschliessbaren Blechkastens etwas festes Paraform, darüber einen Siebboden und auf diesen locker das Verbandstoff-Material. Man schliesst den Kasten und erwärmt den Boden desselben, damit sich das Paraform verflüchtigt. Man lässt langsam abkühlen und benutzt das Herstellungsgefäss zugleich zur Aufbewahrung. Nur zum Gebrauche resp. zur Abgabe entnimmt man diesem das erforderliche Quantum.

Ein farbloser, beständig Formaldehyd abdunstender, stechend riechender, Nase und Augen reizender Verbandstoff.

Zur maassanalytischen Bestimmung des Formaldehyds lässt sich recht gut seine Zersetzung durch salzsaures Hydroxylamin benutzen. Sie verläuft nach der Gleichung:

$$CHOH + NH_2.OH, HCl = HCl + H_2O + CHO.NH_2.$$

Ein Molekül Formaldehyd macht ein Molekül Salzsäure frei, welche durch Normal-Kalilauge gemessen werden kann. Man arbeitet gewöhnlich mit $1/2$-Normal-Lösungen. Eine $1/2$-Normal-Kalilauge enthält 28,0 KOH in 1 Liter, eingestellt gegen reine krystallisirte Oxalsäure. Man setzt einer gewissen Menge Formalin oder dem wässrigen Auszuge einer bestimmten Menge Formalin-Verbandstoff salzsaures Hydroxylamin im Ueberschuss zu, lässt zur Beschleunigung der Reaktion einige Zeit stehen, färbt mit Dimethylorange, 1 : 1000, als Indikator gelb und titrirt mit $1/2$-Normal-Kalilauge, welche überschüssiges salzsaures Hydroxylamin unberührt lässt, auf zwiebelroth.

1 ccm $1/2$-Normal-Kalilauge = 0,015 Formaldehyd.

IX. Ichthyol-Präparate.

Ichthyol-Gaze 20 %.

240,0 Ichthyol-Ammonium werden in
550,0 Aether und
1050,0 Spiritus gelöst und die Lösung filtrirt.
1200,0 Mull.

Es ist vortheilhaft, der Lösung etwas Salmiakgeist hinzuzufügen, um die Wirkung etwa in den Verbandstoffen in Spuren vorhandener Säure unschädlich zu machen. Siehe Ichthyol, Seite 99.

Die gelbbraune, etwas schmierig anzufühlende, eigenthümlich unangenehm riechende Gaze ist zwar licht- und luftbeständig, sie werde aber dennoch, ihres widerlichen Geruches wegen, wohl verschlossen und von anderen Verbandstoffen entfernt aufbewahrt.

Die Herstellung der Ichthyol-Watte im Grossen habe ich schon bei Besprechung der verschiedenen Imprägnir-Methoden im zweiten Abschnitt unter D, 6 erwähnt. Im Kleinen und zur beschleunigten, aushilfsweisen Darstellung lässt sich eine ätherisch-weingeistige Lösung, welche mit der Wringmaschine zu imprägniren wäre, benutzen.

Sollen diese Präparate desordorirt werden, so geschieht das mit Eukalyptus- oder Citronellaöl, von welchem man der Imprägnirflüssigkeit auf 240,0 Ichthyol 6,0 hinzufügt.

Durch nachfolgendes Krempeln aus ichthyolirter Baumwolle hergestellte Watte wird in der Weise desodorirt, dass man mit einem Refraichisseur die weingeistige Lösung des ätherischen Oels über die Watte sprüht, sie fest zusammenrollt und so einige Stunden liegen lässt. — Im Uebrigen mag wohl auch hie und da die Ansicht auftreten, dass die Desodorantien den Geruch der Ichthyol-Watte eher verschlechtern als verbessern.

X. Jod-Präparate.

Jod-Watte $5\%+10\%$.

100,0 Jod und
200,0 Jodkalium werden in
3000,0 Spiritus,
300,0 Glycerin und
800,0 Wasser

gelöst; die Lösung wird durch Baumwolle-Charpie filtrirt.

2 kg Verbandwatte in ca. 100,0—125,0 schweren Tafeln. Eine solche Tafel wird in die in einer Porzellan- oder Emaille-Schale befindliche Jodlösung eingetaucht, schnell und nicht sehr stark von Hand ausgewrungen, auseinander gebreitet, mit einer Tafel reiner Watte umhüllt und nunmehr mit aller Kraft ausgewrungen. Die Wringmaschine würde nicht so scharf abpressen, als es auf diese Art mit der Hand möglich ist. Die äussere reine Wattetafel soll nicht nur alle überschüssige Lösung aufsaugen, sie soll ausserdem die Hände thunlichst vor der Berührung mit der scharfen Jodlösung bewahren. Lässt sich das auch nicht ganz erreichen, so wird sie doch so herabgemindert, dass bei flotter Arbeit ausser Braunfärbung der Hände kein Nachtheil entsteht. (Mit ammoniakalischem Seifenwasser verschwindet jene bald). Als zweite zu imprägnirende Tafel wird die, welche die erste umhüllte, eingetaucht und damit ebenso verfahren. Die imprägnirte Watte wird sofort in einem luftigen, verdunkelten und ungeheizten Raume zum Trocknen aufgehängt. Man kann hierzu den Jodoform-Trockenraum benutzen, nehme jedoch besondere Leinen, keine Stangen

zum Aufhängen. Die Jodwatte wird vor dem völligen Austrocknen abgenommen und fest geschichtet in dicht schliessenden Holzkästen aufbewahrt. Sie hält sich gut.

Eine chokoladenbraune, verhältnissmässig wenig nach Jod riechende Watte. Sie färbt Spiritus und Aether braun, Chloroform röthlich violett, Stärkelösung blauschwarz.

Zur quantitativen Bestimmung des freien Jods benutzt man dessen Bindung durch unterschwefligsaures Natrium, welche nach folgender Gleichung vor sich geht:

$$2(Na_2S_2O_3 + 5H_2O) + J_2 = 2NaJ + Na_2S_4O_6 + 10H_2O$$
$$2 \times 248 = 496 \qquad 2 \times 127 = 254.$$

Als Indikator dient Stärkelösung. — Um das Jod in Wasser in Lösung zu bringen, genügt das in der nach vorstehender Angabe hergestellten Jodwatte vorhandene Jodkalium; da jedoch auch solche im Handel ist, welche kein Jodkalium enthält, ein Ueberschuss des letzteren jedoch niemals bei der Titration stört, so setze man davon stets hinzu. — Man löst 1,0 Jodkalium in ca. 150,0 Wasser und erschöpft mit dieser Lösung 5,0 Jodwatte, wäscht mit Wasser nach und verdünnt auf 200 ccm. Die ausgezogene Watte wird noch mit Spiritus behandelt, dann getrocknet und gewogen.

100 ccm der Jodlösung werden im Becherglase nach und nach mit $^1/_{10}$ Normal-Natriumthiosulfatlösung, hergestellt durch Auflösen von 24,8 Natriumthiosulfat in soviel Wasser, dass die Lösung 1 Liter beträgt und eingestellt gegen $^1/_{10}$ Normal-Jodlösung, versetzt, bis die Flüssigkeit nur noch wenig gelb gefärbt ist. Nach Hinzufügung von etwas frischer, gekochter Stärkelösung, wodurch Blaufärbung eintritt, wird mit dem Zusatz der $^1/_{10}$ Normal-Thiosulfatlösung fortgefahren und auf farblos titrirt.

Angenommen es seien 6,8 ccm $^1/_{10}$ Normal-Lösung verbraucht.

1 ccm = 0,0127 Jod, 6,8 ccm = 6,8 × 0,0127 = 0,0864 Jod, welche in 2,5 Jodwatte enthalten wären, mithin in 5,0 = 0,1728 Jod.

Hätten obige 5,0 Jodwatte 3,5 reine, trockene Verbandwatte hinterlassen, so betrüge der Gehalt an freiem Jod 4,94 %, entsprechend der Gleichung 3,5 : 0,1728 = 100 : x.

Enthält die Jodwatte neben freiem Jod grössere Mengen Jodkalium — ob das der Fall ist, sieht man sofort am Verhalten derselben gegen Wasser —, so macht sich auch die quantitative Bestimmung des gebundenen Jods erforderlich; trägt es doch wesentlich zur Bewerthung der Jodwatte bei. Man bestimmt das freie und gebundene Jod zusammen (letzteres wird durch Eisenchlorid freigemacht), und erhält durch einfache Subtraktion der für freies Jod gefundenen Zahl von der nun gefundenen Zahl die Menge des Jods im Jodkalium und kann diese auch auf Jodkalium umrechnen.

5,0 Jodwatte übergiesst man in einer Kopfflasche mit Wasser, setzt überschüssige Eisenchloridflüssigkeit und Schwefelkohlenstoff hinzu, verschliesst die Flasche und schüttelt kräftig und wiederholt mit Schwefelkohlenstoff aus, bis dieser nicht mehr gefärbt wird. Man titrirt das Jod direkt in dieser Lösung mit $^1/_{10}$ Natriumthiosulfat und Stärke als Indikator.

Es wären 34,6 ccm $^1/_{10}$ Normal-Lösung verbraucht; diese würden 34,6 × 0,0127 = 0,4394 freiem und gebundenem Jod in 5,0 Jodwatte entsprechen. Freies Jod waren 0,1728 gefunden; es blieben demnach für gebundenes Jod 0,2666 übrig, welche nach der Formel

127 : 166 = 0,2666 : x,
Jod : Jodkalium   x = 0,3485 Jodkalium

anzeigen. Der Gehalt an Jodkalium betrüge demnach

3,5 : 0,3485 = 100 : x = 9,96 %.

Aristol-Gaze 5%.

60,0 Aristol und einige Tropfen Salmiakgeist werden in
1200,0 Aether im verdunkelten Raume gelöst. Der Lösung wird unverzüglich hinzugefügt
600,0 Spiritus, vermischt mit
50,0 Glycerin.

Es wird ohne Zeitverlust im Dunkeln imprägnirt und getrocknet, — letzteres ohne Anwendung von Wärme. (Ohne Ammoniak-Zusatz zersetzt sich die ätherische Aristol-Lösung noch leichter als eine Jodoformlösung.)

Ein geruchloser, schwach röthlich-gelber Verbandstoff, der sich an der Luft und am Licht unter Jodabspaltung sehr leicht zersetzt.

Europhen-Gaze 5%.

60,0 Europhen und einige Tropfen Salmiakgeist werden in
1450,0 Spiritus gelöst und die Lösung mit
50,0 Glycerin versetzt. Hiermit werden
1200,0 Mull imprägnirt.

Bei allen Arbeiten macht sich Abhaltung des Lichts erforderlich. Der Verbandstoff wird breit aufgehängt, ohne Wärme abgedünstet, noch etwas feucht von den Leinen genommen und sehr trocken, nicht warm, im Dunkeln aufbewahrt. — Er besitzt eine gelbe Farbe und saffranartigen Geruch.

Zur Identificirung kocht man den Verbandstoff einige Zeit mit verdünnter Kalilauge bei Gegenwart von Zinkstaub, filtrirt, säuert das Filtrat an und schüttelt es mit Aether aus. Im wässerigen Antheil ist das Jod vorhanden, während der ätherische Auszug das Irobutylkresol enthält. Wird dieses nach dem Verdunsten des Aethers mit etwas Natronlauge aufgenommen, mit Wasser verdünnt und mit Jodjodkalium im Ueberschuss versetzt, so entsteht wieder das charakteristisch riechende Europhen als anfangs grünlicher, später gelblicher Niederschlag.

Jodol-Gaze 5%.

60,0 Jodol,
1400,0 Spiritus,
50,0 Glycerin und einige Tropfen Salmiakgeist

werden unter Abhaltung grellen Tageslichts in Lösung gebracht und mit der Lösung 1200,0 Mull imprägnirt, — in der unter Jodoform-Gaze ausführlicher besprochenen Art.

Eine geruchlose, fast farblose Gaze mit schwach bräunlichem Scheine. Sie ist vor Licht und Luft sorgfältig zu schützen, da sie sehr leicht Jod abgiebt. — Der alkoholische Auszug färbt sich mit Salpetersäure roth.

Nosophen-Gaze 3%.

36,0 Nosophen,
1450,0 Spiritus, } 1200,0 Mull.
25,0 Glycerin,

Obiges Quantum Spiritus wird zuvor mit 2,0 doppelkohlensaurem Natrium während einiger Stunden unter häufigem, kräftigem Umschütteln bei Seite gestellt, filtrirt, mit dem Glycerin und endlich dem Nosophen versetzt. Alle Arbeiten werden im verdunkeltem Raum ausgeführt.

Eine fast farblose, kaum gelbliche, geruchlose Gaze, welche am Licht leicht Jod abgiebt. Sie ist dunkel, trocken und vor Luft geschützt aufzubewahren. — Mit Alkali färbt sie sich bläulich, das Nosophen löst sich mit blauer Farbe in Alkalien.

Sanoform-Gaze 5%.

60,0 Sanoform,
150,0 Aether,
1300,0 Spiritus, } 1200,0 Mull.
50,0 Glycerin,

Die Darstellung bietet nicht die geringsten Schwierigkeiten; besondere Vorsichtsmassregeln sind nicht anzuwenden. Eine farb- und geruchlose, licht- und luftbeständige, sterilisirbare Gaze.

Zur Identificirung kann man mit verdünnter Kalilauge und Zinkstaub erwärmen, es bilden sich Methylalkohol, salicylsaures Kalium und Jodkalium. Man säuert mit Salzsäure schwach an, schüttelt mit Aether aus und weist darin die Salicylsäure in bekannter Weise nach. Den wässerigen Antheil kann man mit etwas rauchender Salpetersäure versetzen und mit Chloroform oder Schwefelkohlenstoff ausschütteln.

Sozojodol-Gaze 5%.

60,0 Sozojodol-Natrium, } 1200,0 Mull. Wegen der grösseren Lös-
30,0 Glycerin, } lichkeit ist das Natriumsalz der Kalium-
1750,0 Wasser, } verbindung vorzuziehen.

Ueber ihre Fabrikation gilt dasselbe wie von der Sanoform-Gaze. Ein farb- und geruchloser, sehr beständiger Verbandstoff.

Mit sehr verdünnter Eisenchloridlösung färbt er sich blauviolett. Wird der wässerige Auszug mit etwas Chlorwasser und Chloroform geschüttelt, so färbt sich letzteres rothviolett.

Thiophendijodid-Gaze 10%.
120,0 Thiophendijodid,
600,0 Aether,
1100,0 Spiritus,
60,0 Glycerin.

Im verdunkelten Raume wird das Thiophendijodid in Aether gelöst, dann Spiritus und endlich Glycerin hinzugefügt. Es werden mit dieser Lösung in der unter Jodoformgaze beschriebenen Weise 1200,0 Mull imprägnirt und getrocknet, und zwar ebenfalls ohne Anwendung von Wärme.

Ein farbloser, eigenthümlich-aromatisch riechender Verbandstoff. Wegen der grossen Flüchtigkeit und leichten Zersetzbarkeit des Thiophendijodid ist er vor Licht und Luft vorsichtig geschützt aufzubewahren.

Mit jodhaltigen Verbindungen imprägnirte Verbandstoffe quantitativ auf ihren Jodgehalt zu untersuchen, kommt man in allen Fällen mit genauem Ergebniss zum Ziele, wenn man dieselben zunächst nach den Grundsätzen der Elementaranalyse organischer Verbindungen zerlegt und das an eine anorganische Base gebundene Jod gewichts- oder maassanalytisch als Jodsilber bestimmt.

Man bringt in eine an einem Ende zugeschmolzene Verbrennungsröhre eine ca 2 cm hohe Schicht gekörnten Natronkalk, bestehend aus einem Gemisch von 1 Theil geschmolzenem, chlorfreiem Natriumhydroxyd und 4 Theilen chlorfreiem, durch Brennen von reinem Marmor hergestelltem Calciumoxyd, hierüber 2,0 des zu untersuchenden Verbandstoffs und darüber wieder eine Schicht Natronkalk, die aber 4—5 cm hoch sein muss. Man erhitzt nun langsam vom offenen Ende der Verbrennungsröhre an bis zum geschlossenen Ende zur schwachen Rothglut, erhält darin einige Zeit und taucht dann das noch glühendheisse, geschlossene Röhrenende in ein Becherglas mit etwa 100 ccm Wasser. Die Glasröhre zerspringt hierbei und entleert ihren Inhalt in das Wasser. Man setzt soviel reine Salpetersäure hinzu, dass eben der Kalk gelöst wird, filtrirt und spült Glasscherben, Becherglas und Filter mit Wasser nach. War die durch Salpetersäure bewirkte Lösung nicht farblos, sondern durch ausgeschiedenes Jod gelb gefärbt, so setzt man vorsichtig bis zur Entfärbung einige Tropfen schweflige Säure hinzu.

Meistens ist das Jod weniger fest gebunden und entweder schon in der Wärme des Wasserbades oder bei wenig höherer Temperatur isolirbar. Man kann in solchem Falle 2,0 Verbandstoff in einem Reagensrohre 2 cm hoch mit gekörntem, reinem, metallischem Zink und dann etwa 5 cm hoch mit entwässertem, reinem kohlensaurem Natrium in Krusten oder Stücken, überschichten und im Wasserbade oder in einer koncentrirten Kochsalzlösung erwärmen. Man erhält nach dieser Methode das Jod hauptsächlich als Zinkjodür. Man giebt den Gesammtinhalt des Reagensrohres in ein Becherglas, spült mit Wasser nach, verdünnt mit Wasser und lässt einmal aufkochen. Man filtrirt heiss, süsst das Filter mit Wasser aus, vereinigt die Flüssigkeiten, welche das Jod nun als Natriumjodid enthalten, lässt erkalten, neutralisirt genau mit Salpetersäure, eventuell einen Ueberschuss derselben mit kohlensaurem Magnesium oder Calcium und verdünnt auf 500 ccm. In 250 ccm dieser Lösung, entsprechend 1,0 Verbandmaterial, bestimmt man nun, mit chromsaurem Kalium als Indikator, mittels $^1/_{10}$-Normal-Silberlösung das Jod als Jodsilber. Die gefundene Menge Jod rechnet man in jodhaltige Substanz um und sei zu diesem Zwecke daran erinnert, dass

Aristol . . . 45,80 %,
Europhen . . 28,10 „
Jodol . . . 88,97 „
Nosophen . . 60,00 „
Sanoform . . 62,84 „
Sozojodol-Natr. 56,66 „
„ -Kal. 54,69 „
Thiophendijodid 75,50 „ Jod enthalten.

Ueber Probeentnahme, Ausführung der Untersuchung und Berechnung siehe ausführlicher unter Jodoform!

XI. Jodoform-Präparate.

Jodoform-Watte 5% (und 10%).

In der im Heisswasser- oder Dampfbade ruhenden Imprägnirwanne werden 16000,0 Spiritus auf ca. 70°, d. h. bis nahe zum Sieden erhitzt, in dieser Temperatur während der ganzen folgenden Arbeit gehalten und mit einer Spur Salmiakgeist, etwa 5,0, versetzt. Man löst nun durch vorsichtiges Umrühren 500,0 (resp. 1000,0) Jodoform in der heissen Flüssigkeit auf und setzt 400,0 („ 750,0) Glycerin hinzu, mischt und imprägnirt hiermit 10 kg Verbandwatte, gut ausgetrocknet und vorgewärmt, in Tafeln von ca. 250,0 bei ca. 90 cm Länge, also einmal getheilte, gewöhnliche Vliese. Sie werden nur einmal durch die Wringmaschine gezogen; beim zweiten Male würde infolge der inzwischen eingetretenen Abkühlung und grösstentheils erfolgten Abscheidung des Jodoforms eine schwache Lösung abfliessen und die Brühe mit jedem Male mehr verdünnen, auseinandergefaltet wird je eine Tafel über zwei Leinen zum Trocknen aufgehängt, so dass die umgeschlagenen Enden nach innen hängen. Imprägnir- und Trockenraum müssen gut ventilirt, verdunkelt sein; gewöhnliche Zimmertemperatur ist ausreichend. Ist die Watte etwas ausgetrocknet, was sehr schnell geschieht, so wird sie umgehängt, so dass nunmehr die Enden frei nach aussen herabhängen. Während des Imprägnirens setzt man der Jodoformlösung hin und wieder einige Tropfen Salmiakgeist hinzu

und verhütet dadurch sicher, dass sie sich zersetzt und bräunt. Die Imprägnirung ist in einer Tour zu Ende zu führen, eine Unterbrechung der Arbeit ist zu vermeiden wegen der zu leichten Verflüchtigung des heissen Lösungsmittels. Die Watte wird nicht vollständig ausgetrocknet. —
Kleinere Mengen Jodoformwatte kann man auch in der Weise schnell herstellen, dass man entweder reine oder glycerinirte Verbandwatte mit Jodoform gleichmässig bestreut. Man verwendet dazu vortheilhaft ein kleines Sieb, welches man sich aus zwei Blechringen (oder den Pappringen einer Pulverschachtel) herstellt, indem man zwischen beide straff eine Lage dichten Mull spannt. Die Watte wird glatt auf eine Glastafel ausgebreitet, das Jodoform aufgestreut und durch gelindes Klopfen mit einem Holzstab nach dem Innern zu vertheilt. Dann wird das Vlies glatt und fest gerollt, dabei beständig mit der Vorsicht geklopft, dass kein Jodoform ausstäubt. —

Soll die Jodoformwatte (oder Jodoformgaze) desodorirt werden, so wird entweder der Imprägnirflüssigkeit 1,0 Cumarin oder 4,0—5,0 Sassafras-Oel zugefügt oder die durch Einstreuen hergestellte Jodoformwatte wird, wenn sie dispensirt werden soll, mittels Refraichisseur mit einer 0,5procentigen Cumarin- oder 2procentigen Sassafrasöl-Lösung in Spiritus besprüht. —

Wird Jodoformwatte (oder Jodoformgaze) gelb gefärbt verlangt, so kann diese Farbe durch Auramin gegeben werden. Man übergiesst käufliches Auramin mit der zehnfachen Gewichtsmenge Spiritus und macerirt unter öfterem Umrühren; man filtrirt vom Rückstand ab und behandelt diesen nochmals in gleicher Weise mit der gleichen Menge Spiritus wie vorher, filtrirt und vereinigt die Filtrate. Der aus Dextrin und ähnlichem Füllmaterial bestehende Rückstand ist werthlos. Von der erhaltenen Farblösung werden der Jodoformlösung nach und nach kleine Mengen zugefügt. — Mit Jodoform nur eingestreute Jodoformwatte müsste schon als Grundmaterial gelbgefärbte Verbandwatte erhalten.

Jodoformgazen	**5%**	**10%**	**20%**	**30%**.
Jodoform	60,0	120,0	240,0	360,0
Kolophon, gereinigt	—	—	12,0	24,0
Aether	400,0	800,0	1450,0	2200,0
Spiritus	1200,0	1000,0	650,0	450,0
Glycerin	50,0	120,0	120,0	100,0
Mull 1200,0.				

Klebende Jodoformgazen, nach Billroth	**5%**	**10%**	**20%**
Jodoform	60,0	120,0	240,0
Kolophon, gereinigt	150,0	250,0	300,0
Aether	360,0	720,0	1450,0
Spiritus	900,0	800,0	500,0
Glycerin	90,0	150,0	180,0
Mull 1200,0.			

An Stelle des Kolophons und Glycerins in den gewöhnlichen Jodoformgazen ist als Fixirmittel Paraffinum liquidum, Paraffinöl, empfohlen und auch in Oesterreich vielfach gebräuchlich; da dieses Mittel vollständig indifferent ist und in der vorgeschlagenen Menge die Hydrophilität der Jodoformgaze nicht merkbar herabsetzen dürfte, so möchte man es ein ideales Fixirmittel nennen, doch bezweifle ich sehr den Effekt, nach Versuchen, die ich im Kleinen anstellte; es im Grossen auszuprobiren hatte ich keine Gelegenheit. Nach genanntem Vorschlage soll pro Meter und 10 Procent nur 1 Tropfen Paraffinöl erforderlich sein. Die Vorschriften zu Jodoformgazen würden also lauten:

	5%	10%	20%	30%
Jodoform	60,0	120,0	240,0	360,0
Aether	400,0	800,0	1450,0	2200,0
Spiritus	1250,0	1150,0	800,0	600,0
Paraffin. liq.	XX.	XL.	LXXX.	CXX gutt.
Mull 1200,0.				

Jodoform-Tannin-Gaze, nach Billroth, 5% + 5%.

60,0 Jodoform werden gelöst in
400,0 Aether. Der Lösung wird zugefügt eine Lösung von
60,0 Tannin und
90,0 Kolophon in 90,0 Glycerin und
      800,0 Spiritus.   Mull 1200,0.

Jodoform-Docht, lose oder fest, 10% und 20%.

wird wie gewöhnliche Jodoformgaze imprägnirt, durchgewrungen und getrocknet.

Jodoform-Seide.

Man lässt gereinigte Nähseide eine halbe Stunde in einer koncentrirten, nur mit einigen Tropfen Salmiakgeist versetzten ätherischen Jodoformlösung (1:6) liegen, abtropfen und spult sofort. — Sie ist nur zur Dispensation anzufertigen. Fixirungsmittel, vor allem solche, die nur den geringsten Reiz ausüben könnten, sind zu vermeiden. —

Jodoform-Gummi-Drainagen.

Gelochter oder ungelochter Patentgummi-Schlauch (das Lochen muss event. vor dem Imprägniren ausgeführt werden) wird wie Jodoformseide bereitet, nur dass man den Gummischlauch eine ganze Stunde in der Jodoformlösung liegen lässt. Man lässt abtropfen, oberflächlich abtrocknen und dispensirt ohne weitere Zuthaten in braunen Gläsern. — Sie werden nicht auf Vorrath gehalten. —

Es ist unbedingt erforderlich, dass die Imprägnirlösungen klar sind, und dass sich am Boden der Wanne weder Jodoform noch Glycerin ausgeschieden hat, andernfalls sind ungleichmässige oder, vom Glycerin herrührend, braunfleckige Fabrikate die Folge. Der Aethergehalt muss zum Spiritusgehalt im richtigen Verhältniss stehen, damit das zuvor im Spiritus gelöste Glycerin durch den Aether nicht ausgeschieden wird, oder es darf der Aetherweingeistmischung nur soviel Glycerin beigesetzt werden, als sie in Lösung zu halten vermag. Bei den hochprocentigen Jodoformgazen würde diese Menge zur Fixirung nicht ausreichen, darum ist bei ihnen ein Zusatz von Kolophon nicht zu vermeiden, doch soll dieser nicht grösser als nöthig sein.

Eine 50 procentige Jodoformgaze lässt sich wegen der Löslichkeitsverhältnisse des Jodoforms in Aether und Spiritus und der des Glycerins in Aether nicht direkt herstellen. Es müsste eine koncentrirte, rein ätherische Jodoformlösung ohne Zusatz von Spiritus und Glycerin, nur mit Zuhilfenahme von Kolophon als Fixirmittel, benutzt werden; doch würde diese so schnell verdunsten, nicht nur aus dem Imprägnirungsgefäss, sondern noch mehr im Gewebe oder vielmehr an dessen Oberfläche, dass von einer genauen Dosirung gar keine Rede sein könnte. Auf solche Art hergestellte 50 procentige Jodoformgaze fällt stets ungleichmässig aus; besonders sind es die Aussenlagen und Ränder, welche sich dunkler präsentiren als die übrigen Theile. — Ich imprägnire 50 procentige Jodoformgaze nur in der Weise, dass ich 20 procentige mit der Lösung für 30 procentige, oder 30 procentige mit derjenigen für 20 procentige tränke, kann hierbei als Hauptfixirungsmittel Glycerin verwenden, vermeide einen Zusatz grösserer Mengen Kolophon und kann gleichzeitig bei dieser Gelegenheit vorräthige 20- oder 30 procentige Gaze vor längerem Lagern bewahren. Dass diese Methode wegen der zweimaligen Verwendung eines Lösungsmittels etwas kostspieliger, ist richtig, dafür ist aber auch das Fabrikat umso werthvoller.

Eine ätherweingeistige Jodoformlösuug zersetzt sich etwas leichter als eine weingeistige, am leichtesten eine rein ätherische. Setzt man aber dem Aether gleich anfangs eine Spur Salmiakgeist (siehe unter Jodoformwatte) hinzu und dann das Jodoform, beschleunigt durch kräftiges Umschütteln die Lösung und verdünnt nun sogleich mit Spiritus, so tritt während mehrerer Stunden eine Zersetzung der Lösung nicht ein; sie kann sogar, bei Abhaltung grellen Tageslichtes, tagelang unverändert aufbewahrt werden. Bei einem solch' harmlosen und sichern Mittel, Jodoformlösung vor dem Zersetzen zu schützen, ist es mir unbegreiflich, dass es noch Fabrikanten giebt, die zum gleichen Zwecke unterschwefligsaures Natrium verwenden. Ist dieses in grösseren Mengen zugegen, so entwickelt sich beim längeren Lagern schweflige Säure und durch Bildung von Schwefelsäure wird das Gewebe korrodirt. —

Die Gefässe, überhaupt alles was mit der Jodoformlösung in Berührung kommt, müssen peinlich sauber und rein sein. Natürlich meine ich damit nicht nur, dass sie nicht schmutzig sein dürfen, ich meine damit hauptsächlich, dass durch Geräthe, durch die Kleider der Arbeiter nicht Spuren fremder Chemikalien, von früherer Beschäftigung herrührend, verschleppt werden, und ist es besonders Salicylsäure, die zersetzend einwirkt. Am richtigsten ist es, dass man zum Imprägniren, Trocknen und Verpacken von Jodoformmaterialien wie besondere Geräthe und Räume, so auch besondere Personen zur Verfügung hat, die mit anderen Imprägnirungen garnicht in Berührung kommen. —

Ich habe die Jodoformwringmaschine eine Zeitlang am gangbaren Zeug gehabt, rathe aber ganz entschieden davon ab, vielmehr, lieber alle anderen Mangeln mit der Transmission zu verbinden als diese. Das Arbeiten in den ätherweingeistigen Lösungen macht, weil durch die starke Verdunstung an den Händen hohe und andauernde Kälte erzeugt wird, die Finger gefühllos, und ist durch den Aether- und Alkoholdampf das Gesichtsvermögen schliesslich auch getrübt, die allgemeine Aufmerksamkeit erschlafft, so passirt es leicht, dass die Wringwalzen statt des Materials allein dieses und die Finger ergreifen, und ehe die sinnreichst und momentan wirkenden Ausschaltvorrichtungen in Thätigkeit treten, ist das Malheur geschehen. Ein wie Glas herausgesprungener Fingernagel ist der kleinste Denkzettel.

Ich deutete eben schon an, dass bei längerer Arbeit Spiritus- und Aetherdämpfe recht störend einwirken können. Sehr lästig und geradezu unerträglich, trotzdem man sich an sie gewöhnt, können sie bei mangelhafter, unzureichender Ventilation werden. Kräftige, vom Boden der Räume aus wirkende Ventilation allein macht den Aufenthalt erträglich und flottes Arbeiten muss die Dauer desselben möglichst verkürzen. Unwohl werdende Arbeiter sind sofort, selbst bei Widerspruch derselben, was gewöhnlich der Fall ist, an die frische Luft zu führen. Gerade die Arbeiterinnen sind häufig nur mit Gewalt zu entfernen; im weiter vorgeschrittenen Stadium stellen sich bei ihnen nicht selten Lach- oder Weinkrämpfe, heftiges Erbrechen ein —, Erscheinungen, die an der frischen Luft schnell verschwinden und unmöglich sind bei fehlerloser Ventilationsanlage. Uebrigens ist die Widerstandsfähigkeit sehr individuell, jedoch auch bei derselben Person bald grösser, bald geringer. Mit einer mehr oder weniger starken Nervenerschlaffung ist sie stets verbunden; deshalb ist es vortheilhaft, die Imprägnirung so zu verlegen, dass sie mit Beginn einer grösseren Arbeitspause beendet ist.

Jodoform-Verbandmaterial hat je nach dem Procentgehalt eine schwefelgelbe bis dunkelcitronengelbe Farbe. Die Färbung muss gleichmässig sein. Es zeigt den charakteristischen Geruch, wenn dieser nicht durch andere Riechmittel verdeckt ist. Mit der Lupe sieht man überall wohl ausgebildete Jodoformkrystalle. Ungefärbtes Material darf an Wasser keine Farbe abgeben. Dem Sonnenlicht oder der Wärme des Dampfbades ausgesetzt, wird es in kurzer Zeit farblos, ebenfalls bei der Extraktion mit Aether. Mit alkoholischer Kalilauge in der Wärme ausgezogen, giebt es ein Filtrat, das nach der Uebersättigung mit Salpetersäure durch salpetersaures Silber gelblichweiss gefällt wird. Dieser Niederschlag ist unlöslich in Ammoniak.

Zur quantitativen Bestimmung des Jodoformgehaltes, die in der Fachlitteratur der letzten Jahre eine hervorragende Besprechung gefunden hat lassen sich verschiedene Zersetzungen des Jodoforms heranziehen. Behandelt man den Verbandstoff, wie oben schon erwähnt, mit alkoholischer, Kalilauge, so bilden sich Jodkalium und ameisensaures Kalium:

$$CHJ_3 + 4\,KOH = 3\,KJ + KCOOH + 2\,H_2O$$

und aus Jodkalium und salpetersaurem Silber Jodsilber und salpetersaures Kalium:

$$KJ + AgNO_3 = AgJ + KNO_3.$$

Jodsilber entsteht auch direkt aus Jodoform und salpetersaurem Silber:

$$CHJ_3 + 3\,AgNO_3 + H_2O = 3\,AgJ + 3\,HNO_3 + CO.$$
$$394 : 3 \times 170 \quad = 3 \times 235.$$

Das so erhaltene Jodsilber lässt sich gewichts- und maassanalytisch bestimmen.

Greshoff liess die Gaze mit Aether ausziehen, den ätherischen Auszug verdunsten und den Rückstand mit nicht zu schwacher, wässeriger Höllensteinlösung behandeln. Selbst beim vorsichtigsten Arbeiten liegt hier die Gefahr vor, dass beim Verdunsten des Aethers sich Jodoform verflüchtigt oder sich die Lösung unter Jodabspaltung zersetzt, dass Jod entweicht oder durch die Silberlösung nicht vollständig in Jodsilber umgewandelt wird. Ausserdem ist die Einwirkung einer wässerigen Silbernitratlösung auf Jodoform bei starker Verdünnung recht langsam und, wenn koncentrirt, sogar ziemlich stürmisch. **Eine durch Zersetzung braun gewordene Jodoformlösung giebt stets eine zu geringe Ausbeute an Jodsilber.** Nur in der Hand eines sehr gewandten Analytikers giebt die Greshoff'sche Methode sichere Resultate. Wegen der vielen mit ihr verbundenen Vorsichtsmassregeln ist zunächst anzurathen, die ätherische Jodoformlösung nicht zu verdunsten, sondern direkt aus derselben unter Abhaltung des Tageslichtes ohne Verzug, damit keine Zersetzung eintritt, mittels Silbernitratlösung zu fällen und hierzu eine mit Salpetersäure schwach angesäuerte alkoholische Lösung in geringem Ueberschuss zu verwenden. Die Reaktion verläuft dann glatt.

Man zieht den Jodoformverbandstoff im Soxhlet mit Aether aus, bis er völlig farblos geworden resp. erschöpft ist, setzt der im Kölbchen angesammelten ätherischen Lösung sofort eine mit Salpetersäure schwach angesäuerte Höllensteinlösung in geringem Ueberschuss hinzu, erwärmt gelinde und lässt absetzen. Nach einigen Stunden hat sich sämmtliches Jodsilber am Grunde des Gefässes angesammelt; man dekantirt vorsichtig und übergiesst den Rückstand mit heissem, schwach salpetersäurehaltigem Wasser, dekantirt, süsst mit heissem, reinem, dann mit ammoniakalischem

Wasser, nachdem wieder mit reinem Wasser und endlich mit Alkohol und Aether aus und sammelt nun das reine Jodsilber auf einem möglichst kleinen Filter. Nach dem Trocknen im Exsikkator schüttet man das Jodsilber in einen gewogenen Porzellantiegel, reinigt soviel als möglich davon das Filter, verbrennt dieses für sich, vereinigt die Asche mit dem Jodsilber, bedeckt den Tiegel mit einem Porzellandeckel, glüht und wägt nach dem Erkalten im Exsikkator. Die gefundene Menge Jodsilber mit 0,559 multiplicirt giebt die entsprechende Menge Jodoform.

$$3 \, AgJ : CH_3$$
$$3 \times 235 : 394 = 1 : x$$
$$x = \frac{394}{705} = 0{,}559$$

Will man das Jodoform maassanalytisch bestimmen, so ist seine Zerlegung durch akoholische Kalilauge vorzuziehen.

$$CHJ_3 + 4 \, KOH = 3 \, KJ + KCOOH + 2 \, H_2O.$$

Die anfangs gelb gefärbte Lösung wird nach jedem Zusatz der alkoholischen Lauge heller und, wenn alles Jodoform zersetzt ist, farblos; erforderlich ist ein geringer Ueberschuss von Kali, um der vollständigen Umsetzung sicher zu sein. Um in der alkalischen Jodkaliumlösung mit salpetersaurem Silber den Jodgehalt bestimmen zu können, muss die Lösung neutralisirt werden; man thut es mit Essigsäure oder reiner Salpetersäure, oder vielmehr man säuert mit einer der beiden Säuren an und neutralisirt mit chlorfreiem kohlensaurem Magnesium. In der nun neutralen Jodkaliumlösung lässt sich mit salpetersaurem Silber das Jod maassanalytisch bestimmen. Als Indikator benutzt man gelbes chromsaures Kalium, in solcher Menge, dass die Jodkaliumlösung gelb gefärbt ist. Fügt man nun Silbernitrat hinzu, so entsteht zunächst nur Jodsilber,

$$KJ + AgNO_3 = KNO_3 + AgJ$$

und noch kein chromsaures Silber. Erst bei weiteren Zusätzen von Silberlösung entsteht an den Einfallstellen eine rothe Trübung von chromsaurem Silber,

$$K_2CrO_4 + 2 \, AgNO_3 = Ag_2CrO_4 + 2 \, KNO_3,$$

die indessen stets wieder verschwindet, so lange noch unzersetztes Jodkalium vorhanden ist:

$$Ag_2CrO_4 + 2 \, KJ = 2 \, AgJ + K_2CrO_4.$$

Erst wenn sämmtliches Jodkalium durch Silbernitrat zerlegt ist, bleibt das chromsaure Silber als blutrother Niederschlag bestehen.

Zur Titration bedient man sich einer $1/10$-Normal-Silberlösung. Da das Atomgewicht des Silbers 108 ist, so hat man zu deren Anfertigung 10,8 chemischreines Silber auf 1 Liter Lösung zu verwenden. Man zerkleinert das Silber mittels einer Kneifzange oder einer reinen Feile, wägt das Quantum ab, übergiesst es in einem Literkolben mit wenig reiner Salpetersäure, löst und verjagt in der Wärme des Wasserbades durch häufiges Einblasen von Luft die salpetrige Säure völlig. Nach dem Erkalten wird die Lösung mit Wasser auf 1 l verdünnt. Oder man löst 17,0 reines, geschmolzenes Silbernitrat in Wasser zu 1 l auf. Als Gegenflüssigkeit, um eventuell im Ueberschuss zugesetzte Silberlösung zurücktitriren zu können, hält man eine $^1/_{10}$-Normal-Kochsalzlösung bereit, hergestellt durch Auflösen von 5,85 reinem, im Dampfbade scharf ausgetrocknetem und warm verwogenem Chlornatrium in Wasser zu 1 l. Beide Lösungen müssen genau aufeinander eingestellt sein.

Zur Ausführung der Untersuchung breitet man den Jodoform-Verbandstoff vorsichtig auf einer Unterlage von glattem, schwarzem Papier aus, wobei man vermeidet oder möglichst zu vermeiden sucht, dass Jodoform ausstreut. Man faltet den Stoff deshalb nicht vollständig auseinander, sondern nur soweit, dass bei Gaze noch 6—8 Schichten übereinander liegen; Watte breitet man bis auf die Stärke eines Vlieses aus. In solcher Anzahl Lagen nimmt $^1/_2$ m Jodoform-Gaze ungefähr 25 × 25 cm Fläche ein. Die Papierunterlage sei etwas grösser, um sich ablösendes Jodoform bequem aufnehmen zu können. Von nun ab verändere man die Lage des Stoffes auf der Unterlage nicht mehr, damit ausgestreutes Jodoform bei dem zugehörigen Gewebe verbleibt. Man schneidet dann von diesem und der Papierunterlage mittels Scheere mit einem Schnitt etwa 2,5 g, von Jodoform-Gaze circa den 8. bis 10. Theil eines halben Meters, ab und bringt beides auf die Waage, um es zusammen zu wiegen. Nun biegt man die Unterlage rinnenförmig ein, lässt Verbandstoff und ausgefallenes Jodoform in den Soxhletapparat gleiten und kehrt rückständiges Jodoform mit einer Federfahne nach. Man wägt das Papierstück zurück und findet durch Subtraktion vom ersten Bruttogewicht das Nettogewicht des in Arbeit genommenen Jodoform-Verbandstoffes. Es betrage beispielsweise 2,5 g. Das im Soxhletapparat befindliche Untersuchungsmaterial wird mit einem Glasstab gleichmässig und ziemlich fest niedergedrückt und mit einer Scheibe reinem, schwedischem Filtrirpapier bedeckt. Dieses muss sich noch mindestens 1 cm unterhalb des höchsten Punktes des Saugarmes vom Apparate befinden, darnach ist die Grösse des letzteren zu bemessen. In den Kolben giebt man ca. 1,5 officinelle Kalilauge, wenn man 10 procentiges, 7,5 wenn man 50 procentiges Material zu untersuchen hat und etwa 100,0—150,0 Alkohol, schwenkt den Kolben zur Vermischung beider Flüssigkeiten um und verbindet ihn luftdicht mit dem Extraktionsapparat. Dieser wird fast bis zum höchsten Punkte des Hebers mit Aether gefüllt und mit einem Liebig'schen Kühler armirt. Der Kolben, der selbstverständlich so geräumig sein muss, dass er Aether und Spiritus, auch nach der Ausdehnung durch die Wärme, bequem aufzunehmen vermag, wird mit einem kleinen Wasserbad umgeben und langsam bis zum gelinden Sieden erwärmt. Der Apparat bleibt in Thätigkeit, bis sich mehrere Male die in und über dem Verbandstoff angesammelte Flüssigkeit abgehebert hat und völlige Entfärbung des ersteren eingetreten ist. Dann nimmt man den Apparat auseinander, giesst den Kolbeninhalt in ein geräumiges Becherglas, spült mit verdünntem Alkohol nach, vereinigt die Flüssigkeiten und verdünnt mit ca. dem gleichen Volumen Wasser. Hat man die Extraktion unterbrochen, als sich im Extraktionsbehälter die Flüssigkeit fast bis zum höchsten Punkte angesammelt hatte, so wird sich im Kolben ein geringeres Quantum Lösung mit verhältnissmässig wenig Aether befinden als darin im Anfang vorhanden war, also nicht mehr als 100—150 g. Den Inhalt des Bechers säuert man mit Essigsäure oder Salpetersäure an, entfernt den Säureüberschuss durch kohlensaures Magnesium, das natürlich chlorfrei sein muss, und lässt, nachdem man mit chromsaurer Kalium-Lösung schwach gelb gefärbt hat, unter beständigem Umrühren mit einem Glasstabe von $^1/_{10}$-Normal-Silberlösung zufliessen, bis die rothe Trübung durch die ganze Flüssigkeit bestehen bleibt. Glaubt man diesen Zeitpunkt nicht genau abgepasst und zu viel der Silberlösung verbraucht zu haben, so muss man mit der $^1/_{10}$-Normal-Kochsalzlösung zurücktitriren, bis eben die Rothfärbung verschwindet.

Die Berechnung ist folgende:
$$1\,CHJ_3 = 3\,KJ = 3\,AgNO_3$$
$$394 = 3 \times 170 \text{ oder}$$
$$\frac{394}{3} = 170$$

1 ccm $^1/_{10}$-Normal-Silberlösung $= 0{,}0170\,AgNO_3 = \dfrac{0{,}0394}{3} = 0{,}01313$ Jodoform.

1 ccm $^1/_{10}$-Normal-Silberlösung = 1 ccm $^1/_{10}$-Normal-Kochsalzlösung. Soviel ccm Silberlösung, eventuell nach Abzug der gleichwerthigen ccm Chlornatriumlösung, verbraucht sind, soviel mal 0,01313 Jodoform sind in der untersuchten Menge Material vorhanden gewesen.

Angenommen es seien 28,5 ccm $^1/_{10}$-Silberlösung und
0,5 ccm $^1/_{10}$-Kochsalzlösung nöthig gewesen,
so wären 28,0 ccm $^1/_{10}$-Silberlösung dem Jodoform gegenüber in Wirksamkeit getreten; sie weisen auf $28 \times 0{,}01313 = 0{,}3676$ Jodoform in 2,5 Jodoformverbandstoff hin.

Der im Soxhlet verbliebene, ausgelaugte Verbandstoff wird, um ja alle Spuren Glycerin zu entfernen, im Glastrichter mit engem Abflussrohr mit Wasser ausgesüsst, mit Spiritus und dann mit Aether nachgespült, getrocknet und gewogen. Es seien 1,875 reines Verbandmaterial hinterblieben. Der Jodoformverbandstoff enthielt mithin $\dfrac{0{,}3676 \times 100}{1{,}875} = 19{,}6\,\%$ Jodoform.

Dijodoform-Gaze 5%.

Ein noch wenig gebräuchlicher, fast geruchloser, citronengelber, sehr lichtempfindlicher Verbandstoff. Er spaltet leicht Jod ab, wovon er 95,49%, auf Dijodoform berechnet, enthält. Da dieses in Wasser, Spiritus und Aether unlöslich, dagegen in Benzin löslich ist, so dürfte sich am besten letztere Eigenschaft zur Darstellung der Gaze verwerthen lassen, — trotz der gefährlichen Hantirung mit dieser Flüssigkeit. Es müsste im Dunkeln und Freien, bei Abwesenheit jeder künstlichen Beleuchtung imprägnirt werden. Ich würde auch vorziehen, ohne Wringmaschine zu arbeiten, den abgemessenen Stoff mit der erforderlichen Menge Lösung übergiessen und durcharbeiten, nöthigenfalls unter Beihilfe eines weiteren Zusatzes von Benzin und unter Hin- und Herbewegen den Stoff soweit abdunsten lassen, dass er nicht abtropft, dann breit aufhängen und vollständig trocknen lassen. Als Fixirungsmittel wäre bei dieser Art Herstellung Glycerin unmöglich; es müsste ein geringer Procentsatz Kolophon statt dessen genommen werden, — oder einige Tropfen Paraffinöl. — Mit alkoholischer Kalilauge zersetzt sich das Dijodoform leicht unter Bildung von Jodkalium. Diese Zersetzung lässt sich zur quantitativen Bestimmung heranziehen. (Siehe auch Jodoform!) Dijodoform, Tetrajodaethylen, C_2J_4, zerlegt sich mit Kali nach der Formel

$$C_2J_4 + 6KOH = 4KJ + 2KCOOH + 2H_2O.$$
$$1 C_2J_4 = 4 KJ = 4 AgNO_3$$
$$532 = 4 \times 170 \text{ oder}$$
$$\frac{532}{4} = 133\, C_2J_4 = 170\, AgNO_3$$

1 ccm $^1/_{10}$ Normal-Silberlösung, enthaltend 0,0170 $AgNO_3$ = 0,0133 C_2J_4. Die Ausführung der Untersuchung entspricht in allem der Jodoformbestimmung, nur dass man den Verbandstoff nicht erst mit Aether, sondern direkt mit alkoholischer Kalilauge unter Erwärmen extrahirt, nicht im Soxhletapparat, sondern im Becherglase in Wärme des Dampfbades.

Eka-Jodoform-Gazen

sind gewöhnliche Jodoform-Gazen, welche auf je 100,0 mit 0,05 Paraformaldehyd steril gemacht sind. Man setzt das Paraform einfach der Jodoform-Lösung hinzu. — Die quantitative Untersuchung der Eka-Jodoform-Gaze wäre in derselben Weise wie die der gewöhnlichen Jodoform-Gaze auszuführen.

Jodoformal-Gaze 5%.

60,0 Jodoformal
1500,0 Spiritus ⎫ 1200,0 Mull
30,0 Glycerin ⎭

werden im Dampfbade soweit erwärmt, bis alles Jodoformal gelöst ist. Es wird warm imprägnirt, breit aufgehängt und im Dunkeln getrocknet.

Der Verbandstoff besitzt eine gelbe Farbe, schwachen, kumarinartigen Geruch. Er ist vor Licht und Luft zu schützen. — Mit Salzsäure spaltet er Jodoform ab. — Jodoformal-Gaze zersetzt sich direkt mit salpetersaurem Silber und kann daher nach der abgeänderten Greshoff'schen Methode bestimmt werden.

Jodoformin - Gaze 5%.

Ein Verbandstoff, den ich niemals Gelegenheit hatte herzustellen. Die Fabrikation dürfte nach folgender Methode auszuführen sein:

44,5 Jodoform werden in

300,0 Aether, dem einige Tropfen Salmiakgeist zugefügt wurden, gelöst und mit 1150,0 Spiritus, versetzt mit

50,0 Glycerin, verdünnt. Mit dieser Lösung wird regelrecht aus 1200,0 Mull eine Jodoformgaze hergestellt. Die noch etwas feuchte Gaze wird, von den Leinen genommen, sofort wieder zusammengefaltet und nochmals imprägnirt, und zwar mit einer Lösung von

15,5 Hexamethylentetramin in

1400,0 Spiritus.

Das Trocknen geschieht wieder im Dunkeln. — Ein farbloser Verbandstoff, fast ohne Geruch. Befeuchtet man ihn mit verdünnter Salzsäure, so wird das Jodoform regenerirt, bemerkbar durch Farbe und Geruch. Auch Alkalien spalten dasselbe quantitativ ab. Die 5 procentige Gaze enthält 3,7% Jodoform. Am Licht zersetzt sie sich, ist daher dunkel aufzubewahren.

Sie ist wohl nur anzusprechen als eine mit Hexamethylentetramin desodorirte Jodoformgaze. — Jodoformin-Gaze ist mit alkoholischer Kalilauge zu zerlegen, das entstandene Jodkalium mit salpetersaurem Silber als Jodsilber zu bestimmen. (Siehe Jodoform-Gaze!).

Resorcinol - Gaze 5%.

60,0 Resorcinol werden bei Lichtabschluss in

400,0 Aether,

1200,0 Spiritus und

50,0 Glycerin

gelöst. Hiermit werden unter den üblichen Vorsichtsmassregeln 1200,0 Mull imprägnirt und getrocknet. Ein röthlich-bräunlicher Verbandstoff von eigenthümlichem, nicht unangenehmem Geruch. Licht und Luft sind ihm fern zu halten. —

XII. Karbolsäure-Präparate.

Die grosse Flüchtigkeit der Karbolsäure bedingt, dass zum Imprägniren die möglichst geringe Menge eines leicht verdampfbaren Lösungsmittels, eine verhältnissmässig grosse Menge eines die Flüchtigkeit herabsetzenden, indifferenten Fixirungsmittels zu verwenden ist. Andrerseits ist bei der stark ätzenden Wirkung der Karbolsäure eine gleichmässige Vertheilung derselben dringend nöthig, die Menge des Lösungsmittels daher auch nicht zu gering zu bemessen. Die Verwendung von Wasser ist also auf das geringste Maass zu beschränken, und an dessen Stelle Spiritus zu setzen; Glycerin ist zur Verhütung der Verdunstung in ziemlicher Menge erforderlich; eine totale Imprägnirung in der Wanne würde zuviel Lösungsmittel erfordern und die Trockendauer zu sehr verlängern, man muss sich deshalb beim Imprägniren der Watten und ähnlichen Materials mit der Irrigatorspritze und der Presse behelfen. — Ist Karbolsäure Fetten zuzusetzen, so geschieht dieses in geschmolzenem Zustande zu der geschmolzenen, kolirten und etwas abgekühlten Masse. Wäre die Fettmasse zu heiss, oder wollte man sie nach dem Karbolsäurezusatz koliren, so würde ein grosser Theil Phenol verdampfen. Will man aus dem einen oder anderen Grunde statt geschmolzener Karbolsäure mit dem zehnten Theile Wasser verflüssigte nehmen, so setzt man diese dem noch flüssigen Fettgemische unter Umrühren langsam zu und lässt im lauwarmen Wasserbade stehen, bis vollständige Klärung eingetreten, und sich am Boden eine bräunliche Flüssigkeit abgeschieden hat, von welcher man durch Dekantiren trennt. Hat sich die Flüssigkeit nicht vollständig abgesetzt, oder ist von dem Bodensatze etwas in das Imprägnirgefäss gerathen, so erhält der Verbandstoff braune, theerartige Flecken.

Zur Herstellung gefetteter Karbolgazen wurde früher fast nur ungebleichter Mull genommen; heute nimmt man des besseren Aussehens wegen nur noch gebleichten.

Karbolsäure-Watte 5%.

550,0 flüssige Karbolsäure (10 + 1),
1500,0 Spiritus,
250,0 Glycerin,
750,0 Wasser

werden gemischt, durch Baumwolle filtrirt und mit der Irrigatorspritze über 10 kg Verbandwatte beiderseitig gesprüht.

Nach zweistündigem, sehr scharfem Pressen wird die Karbolwatte auf dem verdunkelten, 15—20° warmen Trockenboden, breit aufgehängt, $1/2$—1 Stunde abgedunstet, zusammengefaltet und in den gut schliessenden Aufbewahrungsschrank fest eingeschichtet. Erst nach mehrtägigem Lagern, niemals frisch, ist sie zu verpacken. Ein längeres Aufbewahren ist zu vermeiden, da sie trotz aller Vorsichtsmaassregeln an Karbolsäure verliert und unter Einfluss von Luft und Licht einen gelblichen Farbenton annimmt.

Karbolsäure-Watte 10%.

1100,0 flüssige Karbolsäure (10 + 1),
1000,0 Spiritus,
500,0 Glycerin,
500,0 Wasser

werden gemischt und wie die vorige Lösung auf 10 kg Verbandwatte verbraucht. Die Lösungen sind frisch zu bereiten, sie färben sich bei längerer Aufbewahrung roth.

Karbolsäure-Jute

wird durch Besprengen etc. hergestellt wie gleichprocentige Watte. Unter denselben Vorsichtsmaassregeln wie diese wird sie, auf Hürden ausgebreitet, getrocknet und aufbewahrt.

Karbolsäure-Gaze nach Prof. Lister.

Nach der ältesten Vorschrift wurden 7 kg Paraffin und 5 kg Kolofon, nach einer späteren 10 kg Paraffin mit 2 kg Olivenöl durch Schmelzen bei gelinder Wärme vereinigt und der etwas abgekühlten Masse 1 kg geschmolzene Karbolsäure hinzugefügt. Statt der krystallisirten Karbolsäure können auch 1100,0 flüssige Karbolsäure zur Verwendung kommen; man hat dann nur nöthig, die gut durchgerührte Flüssigkeit 2 Stunden in der Wärme sich selbst zu überlassen. Nach Verlauf derselben hat sich dieselbe geklärt unter Abscheidung einer schwereren, meist etwas gefärbten, schmierigen Flüssigkeit, von der die überstehende Fettlösung klar abgegossen wird. Die mit indirekter Dampfheizung versehene Imprägnirwanne ist inzwischen angewärmt, ebenso die Wringmaschine. Die Dampfwanne wird auch nach der Aufnahme der Imprägnirflüssigkeit mässig weiter geheizt, um dieselbe während der Arbeitsdauer flüssig zu erhalten. Nach Beendigung der Arbeit werden die noch heissen Apparate sofort mit Sägemehl entfettet und die Walzen der Wringmaschine durch Lockern der Stellschrauben entlastet. Die imprägnirte Gaze wird, wie sie die Walzen passirt, fest aufgerollt und so in dicht schliessenden Blechkästen aufbewahrt.

Nach beiden Vorschriften hergestellt, sind die Karbolgazen bei gewöhnlicher Temperatur hart, wenig geschmeidig; die nach der ersten Vorschrift gewonnene ist wegen ihres hohen Harzgehaltes wenig oder garnicht mehr in Gebrauch.

Dasselbe gilt aus demselben Grunde von der

Karbolsäure-Gaze 10% nach Prof. Volkmann.

1000,0 helles Kolofon,
10000,0 Walrat

werden, bei gelinder Wärme geschmolzen, mit 1000,0 geschmolzener Karbolsäure versetzt. Im Uebrigen wird verfahren wie mit der Lister'schen Karbolmasse und -Gaze.

Karbolsäure-Gaze 10%, gefettete, ohne Harz.

900,0 flüssiges Paraffin, } bei gelinder Wärme geschmolzen,
300,0 festes Paraffin, } werden
mit 100,0 geschmolzener Karbolsäure vermischt.

Die mit dieser Masse imprägnirte Gaze ist sehr weiss und geschmeidig.

Karbolsäure-Gaze 10% nach Prof. Bruns.

1000,0 helles Kolofon werden gelöst in
4000,0 Spiritus und dem Filtrate
400,0 Karbolsäure und
200,0 Ricinusöl

hinzugefügt; hiermit werden 4000,0 hydrophiler Mull durch Eintauchen und Abwringen imprägnirt. Die Gaze ist sofort breit aufzuhängen und die Abdünstung ohne Anwendung von Wärme und unter Abhaltung direkten Tageslichtes zu bewirken. — Auch diese Karbolgaze hat sich wegen ihres hohen Harzgehaltes nicht in der Gunst der Aerzte erhalten können.

Karbolsäure-Gaze 10% hydrophil.

132,0 flüssige Karbolsäure
1000,0 Spiritus
200,0 Glycerin
300,0 Wasser

werden gemischt, filtrirt und zur Imprägnirung von 1200,0 hydroph. Mull verwendet. Die imprägnirte, zu voller Breite auseinander gefaltete Gaze wird im verdunkelten Raume bei gewöhnlicher Zimmertemperatur nicht vollständig getrocknet.

Karbolsäure-Lint 10%.

wird mit derselben Lösung in gleicher Weise hergestellt.

Verband-Pergamentpapier.

Echtes Pergamentpapier in endlosen Rollen von etwa 50 cm. Breite wird 2 Stunden in einer Lösung von

110,0 flüssige Karbolsäure in
1000,0 Glycerin und
1000,0 Wasser

eingeweicht. Es ist darauf zu achten, dass das Papier auf seiner ganzen Oberfläche benetzt ist und dass es glatt, ohne geknifft und geknittert zu werden, eingelegt wird. Nachdem wird es über der Einweichwanne glatt und locker auf einen Holzstab gewickelt, so dass die freien Enden des Stabes auf ihren Seitenwänden aufliegen und die überschüssige Flüssigkeit in die Wanne zurücklaufen kann. Dann stellt man die Rolle in einen mehr hohen als breiten Bunzlauer Topf, lässt bald von der einen, bald von der andern Seite abtropfen, wobei man die angesammelte Flüssigkeit jedesmal entfernt und hängt, wenn nichts mehr abtropft, glatt und breit im ungeheizten Raume zum Trocknen auf. Etwa beim Aufrollen noch vorhandene feuchte Stellen werden mit reinem Mull trocken gerieben. Das Papier ist glatt und fest zu wickeln und in Blechdose aufzubewahren. — Es soll schwach nach Phenol riechen, trocken, weich und geschmeidig sein, nicht feucht und schmierig. — Das käufliche Verbandpergamentpapier ist häufig mit Chlorcalcium, oder Chlorcalcium und Glycerin weich gemacht.

Karbolisirte Nähseide.

Mit Seife und Soda gewaschene und mit reinem Wasser ausgespülte Seide in Strähnen wird einen halben Tag in 5%iges Karbolwasser gelegt, ausgeschleudert und bei mittlerer Temperatur getrocknet. Soll sie, wie das meist verlangt wird, gewachst sein, so wird sie durch heisses, dünnflüssiges Karbolwachs, bestehend aus 5,0 geschmolzener Karbolsäure und 100,0 weissem Bienenwachs, gezogen und gespult. Zu diesem Behufe bringt man die karbolisirte Seide auf eine Garnwinde. Zwischen dieser und der Spulvorrichtung befindet sich ein kleines, feststehendes Wasserbad, welches das Karbolwachs in einem emaillirten Schälchen flüssig erhält. Ein verzinnter, seitwärts befestigter Draht taucht mit seinem zu einem „Auge" gebogenen Ende bis fast auf den Boden des Schälchens, nimmt den Seidenfaden auf und dient ihm beim Spulen zur Führung durch das Karbolwachs.

Karbolisirter Zwirn.

Weiss gebleichter, hydrophiler, gleichmässiger, vor allem knotenfreier, fester Zwirn wird mit Soda ausgekocht, gespült, geschleudert und einen Tag in 5%igem Karbolwasser eingeweicht, getrocknet und vor Licht und Luft geschützt aufbewahrt. Soll er, was seltener geschieht, gewachst werden, so wird dies in derselben Weise wie bei Karbolseide ausgeführt.

Karbolisirtes Catgut.

Nach Lister wurden die Saitlinge für den Chirurgen in folgender umständlicher Weise verwendbar gemacht. In einer durch Schütteln bewirkten Emulsion aus 500,0 Olivenöl und 100,0 wässriger 90%iger Karbolsäure wurde das Rohcatgut an einem kühlen Orte so lange, ca. 2 Monate macerirt, bis die Mischung durchsichtig geworden. Die Macerationsflüssigkeit muss emulsionsartig, wasserhaltig sein, da sonst die Saitlinge gleichsam in Lösung übergehen.

Später liess Lister selbst diese Bereitungsweise fallen und gab die folgende Vorschrift.

1,0 krystallisirte Chromsäure wird in
1000,0 Wasser gelöst und dieser Lösung eine andere von
200,0 kryst. Karbolsäure in
3000,0 Wasser

hinzugefügt. Es ist durchaus nöthig, beide, Chromsäure und Phenol getrennt zu lösen und verdünnt zu mischen, da sich andernfalls eine unlösliche, braune, theerartige Materie abscheidet.

In die klare, gelbbraune Flüssigkeit werden 200,0 Saitlinge in Ringen, möglichst frei eingehängt, nicht fest übereinandergeschichtet, damit die

Flüssigkeit von allen Seiten gleichmässig einwirken kann. Nach 2 Tagen, während welcher man bisweilen durch Hin- und Her- und Auf- und Abbewegen der Catgutringe einer Entmischung der Flüssigkeit vorgebeugt hat, sind dieselben gar, sie haben sich je nach der Stärke heller oder dunkler gelbbraun gefärbt und werden nun bei gewöhnlicher Temperatur getrocknet. Gespult werden sie in 5%igem Karbolöl in dunklen Glasstöpselflaschen, jede Stärke in einem Glase, aufbewahrt.

Karbolisirte Gummidrainagen.

Schwarzer oder rother, gelochter oder ungelochter Patentgummischlauch, niemals gewöhnlicher Weichgummischlauch, wird so lange in warmes 5%iges Karbolwasser gelegt, bis er eine graue Farbe angenommen hat. Dann wird er, noch feucht, in braunen Weithalsgläsern, die etwas Karbolwasser enthalten, dispensirt. Er werde stets frisch bereitet. Bei längerer Aufbewahrung unter Karbolwasser scheidet sich auf dem Schlauch, besonders auf der Innenwandung eine spirituslösliche, braune, theerartige Masse ab, die ihn unverwendbar erscheinen lässt. —

Karbolsäure-Verbandmaterial charakterisirt sich sofort durch den Geruch. Mit sehr verdünntem Eisenchlorid färbt es sich violett. Der wässrige Auszug trübt sich mit überschüssigem Bromwasser und giebt damit den penetranten Tribromphenolgeruch.

Zur quantitativen Bestimmung benutzt man die sehr scharfe Bromreaktion:
$$C_6H_5OH + 8Br = C_6H_2Br_3OBr + HHBr,$$
die unter denselben Vorsichtsmassregeln auszuführen ist wie die Zersetzung der Salicylsäure durch Brom. Es werden dieselben Objektmengen, dieselben volumetrischen Lösungen und die gleichen Indikatoren wie dort angewendet.

1,0 Verbandstoff wird mit 100 ccm warmem Wasser durch Digestion ausgezogen und 25 ccm des Auszuges in einer Glasstöpselflasche mit 100 ccm Bromlösung und 5 ccm Schwefelsäure geschüttelt. Nach $1/4$ stündigem Stehenlassen ist die Reaktion beendet; das überschüssige Brom wird durch Jodkalium umgesetzt und das an dessen Stelle freigewordene Jod durch Natriumthiosulfat bestimmt unter Benutzung von Stärke als Indikator.

Die Berechnung ist folgende: Aus $1/10$ Ltr. der $\frac{5:1}{100}$ Normalbromlösung sind durch Schwefelsäure 0,479 Brom frei gemacht.

$$5\,KBr + KBrO_3 + 3\,H_2SO_4 = 3\,K_2SO_4 + 6\,Br + 3\,H_2O$$
$$\frac{5 \times 118{,}8 \quad 1 \times 166{,}6}{1000} = \frac{6 \times 79{,}76}{1000} = 0{,}479$$

Diese entsprechen 0,07056 Phenol, nach der Formel
$$8\,Br + C_6H_5OH = C_6H_2Br_3OBr + 4\,HBr$$
$$8 \times 79{,}76 : 94 = 0{,}479 : x = \frac{94 \cdot 0{,}479}{8 \cdot 79{,}76} = 0{,}07056$$

Soviel Phenol enthielte 0,25 Verbandstoff, wenn kein Ueberschuss an Brom verwendet wäre; derselbe ist aber vorhanden gewesen und durch Jod und Natriumthiosulfat festgestellt. Da

1 Molek. Thiosulfat 1 Molek. Brom gleichwerth ist,
$$248 \qquad 79,76$$
so entspricht 1 ccm $^1/_{10}$ Thiosulfatlösung 0,00798 Brom und diese 0,00118 Phenol nach der Gleichung
$$0,479 : 0,07056 = 0,00798 : x, \; x = 0,00118.$$

Soviel ccm $^1/_{10}$ Thiosulfatlösung zur Entfärbung der Jodstärke erforderlich waren, soviel mal 0,00118 Phenol sind von obigen 0,07056 Phenol abzuziehen, um den wirklichen Gehalt an Karbolsäure in 0,25 Verbandstoff zu erfahren. Die Procentberechnung ergiebt sich aus dem bei der Salicylsäure-Bestimmung Gesagten.

XIII. Kresol-Präparate.

Eine ganze Reihe kresolhaltiger Antiseptica ist im Laufe der Jahre aufgetaucht, viele von ihnen sind wieder verschwunden; sie alle verdanken dem Umstande ihre Verwendung in der chirurgischen Praxis, oder suchen diese zu erreichen, dass ihre Hauptbestandtheile, die um 200^0 unter gewöhnlichem Drucke aus dem rohen Theeröle gesammelten Antheile, welche ausser den höheren Homologen des Phenols, hauptsächlich Kresole, noch verschiedene Kohlenwasserstoffe enthalten, die sonst unlöslich oder schwerlöslich in Wasser sind, durch Alkalien, Alkaliseifen, Harzseifen etc. aufgeschlossen und entweder in wässriger Lösung oder mit Wasser in ziemlich haltbarer Emulsion erhalten werden.

Solche Antiseptica sind das Kreolin, Desinfektol, Izal, Lysol, Sapokarbol, Solutol, Solveol, Trikresol etc. etc. Von ihnen sind als Repräsentant der wasserlöslichen das Lysol, der mit Wasser sich emulgirenden das Kreolin die wichtigsten.

Alle haben sie eine mehr oder minder dunkelgelbbraune Farbe, die sich dem Verbandmaterial im Verhältniss des Procentgehaltes mittheilt. Der Geruch ist eigenthümlich theerartig, bald stärker, bald weniger hervortretend. Die Reaktion ist neutral, oder schwach sauer oder schwach alkalisch. Mit verdünntem Eisenchlorid geben sie die bekannte Phenolreaktion.

Kreolin-Watte 5 % und 10 %

500,0	Kreolin	1000,0	
250,0	Glycerin	500,0	10 kg Verbandwatte.
5000,0	Spiritus	7000,0	
8000,0	Wasser	6000,0	

Lysol-Watte 5 % und 10 %

500,0	Lysol	1000,0	
12000,0	Wasser	11000,0	10 kg Verbandwatte.
2000,0	Spiritus	2500,0	

Kreolin-Gaze 10%.

120,0 Kreolin
100,0 Glycerin
300,0 Spiritus
800,0 Wasser
} 1200,0 Mull.

Lysol-Gaze 10%.

120,0 Lysol
250,0 Spiritus
1000,0 Wasser
} 1200,0 Mull.

Einen Zusatz von Glycerin zur Fixirung halte ich nur bei den mit Wasser eine Emulsion gebenden kreolinartigen Präparaten für nothwendig; bei den klarlöslichen genügen zur Fixirung die in reichlichen Mengen vorhandenen Alkalien oder Alkaliseifen. Stets ist jodoch beim Imprägniren für eine klare, blanke Lösung zu sorgen und diese nöthigenfalls durch Zusatz von Spiritus und Koliren durch Baumwollecharpie zu erzielen.

Das über die von der Generalvorschrift angegebene Menge hinaus zugesetzte Mehr von Spiritus ist an der vorgeschriebenen Wassermenge zu kürzen. Ein bestimmtes Verhältniss von Wasser zu Spiritus lässt sich ein für alle Male nicht angeben; je nach dem Präparate, je nach seiner Herstammung, nach der Temperatur ist es ein wechselndes, bei demselben Präparate immer wohl ein annähernd, aber doch niemals ganz gleiches. Ich betone nochmals, hier niemals am Spiritus sparen zu wollen und rathe dringend, lieber etwas mehr davon als zu wenig zu nehmen. Trübe Lösungen mit Ausscheidungen von Kohlenwasserstoffen geben eine streifige scheckige, nicht marktfähige Waare.

Alle hierher gehörenden Imprägnirlösungen werden in nicht so reichlichem Maasse vom Verbandmaterial zurückbehalten, als rein wässrige oder spirituöse; man kommt daher mit einer weit geringeren Menge Lösung beim Imprägniren aus. Die Wringmaschine presst die Vliese bedeutend stärker aus, macht sie dichter als bei anderen Lösungen, trotzdem werden, die Vliese nach dem Trocknen wieder voll und bauschig.

Die quantitative Untersuchung der Kresol-Verbandstoffe hat sich auf eine Bestimmung der Phenole und eine solche der Kohlenwasserstoffe zu erstrecken. Die Untersuchung auf eine Bestimmung der die Löslichkeit bedingenden Zusätze auszudehnen, halte ich für überflüssig, da sie an sich weder die Wirkung noch den Handelswerth der Waare beeinflussen. — Lysol enthält ca. 50% Phenole und Kohlenwasserstoffe, Kreolin deren 20%.

Zur Ausführung der quantitativen Bestimmung der Kresole und Kohlenwasserstoffe werden 5,0 Verbandmaterial in einem geräumigen Kolben unter öfterem Umschwenken mit warmem, alkalisch gemachtem Wasser wiederholt ausgezogen, so dass 500 ccm Auszug gesammelt werden. Von diesen werden 100 ccm = 1,0 Verbandstoff mit Aether wiederholt ausgeschüttelt. Der ausgelaugte und mit Spiritus aufgewaschene reine Stoff, gleichviel ob Watte oder Gewebe, wird getrocknet und gewogen und das erhaltene Gewicht zur Procentumrechnung herangezogen. — Die ätherische Lösung der Kohlenwasserstoffe wird, um Spuren gelöster Kresolate auszuscheiden, mit alkalischem Wasser geschüttelt und dieses Waschwasser mit den vorigen 100 ccm alkalischer Lösung vereinigt; dann wird die ätherische Lösung mit entwässertem kohlensaurem Kalium geschüttelt und eine Zeit lang stehen gelassen. Der Aetherauszug wird abgegossen, das Entwässerungssalz mit Aether abgespült, die ätherischen Flüssigkeiten vereinigt und aus ihnen der Aether verdunstet. Der Rückstand, die Kohlenwasserstoffe, werden im Exsiccator getrocknet und nun gewogen. — Die wässrigen Lösungen werden im Dampfbade vorsichtig entäthert, mit Salzsäure bis zur eben beginnenden Trübung neutralisirt und nach dem Erkalten mit überschüssigem Chlorbarium und überschüssigem Barytwasser versetzt. Ersteres zerlegt etwa vorhandene Seifen, mit ihnen unlösliches Baryumoleat bildend, das Barytwasser bildet mit den durch Salzsäure freigewordenen Kresolen lösliches Baryumkresolat. Um die Einwirkung der Kohlensäure der Luft auf die Barytlösung zu vermeiden, wird schnell vom Baryumoleat abfiltrirt, dieses zuerst mit Barytwasser, dann mit heissem Wasser abgespült, die wässrigen Flüssigkeiten vereinigt und mit Salzsäure bis zur deutlichen Reaktion angesäuert. Die nun wieder frei gewordenen Kresole werden durch Schütteln mit Aether aufgenommen und die ätherische Lösung vorsichtig verdunstet, getrocknet und gewogen.

XIV. Naphtalin-Präparate.

Naphtalin-Watte 5%.

500,0 Naphtalin werden in
3000,0 Spiritus gelöst und mit
250,0 Glycerin verdünnt. Mit der filtrirten Lösung werden 10 Kilo Verbandwatte zweiseitig besprizt und durch zwei Stunden gepresst. Ist hierzu die Karbolpresse nöthig, so schütze man alle Holztheile derselben durch befeuchtetes, nicht mehr nasses Pergamentpapier. Getrocknet wird bei mässiger Temperatur.

Naphtalin-Gaze 10%.

120,0 Naphtalin ⎫
120,0 Glycerin ⎬ 1200,0 Mull.
1300,0 Spiritus ⎭

Das reinweisse, nicht gelbliche Verbandmaterial wird seines starken, anhaftenden Geruches wegen von den übrigen Materialien getrennt und vor Licht und Luft geschützt in Blechkästen oder mit Blech ausgeschlagenen Holzkästen kühl aufbewahrt.

An Aether geben Naphtalin-Verbandmaterialien schnell und vollständig ihren gesammten Naphtalin-Gehalt ab.

Die Fabrikation. 147

XV. Perubalsam-Präparate.

Perubalsam-Gaze 15%.

180,0 Perubalsam und
60,0 gereinigtes Kolofon werden in
1300,0 Spiritus gelöst. Mit der filtrirten Lösung werden
1200,0 Mull imprägnirt.

Die Gaze trocknet schon bei gelinder Wärme sehr schnell. Der Kolophonzusatz ist als Fixirmittel unnöthig und nur dann erforderlich, wenn wie gewöhnlich von der Perubalsam-Gaze absolute Trockenheit verlangt wird. — Sie stellt einen gelblich-braunen, angenehm vanilleartig riechenden Verbandstoff dar.

Perubalsam-Jodoform-Gaze 15% + 10%.

180,0 Perubalsam und
60,0 gereinigtes Kolophon werden in
700,0 Spiritus gelöst. Der Lösung werden hinzugefügt
120,0 Jodoform, gelöst in
750,0 Aether.

Die Gaze wird breit aufgehängt, im Dunkeln und ohne Anwendung künstlicher Wärme getrocknet, noch etwas feucht von den Leinen genommen, gelegt und sofort vor Licht und Luft, sowie Wärme geschützt aufbewahrt.

In der gelblich braunen Gaze ist der Jodoform-Geruch fast vollständig durch den Perubalsam-Geruch maskirt.

XVI. Pikrinsäure-Gaze 1%.

12,0 Pikrinsäure werden in
1800,0 kaltem Wasser gelöst und hiermit
1200,0 Mull imprägnirt.

Die Gaze wird breit aufgehängt und bei gelinder Wärme getrocknet.

Ein gelber, geruchloser, sehr bitter schmeckender, sauer reagirender Verbandstoff. Wasser entzieht ihm alle Farbe und Wolle und Seide färben sich in dieser Lösung gelb.

XVII. Pyoktanin-Präparate.

Pyoktanin-Watte 1%₀. blau oder gelb.

10,0 Pyoktanin, blau oder gelb, werden in
2000,0 Spiritus gelöst. Die Lösung wird durch Baumwolle-Charpie
        filtrirt und mit
17500,0 Wasser verdünnt;

sie ist ausreichend für 10 kg Verbandwatte. Bei diesem Präparat ist ganz besonders darauf zu achten, dass in der Imprägnirwanne sich niemals

10*

mehr Flüssigkeit befindet als zur Durchtränkung eines Vlieses ausreicht; andererseits darf die Menge aber auch nicht zu klein sein, damit nicht Theile unbenetzt bleiben. Die Watte ist zweimal abzupressen, breit aufzulegen und schnell und vollständig auszutrocknen. Sie ist im Dunkeln aufzubewahren. — Die Färbung muss durchaus gleichmässig sein und sich durch Spiritus rein auswaschen lassen.

Pyoktanin-Gaze 2°/₀₀, blau oder gelb.

2,4 Pyoktanin, blau oder gelb
400,0 Spiritus } 1200,0 Mull.
1300,0 Wasser

Pyoktanin-Verbandstoffe, blau, werden durch ihr Verhalten gegen verschieden starke Schwefelsäure charakterisirt; blaue und gelbe werden durch Seifenspiritus beinahe sofort entfärbt.

XVIII. Resorcin-Präparate.

Resorcin-Watte 3°/₀.

300,0 Resorcin,   300,0 Glycerin,
1200,0 Spiritus, 2000,0 Wasser.

Mit der Lösung werden 10 kg Verbandwatte zweiseitig besprengt. Nach zweistündigem Pressen wird die im verdunkelten, schwach geheizten Raume aufgehängte Watte fast bis zur Trockne abgedunstet.

Resorcin-Jute 3°/₀.

wird ebenso bereitet.

Resorcin-Gaze 3°/₀.

36,0 Resorcin
50,0 Glycerin } 1200,0 Mull.
400,0 Spiritus
1250,0 Wasser

Ein farbloser Verbandstoff, beinahe ohne Geruch. Er färbt sich am Licht gelb und ist deshalb im Dunkeln aufzubewahren. Eisenchlorid und Chlorkalk färben ihn dunkelviolett.

XIX. Salicylsäure-Präparate.

Salicylsäure-Watte 4°/₀.

400,0 Salicylsäure werden gelöst
in 2000,0 Spiritus. Die Lösung wird verdünnt
mit 300,0 Glycerin
und 800,0 Wassser und, wenn nöthig, durch Mull filtrirt.

Diese Lösung wird zweiseitig auf 10 kg Verbandwatte mit der Irrigatorspritze vertheilt. Die Watte wird 2 Stunden gepresst, dann zum Trocknen auf den mässig warmen Trockenboden gehängt. Vollständiges Austrocknen ist zu vermeiden.

Ebenso bereitet wird

Salicylsäure-Watte 5% und 10%.

Salicylsäure	500,0	1000,0,
Spiritus	2400,0	4000,0,
Glycerin	400,0	800,0,
Wasser	400,0	—,—.

Zur Herstellung rosa gefärbter Salicylwatte werde mit Eosin oder Saffranin leicht angefärbte Verbandwatte imprägnirt mit der Vorsicht, dass mit einigen Tropfen Eosin- oder Saffraninlösung die Salicylsäurelösung so weit tingirt wird, dass die beim Trocknen sich ausscheidende Salicylsäure denselben Farbenton annimmt wie die Watte.

Die Salicylsäure-Juten

werden angefertigt wie die Watten, nur mit der Abänderung, dass sie, auf Hürden ausgebreitet getrocknet werden.

Salicylsäure-Gaze (Lint) 10%

wird aus der folgenden Lösung durch Eintauchen und Abpressen des Ueberschusses mittels der Wringmaschine erhalten.

120,0 Salicylsäure,
800,0 Spiritus,
100,0 Glycerin,
700,0 heisses Wasser.

Die Lösung ist warm zu verbrauchen. —

Das Imprägniren der verschiedenen Salicylsäure-Ester kann mit denselben Geräthschaften und in denselben Räumen ausgeführt werden, nur dass hier die Absperrung direkten Sonnenlichts und die Vermeidung grosser Trockenwärme nothwendiger ist als bei der reinen Salicylsäure. Auch diese Präparate dürfen nicht zu trocken den Trockenraum verlassen.

Kresalol-Gaze 5%.

60,0 Kresalol,
1400,0 Spiritus, } 1200,0 Mull.
60,0 Glycerin,

Salithymol-Gaze 5%.

60,0 Salithymol,
1400,0 Spiritus, } 1200,0 Mull.
60,0 Glycerin,

Salol-Gaze 10%.

120,0 Salol,
200,0 Aether,
1200,0 Spiritus,
120,0 Glycerin,
} 1200,0 Mull.

Salol-Watte 2%.

200,0 Salol,
500,0 Aether,
3200,0 Spiritus,
200,0 Glycerin,
} 10 kg Verbandwatte.

Salol-Watte wird mit der Irrigatorspritze zweiseitig imprägnirt, die Gaze wie gewöhnlich mit der Wringmaschine behandelt. —

Die Aufbewahrung des Salicylsäure-Verbandmaterials geschieht im Dunkeln, in gut schliessenden Holzkästen, der Salicylsäureester-Präparate sorgfältigst vor Licht und Luft geschützt in Blechkästen.

Identificirung: Streicht man mit einem mit sehr verdünnter Eisenchloridlösung benetzten Glasstabe über Salicylsäureverbandstoffe, so färben sie sich blauviolett; die Gleichmässigkeit der Färbung zeigt gleichmässige Imprägnirung an. Mit verdünntem Alkohol befeuchtet röthen sie blaues Lakmuspapier.

Die Salicylsäureester-Verbandstoffe haben einen sehr charakteristischen Geruch, der zu ihrer Bestimmung genügt. Mit einer Ferrosulfatlösung dürfen sie keine Reaktion auf freie Salicylsäure geben.

Quantitativ wird sie in den reine Salicylsäure enthaltenden Präparaten am einfachsten acidimetrisch bestimmt.

5,0 Verbandstoff werden mit verdünntem Alkohol ausgezogen; der Auszug wird mit einigen Tropfen Phenolphtaleinlösung und unter Umschwenken mit soviel $1/10$ Normalnatronlauge versetzt, bis eben bleibende Rothfärbung eingetreten ist. Die Anzahl der verbrauchten Kubikcentimeter $1/10$ Normalnatronlauge mit 0,0138, — das Verbindungsgewicht der Salicylsäure ist 138 —, multiplicirt giebt das Gewicht der Salicylsäure in 5,0 Verbandstoff. Sind 12 ccm Lauge zur Absättigung erforderlich gewesen, so weisen diese auf $12 \times 0,0138 = 0,1656$ Salicylsäure. — Der mit dem verdünnten Alkohol ausgelaugte und mit reinem Alkohol nachgewaschene Verbandstoff wird, getrocknet und gewogen, der Procentberechnung zu Grunde gelegt.

Umständlicher ist die quantitative Bestimmung auf jodimetrischem Wege.

Versetzt man eine sehr verdünnte wässrige Salicylsäurelösung mit Bromwasser in starkem Ueberschuss, so entsteht zuerst eine Trübung und allmählich quantitative Abscheidung von weisslichgelbem Tribromphenolbrom.

$$C_6H_4OHCOOH + 8\,Br = C_6H_2Br_3OBr + 4\,HBr + CO_2.$$

Die Reaktion verläuft nur dann glatt, wenn ein grosser Bromüberschuss zugegen ist; man arbeitet daher mindestens mit der doppelten Menge Brom, als theoretisch zur Umsetzung erforderlich ist. Direkt mit Bromwasser zu zerlegen ist wegen der Flüchtigkeit des Broms und der Unmöglichkeit einer genauen Titereinstellung desselben nicht angängig, man zieht eine Lösung von Bromkalium und bromsaurem Kalium von bestimmtem Gehalt vor und macht aus dieser im Bedarfsfalle mit Schwefelsäure das Brom frei.

$$5\,KBr + KBrO_3 + 3\,H_2SO_4 = 3\,K_2SO_4 + 3\,H_2O + 6\,Br.$$

Das überschüssig zugesetzte Brom wird durch Jodkalium zerlegt $KJ + Br = KBr + J$, und das dem Brom äquivalente, freigewordene Jod mit Natriumthiosulfat und Stärkekleister als Indikator zurücktitrirt.

$$2\,Na_2S_2O_3 + 2\,J = 2\,NaJ + Na_2S_4O_6$$

Zur Anfertigung der erforderlichen Lösungen werden einerseits 1,666 bromsaures Kalium und 5,939 Bromkalium ($^1/_{100} + ^5/_{100}$ Normal) in Wasser zu 1 Liter und andrerseits 24,8 Natriumthiosulfat in Wasser zu 1 Liter $^1/_{10}$ Normal gelöst. Ferner werden stets frisch bereitet eine 10 procentige Jodkaliumlösung und eine Stärkelösung aus einer kleinen Messerspitze Weizenstärke, mit wenig kaltem Wasser verrührt und mit ca. $^1/_2$ Liter kochendem Wasser verdünnt.

Zur Bestimmung verwende man eine Salicylsäurelösung, die nicht mehr als 1,0 Salicylsäure in 1 Liter Lösung enthält.

1,0 Verbandstoff wird mit 100 ccm warmem Wasser eine halbe Stunde unter öfterem Umschwenken an einem temperirten Orte bei Seite gestellt; von der Lösung werden 25 ccm mit der Pipette abgenommen und in einer Glasstöpselflasche mit 100 ccm der Bromlösung und 5 ccm koncentrirter Schwefelsäure kräftigst geschüttelt, dann einige Zeit der Ruhe überlassen. Die Flüssigkeit trübt sich, die Trübung nimmt zu und nach Verlauf einer Viertelstunde ist die Abscheidung des Tribromphenolbroms vollendet. Inzwischen hat das überschüssige Brom die Flüssigkeit gelb gefärbt. Nun fügt man von der Jodkaliumlösung hinzu und titrirt nach ein paar Minuten das ausgeschiedene Jod mit Natriumthiosulfatlösung, wodurch die anfänglich braune Farbe der Flüssigkeit allmählich heller wird. Hierauf fügt man einige Tropfen der Stärkelösung hinzu, welche sich blau färbt, und fährt so lange mit dem Zusatz der Thiosulfatlösung fort, bis eben die blaue Farbe der Jodstärke verschwunden. Hat man richtig gearbeitet, so muss bei der Kontrole ein einziger Tropfen einer schwachen Jodlösung die blaue Farbe wieder herstellen.

Berechnung:

$$5\,KBr + KBrO_3 = 6\,Br$$
$$5 \times 118,8 \quad 1 \times 166,6 \quad 6 \times 79,76$$
$$594 \qquad 166,6 \qquad 478,6, \text{ d. h. in } ^1/_{10}\,l \text{ der } \frac{5:1}{100}$$

Normalbromlösung haben

$$0,594 + 0,167 \qquad 0,479 \text{ Brom frei werden lassen.}$$
$$C_6H_4\,OH\,COOH + 8\,Br = C_6H_2\,Br_3\,OBr$$
$$1 \times 138 : 8 \times 79,76$$
$$138 : 638,08$$

d. h. durch 638,08 Brom werden 138,0 Salicylsäure angesagt, folglich durch obige 0,479 Brom $\frac{138 \cdot 0,479}{638,08} = 0,103$ Salicylsäure. Soviel Salicylsäure wäre vorhanden, wenn alles Brom aus den gleich anfangs verwendeten 100 ccm $\frac{5+1}{100}$ Bromlösung zur Zersetzung der Salicylsäure verbraucht wären. Es ist von jener aber ein Ueberschuss zugesetzt. Die Menge derselben giebt die Thiosulfatlösung an.

$$J_2 + 2\,Na_2S_2O_3 = 2\,NaJ + Na_2S_4O_6, \text{ und da}$$
$$J_2 = Br_2, \text{ so folgt, dass}$$
1 Mol. Thiosulfat 1 Mol. Brom gleichwerthig ist.

248 = 79,76, oder mit anderen Worten 1 ccm $^1/_{10}$ Thiosulfatlösung = 0,00248 Thiosulfat = 0,00798 Brom = 0,00172 Salicylsäure, nach der Rechnung 0,479 : 0,103 = 0,00798 : x. Soviel ccm Thiosulfatlösung also zur Bindung des freien Jods nothwendig gewesen sind, soviel mal 0,00172 Salicylsäure sind von obigen 0,103 abzuziehen. Die verbleibende Menge Salicylsäure ist diejenige, welche in dem vierten Theil des verarbeiteten Verbandstoffs, in $^1/_4$ Gramm enthalten war. Wären 54 ccm Thiosulfatlösung verbraucht, so wären von jenen 0,103 Salicylsäure 54 × 0,00172 = 0,0929 abzuziehen und es verblieben 0,0101 in 0,25 Salicylverbandstoff.

Es erübrigt nun noch, in einer anderen Probe das Verhältniss von reinem Verbandstoff im Salicylverbandstoff festzustellen, um darauf die gefundene Menge Salicylsäure zu beziehen.

Man erschöpft 2,0 Material mit warmem, verdünntem Alkohol, trocknet und wägt. Angenommen es verblieben 1,89 Stoff, so würden den bei der Salicylsäurebestimmung verarbeiteten 0,25 2 : 1,89 = 0,25 : x, x = 0,236 reiner Stoff entsprechen und 100,0 des letzteren nach der Gleichung
0,236 : 0,0101 = 100 : x mit 4,28 Salicylsäure
imprägnirt gewesen sein.

Zur quantitativen Bestimmung der Salicylsäureester-Verbandstoffe benutzt man die Eigenschaft solcher Ester, bei längerem Kochen ihrer wässrigen alkalischen Lösungen, besonders unter Druck, sich unter Wasseraufnahme in ihre Komponenten zu spalten.

Salol zerlegt sich in Salicylsäure und Phenol,
Kresalol „ „ „ Kresol,
Salithymol „ „ „ Thymol.

Mit Normalkalilauge wird maassanalytisch die Menge der entstandenen Salicylsäure bestimmt und daraus der betreffende Ester berechnet.

Die Anzahl Kubikcentimeter $^1/_{10}$ Normalkalilauge
    mit 0,0214 multiplicirt giebt den Gehalt an Salol
    „   0,0228   „   „   „   „   „ Kresalol
    „   0,0270   „   „   „   „   „ Salithymol

Es ist nur noch nöthig festzustellen, wieviel reiner Stoff der Menge des Untersuchungsmaterials entsprechen, um auf diesen bezogen den Procentgehalt umzurechnen.

Zur Ausführung der Untersuchung werden 2,0 Verbandmaterial mit 100 ccm $^1/_{10}$ Normalkalilauge einige Stunden unter Druck erhitzt. In Ermangelung einer anderen Vorrichtung eignen sich hierzu recht gut die jetzt überall gebräuchlichen Seltersflaschen mit Gummidichtung und Bügelverschluss. — Nach dem Erkalten wird die Flasche geöffnet und 50 ccm des Inhalts in einem Becherglase mit 50 ccm $^1/_{10}$ Normalschwefelsäure versetzt. Dadurch wird die anfänglich zur Aufschliessung des Esters benutzte Kalilauge paralysirt, und nun wird, nach Zusatz von etwas Phenolphtalein mit $^1/_{10}$ Normalkalilauge die Salicylsäure titrirt. —

XX. Salubrol-Gaze 3%.

36,0 Salubrol werden in
800,0 Spiritus gelöst. Die Lösung wird verdünnt mit
800,0 Wasser und
20,0 Glycerin und
1200,0 Mull

mit derselben imprägnirt. Ein gelber, fast geruchloser, luftbeständiger Verbandstoff, den Aether entfärbt.

XXI. Silber-Präparate.

Actol-Gaze 0,5%.

6,0 Actol werden in
1800,0 Wasser gelöst und hiermit
1200,0 Mull imprägnirt.

Während des Imprägnirens ist eine Verdunkelung des Raumes nicht erforderlich, direktes Sonnenlicht jedoch ist fernzuhalten; dagegen wird im dunklen Raume getrocknet, — auch dunkel aufbewahrt. Wohl bei keinem anderen Verbandstoff ist die absolute Neutralität der Umgebung so erforderlich, als bei allen Silberfabrikaten. Ammoniak, Schwefelwasserstoff, Säuredämpfe, Quecksilber- und Joddämpfe veranlassen, selbst in Spuren, eine Zersetzung; dabei färben sie die Gewebe röthlich, violett, bläulich bis schwarz in allen Abstufungen und Zwischenfarben. Es ist deshalb auch vorzuziehen, nur das zum Bedarfe Nöthige zu fabriciren und grösseres Lager in diesen Fabrikaten nicht zu halten, jedenfalls dann nicht, wenn kein regelmässiger Absatz vorhanden ist.

Actol-Gaze ist farb- und geruchlos.

Actol-Watte 0,5%.

50,0 Actol,
20000,0 Wasser,
10 kg Verbandwatte.

Des geringen Procentsatzes und der Nichtflüchtigkeit der Silberverbindung wegen ist der Zusatz eines Fixirungsmittels überflüssig. Es wird stets nur mit der ausreichenden Quantität Lösung gearbeitet, zweimal mit der Wringmaschine abgepresst und auf Horden von Holz unter Lichtabschluss vollständig bis zur Dürre getrocknet. Alle Berührung mit Metall ist zu vermeiden. Statt einer Emaille-Imprägnirwanne lässt sich auch eine gut ausgelaugte Holzwanne verwenden, wenn dieselbe zuvor mit einer schwachen Silberlösung präparirt worden. — Nach dieser Methode sind eventuell alle übrigen Silbersalz-Watten herzustellen.

Argentol-Gaze 0,5 %.

6,0 Argentol werden mit etwas Wasser benetzt, lävigirt und mit soviel Wasser verdünnt, dass 1800,0 Flüssigkeit erhalten werden. Hiermit werden 1200,0 Mull imprägnirt.

Eine farblose Gaze, ohne Geruch; mit Eisenchlorid färbt sie sich blaugrün.

Argonin-Gaze 2,5 %.

30,0 Argonin werden mit etwas kaltem Wasser unter Umrühren benetzt; man fügt kochendes Wasser bis zur Lösung hinzu, filtrirt durch Glaswolle und verdünnt mit kaltem Wasser auf 1800,0. — 1200,0 Mull.

Farb- und geruchlose Gaze.

Itrol-Gaze 0,5 %.

6,0 Itrol,
1800,0 Wasser } 1200,0 Mull.

Die Lösung wird wie die Argentollösung hergestellt.
Der Verbandstoff ist ungefärbt und ohne Geruch.

Largin-Gaze 1,5 %.

18,0 Largin,
1800,0 Wasser } 1200,0 Mull.

Largin-Gaze ist farb- und geruchlos.

Protargol-Gaze 1,5 %.

18,0 Protargol,
1800,0 Wasser } 1200,0 Mull.

Ein farbloser, geruchloser Verbandstoff.

Silber-Gaze, weiss und grau,

sind nach patentirtem Verfahren hergestellte Präparate. Die weisse Silbergaze ist aus Blattsilber, die graue oder schwarze aus reducirtem Silber gewonnen. In gleicher Weise wird Silber-Catgut erhalten.

Die Auswahl unter den Silberpräparaten ist also trotz der kurzen Zeit, seit welcher Silberpräparate in den Verbandstoff-Schatz eingeführt sind, schon eine recht bedeutende, gewiss das beste Zeichen dafür, dass es bisher noch keines der vielen Präparate verstanden hat, sich die Gunst des Chirurgen ungetheilt und dauernd zu erwerben.

In welcher Form das Silber in den Silber-Verbandstoffen vorhanden ist, ob als organisches oder unorganisches Präparat, ob in löslicher oder unlöslicher Form, scheint nach den bisherigen Erfahrungen ohne Einfluss auf seine chirurgische Verwendbarkeit zu sein. Von Wichtigkeit scheint nur zu sein, dass es keine Aetzwirkung ausübt. — Der Baumwolle gegenüber verhalten sich die löslichen Silberverbindungen wie Beizmittel, sie entsprechen darin also den Quecksilbersalzen, der Thonerde und vielen anderen Metallsalzen. Sie bilden mit der Cellulose unlösliche Verbindungen, so dass es nicht möglich ist, durch einfache Lösungsmittel den mit wasserlöslichen Silberverbindungen imprägnirten Verbandmaterialien jene wieder vollständig zu entziehen. Der Gesamtgehalt an antiseptisch wirksamer Silberverbindung kann nur durch Veraschung etc. gefunden werden. Das Verfahren ist einfach und zuverlässig.

2—4,0 Silberverbandstoff werden im geräumigen, bedeckten Porzellantiegel unter bisweiligem, tropfenweisen Zusatz von etwas reiner, vor allem chlorfreier, koncentrirter Salpetersäure vorsichtig erhitzt und zur Zerstörung aller organischen Substanz schliesslich geglüht. Der Rückstand wird nach dem Erkalten mit etwas reiner Salpetersäure aufgenommen und mit nicht zu viel Wasser verdünnt. Man kocht zur Entfernung niedrigen Stickstoff-Sauerstoff-Verbindungen, filtrirt, spült mit Wasser sorgfältig nach und bestimmt das Silber entweder als Chlorsilber oder als Schwefelcyansilber auf maassanalytischem Wege.

Im ersteren Falle muss die salpetersaure Silberlösung genau neutralisirt werden. Dies geschieht zunächst roh mit Kali- oder Natronlauge, dann exakt durch Zusatz von mit Wasser aufgeschlemmtem, kohlensaurem Calcium oder Magnesium. Ein Ueberschuss des letzteren ist nicht störend. Man färbt die neutralisirte Flüssigkeit mit einer Lösung von gelbem, chromsaurem Kalium an und lässt $^{1}/_{10}$-Normal-Kochsalzlösung in nicht zu grossem Ueberschuss zufliessen, dass die rothe Farbe des Chromsilbers vollständig verschwindet. Dann titrirt man mit $^{1}/_{10}$-Normal-Silberlösung zurück, bis die rothe Färbung eben bestehen bleibt. — Eine $^{1}/_{10}$-Normal-Kochsalzlösung enthält 5,85 reinstes Chlornatrium in 1 Liter. Die Lösung muss gegen die $^{1}/_{10}$-Normal-Silberlösung eingestellt sein, dass genau die gleiche Anzahl Kubikcentimeter einander gleichwerthig sind.

Zur Berechnung werden von der Anzahl Kubikcentimeter $^{1}/_{10}$-Normal-Kochsalzlösung die zur Zurücktitrirung erforderlich gewesenen Kubikcentimeter $^{1}/_{10}$-Normal-Silberlösung abgezogen; die verbleibende Zahl, mit 0,0108 multiplicirt, giebt die Menge vorhandenen Silbers.

Zu den schönsten und genauesten maassanalytischen Bestimmungsmethoden ist die von Volhard herrührende Silberbestimmungsmethode zu zählen. Sie beruht darauf, dass Schwefelcyanammonium aus einer salpetersauren Silberlösung alles Silber als unlösliches, weisses Schwefelcyansilber ausfällt.

$$NH_4CNS + AgNO_3 = NH_4NO_3 + AgCNS.$$

Ist gleichzeitig ein Eisenoxydsalz zugegen, so bildet sich Eisenrhodanid, kenntlich an der blutrothen Färbung:

$$6\,NH_4CNS + Fe_2(SO_4)_3 = 3\,(NH_4)_2SO_4 + Fe_2(CNS)_6.$$

Dieselbe verschwindet indessen immer wieder, so lange noch Silbersalz in Lösung ist:

$$Fe_2(CNS)_6 + 6\,AgNO_3 = Fe(NO_3)_6 + 6\,AgCNS,$$

und bleibt erst dann bestehen, wenn sämmtliches Silber als Schwefelcyansilber gefällt ist.

Als Silberlösung, zum Einstellen der Rhodanammonium-Lösung, benutzt man eine $^1/_{10}$-Normallösung, deren Herstellung unter Jodoform-Gaze ausführlich angegeben ist.

Eine $^1/_{10}$-Normal-Schwefelcyanammonium-Lösung lässt sich durch Lösen einer bestimmten Menge Rhodanammonium, welches sehr hygroskopisch ist und stets wechselnde Mengen Feuchtigkeit enthält, nicht bereiten. Man wägt etwas mehr von diesem Salze ab, als eine $^1/_{10}$-Normallösung erfordern würde, etwa 8,0, löst in Wasser, verdünnt mit Wasser auf 1 Liter und stellt diese Lösung gegen eine $^1/_{10}$-Normal-Silberlösung ein. Als Indikator benutzt man ca. 5 ccm einer kaltgesättigten Eisenammoniakalaunlösung, welche man zu 20 ccm der Silberlösung in ein Becherglas giebt. Man setzt etwas von niedrigen Stickoxyden durch Auskochen befreite Salpetersäure hinzu, bis die durch das Eisensalz hervorgerufene Färbung verschwunden ist und lässt aus der Bürette unter beständigem Umrühren mit einem Glasstab die Rhodanammonlösung zufliessen. Anfangs entsteht nur ein weisser, käsiger Niederschlag, später ruft die Rhodanlösung eine blutrothe Wolke hervor, die beim Umrühren wieder verschwindet. Man fährt mit dem Zusatz der Rhodanlösung fort, bis die Flüssigkeit einen beim Umrühren nicht verschwindenden lichtbräunlichen Farbenton angenommen hat. Nach mehreren übereinstimmenden Versuchen wird die Rhodanlösung entsprechend mit Wasser verdünnt, damit 1 ccm derselben genau 1 ccm der Silberlösung entspricht. Hätte man z. B. gefunden, dass 20 ccm Silberlösung 19 ccm Rhodanlösung erfordern, so müsste man noch vorhandene 950 ccm derselben nach dem Ansatz

$$19 : 1 = 950 : x, \quad x = 50$$

mit 50 ccm Wasser verdünnen, um eine $^1/_{10}$-Normal-Rhodanammonium-Lösung zu erhalten.

Die Ausführung der quantitativen Untersuchung ist genau entsprechend. Die von niederen Stickoxyden freie Silberlösung versetzt man mit 5 ccm Eisenalaunlösung, wodurch die Flüssigkeit bräunlich aussehen wird, sodann mit Salpetersäure in ziemlichem Ueberschuss, wodurch jene Färbung wieder verschwindet. Dann lässt man die $^1/_{10}$-Normal-Rhodanlösung zufliessen, bis nach dem Umrühren die gelbbräunliche Färbung nicht wieder verschwindet.

1 ccm $^1/_{10}$-Normal-Rhodanlösung = 0,0108 Silber.

Actol enthält 50,60 % metallisches Silber,
Argentol „ 31,70 % „ „
Argonin „ 4,28 % „ „
Itrol „ 63,16 % „ „
Largin „ 11,10 % „ „

Um den Procentgehalt auf reinen Verbandstoff umzurechnen, werden 5,0 des Silberverbandstoffs mit salpetersäurehaltigem Wasser extrahirt, mit Wasser, Spiritus und Aether nachgewaschen, getrocknet und gewogen. Den Stoff auf diese Art auszulaugen, genügt für die Praxis vollständig.

XXII. Sublimat-Präparate.

Sublimat-Watte $^1/_2$ %.

50,0 Sublimat löse in
400,0 Spiritus, filtrire und füge hinzu
100,0 Glycerin und
19500,0 Wasser.

Von dieser Lösung werden in die Imprägnirwanne etwa 4 Liter, d. h. soviel gegeben, dass sich damit 1 Vlies Watte leicht und vollständig durchnässen lässt. Die getränkte Watte wird zweimal durch die Wringmaschine gezogen, sofort auseinandergefaltet und, horizontal über Hürden gelegt, im verdunkelten Raume bei mässiger Wärme getrocknet. Nach jedem imprägnirten Vlies wird die Flüssigkeit mit ca. 1 Liter obiger Lösung auf die ursprüngliche Menge aufgefüllt. Das Quantum reicht für 10 kg Verbandwatte. Alle Sublimatpräparate sind vor Licht und Luft geschützt aufzubewahren.

Sublimat- (Kochsalz-) Watte $^1/_2$ %.

50,0 Sublimat und
50,0 Kochsalz, reines, werden in etwa
150,0 Wasser

gelöst und die Lösung auf 20 Liter mit Wasser verdünnt. Ein Zusatz von Glycerin ist in diesem Falle überflüssig. 10 kg Verbandwatte.

Sublimat-Serum-Watte $^1/_2$ %.

1000,0 Quecksilberalbuminatlösung (siehe Hydrarg. bichlorat)
19000,0 Wasser.
10 kg Verbandwatte.

Alembrothsalz-Watte 1 %.

50,0 Sublimat
50,0 Chlorammonium } Alembrothsalz

werden in ca. 150,0 Wasser gelöst, die Lösung filtrirt und auf 20 Liter mit Wasser verdünnt.

Jute und Holzwollwatte lassen sich auf diese Weise nicht mit Sublimat imprägniren, sie würden hierbei zerreissen. Beide werden mittels der Irrigatorspritze zweiseitig besprengt, gepresst, auf Hürden ausgebreitet und getrocknet, wie Sublimatwatte.

Sublimat-Jute $1/2$ %.

50,0 Sublimat   400,0 Spiritus
100,0 Glycerin   3500,0 Wasser
10 kg Verbandwatte.

Sublimat-Holzwollwatte $1/2$ %.

50,0 Sublimat
50,0 Kochsalz, reines
100,0 Glycerin
4000,0 Wasser.

Hier ist trotz Gegenwart von Kochsalz ein Glycerinzusatz angezeigt, um die Ansaugfähigkeit der Holzwolle zu erhöhen.

Sublimat-Holzwolle $1/2$ %.

50,0 Sublimat
50,0 Kochsalz
1000,0 Wasser
500,0 Glycerin.

Mit dieser Lösung werden 10 kg gedämpfte Holzwolle besprengt und so lange mit den Händen durchgearbeitet, bis sie, gleichmässig durchfeuchtet, nicht mehr stäuben. Sie wird nicht getrocknet.

Sublimat-Gaze $1/2$ %.   Sublimat-(Kochsalz-) Gaze $1/2$ %.

6,0 Sublimat   6,0 Sublimat
50,0 Spiritus   6,0 Chlornatrium
50,0 Glycerin   1800,0 Wasser
1700,0 Wasser

1200,0 hydroph. Mull.

Auch beim Imprägniren der Gazen wird stets nur mit der etwas mehr als zur bequemen Durchtränkung erforderlichen Menge Flüssigkeit gearbeitet. Beide Lösungen dienen auch zur Bereitung von

Sublimat-Lint $1/2$ %.

Die Fabrikation.   159

Sublimat-Serum-Gaze $^1/_2\%$.

120,0 Quecksilberalbuminatlösung (siehe Seite 99!)
1700,0 Wasser
1200,0 hydroph. Mull.

Das Eiweiss wirkt genügend als Bindemittel, so dass es eines weiteren nicht bedarf.

Alembrothsalz-Gaze 1%.

6,0 Sublimat \
6,0 Chlorammonium } Alembrothsalz,
1800,0 Wasser,
1200,0 hydroph. Mull.

Pyoktanin-Quecksilber-Gaze $0,5\% + 1\%$.

(Alembrothsalz-Pyoktanin-Gaze $2\% + 0,5\%$).

12,0 Sublimat
12,0 Chlorammonium
1800,0 Wasser.

Hiermit werden 1200,0 hydrophiler Mull imprägnirt, getrocknet und nochmals imprägnirt mit einer filtrirten Lösung von

6,0 blauem Pyoktanin in
1800,0 Wasser.

Das Pyoktanin wird in kochendem Wasser gelöst, filtrirt und auf 1800,0 verdünnt.

Quecksilber-Zinkcyanid-Gaze 4%.

6,0 Sublimat,
6,0 Chlorammonium

werden in Wasser zu 1000,0 gelöst. Ferner werden 3,0 blaues Pyoktanin in kochendem Wasser gelöst und die Lösung auf 1000,0 verdünnt. Endlich werden

480,0 Quecksilberzinkcyanid feinst geschlemmt mit
500,0 Glycerin und
1020,0 Wasser.

Die 3 Flüssigkeiten werden vereinigt und je 1 Theil mit 4 Theilen Wasser zum Imprägniren verwendet. Man giebt für den Anfang einen Ueberschuss Flüssigkeit in die Imprägnirwanne, etwa 180,0 der Mischung und 720,0 Wasser, rührt den Niederschlag gut auf und imprägnirt sofort 5 m Stoff. Die Menge Lösung, welche dadurch abgängig geworden, rund 225,0, werden ersetzt durch 45,0 Lösung und 180,0 Wasser, die Flüssigkeit gut aufgerührt und wieder 5 m Stoff präparirt. So verfährt man, bis die Flüssigkeit verbraucht ist und wird 12000,0 Stoff verwerthen.

Sublimatisirte Seide.

250,0 ausgekochte, gereinigte Seide werden einen halben Tag in einer wässrigen Sublimatlösung, 1 : 1000, macerirt und nach dem Ausschleudern getrocknet. Sie wird am besten in braunen Glasstöpselflaschen aufbewahrt.

Sublimatisirtes Catgut.

Entfettete Saitlinge werden 1 Tag in einer wässrigen Lösung von Sublimat, 1 : 1000, macerirt und nach dem Abtropfen in einer Lösung von 1,0 Sublimat in 50,0 Glycerin und 450,0 Spiritus aufbewahrt. Der wässrigen Sublimatlösung entnommen, sind die Saitlinge weich, gequollen, von weisslicher Farbe, zum Gebrauch untauglich und müssen durch Lagern in der zweiten Lösung erst wieder gehärtet werden. Mit der Zeit bilden sich sowohl in der Aufbewahrungsflüssigkeit als auf dem Catgut selbst weissliche, schleimigflockige Abscheidungen, die vor der Dispensation mit einer weichen Bürste (Zahnbürste) vom Catgut und aus der Lösung durch Filtriren zu entfernen sind.

Sublimatisirtes Juniperi-Catgut (nach Prof. Kocher).

Rohcatgut wird zur Entfernung von anhaftendem Fett 24 Stunden in eine zur Bedeckung hinreichende Menge Wachholderöl, Oleum Juniperi ligni, gelegt, dann auf einem Trichter abtropfen gelassen und zur vollständigen Verdrängung des Wachholderöls 48 Stunden in Glycerin gelegt. War das Catgut vorher klar hart, so ist es nun weich, undurchsichtig trübe; man lässt das Glycerin auf dem Trichter ablaufen und bewahrt das Catgut in einer Lösung von 1,0 Sublimat in 20,0 Glycerin und 980,0 Spiritus auf. Auch in diesem Falle müssen die nach einiger Zeit entstandenen schleimigen Abscheidungen durch Abspülen des Catguts und Filtriren der Lösung entfernt werden. —

Zur **Identificirung heller Sublimatverbandstoffe** giebt man einige Tropfen einer sehr schwachen Lösung von Jodkalium in Wasser auf das zu prüfende Material. Die direkte Auffallstelle der Jodlösung wird wegen vorhandenem Jodkaliumüberschuss (Quecksilberjodid löst sich in überschüssigem Jodkalium farblos) keine Reaktion zeigen; in dem Maasse sich jedoch die Jodkaliumlösung über den Verbandstoff ausbreitet, tritt durch die Umlagerung mit dem Quecksilberchlorid eine Verminderung ihres Jodkalium-Gehaltes ein und es wird eine sehr scharf abgegrenzte Zone von orangerother Farbe auftreten, wo Quecksilberchlorid Jodkalium und in aequivalenten Mengen aufeinanderstossen und orangerothes Quecksilberchlorid abscheiden. Darüber hinaus verschwindet wieder die Reaktion, weil dort Quecksilberchlorid vorherrscht, welches das Quecksilberjodid ebenfalls farblos löst. Die Untersuchung ist sehr zuverlässig.

Eine quantitative Bestimmung des Quecksilberchlorid-Gehalts hat für die Praxis eigentlich wenig Werth, und zwar aus verschiedenen Gründen.

Zunächst kann kein Fabrikant auch nur das geringste Interesse daran haben, einen Sublimat-Verbandstoff statt 0,5 procentig 0,4 procentig oder 0,3 procentig zu imprägniren. Auf die Herstellungskosten derselben ist es ohne Einfluss, ob auf 1 kg Verbandwatte 5,0—4,0 oder 3,0 Sublimat verwendet werden; die durch solche Manipulation zu ersparende Sublimatmenge ist so gut wie werthlos. Imprägnirt der Fabrikant die Watte einmal, so wird er das sicher auch wohl vollprocentig thun. Viel näher liegt die Gefahr, dass die Watte überhaupt nicht oder ungleichmässig imprägnirt wurde.

Sodann geht der Sublimatgehalt in den Sublimat-Verbandstoffen, gleichviel welcher Art sie seien und sei der Stoff auch absolut chemisch-reines Grundmaterial, mit der Zeit zurück, zum Theil durch Verflüchtigung, wenn die Stoffe in mehr oder weniger schlechter Umhüllung oder überhaupt unzweckmässig gelagert werden, zum Theil dadurch, dass sich das Sublimat mit der Gespinnstfaser chemisch verbindet. Dieser Antheil, der die Cellulose „beizende" Antheil, ist durch Lösungsmittel von Anfang an nicht mehr auszuziehen. Man glaube aber trotzdem nicht, dass er für die Wirkung des Verbandstoffs verloren ist; denn es sind nicht nur die wasserlöslichen Quecksilberverbindungen, denen antiseptische Eigenschaften zukommen, auch den unlöslichen, ja selbst dem metallischen Quecksilber, sind solche nicht abzusprechen. —

Einen Mindergehalt an Quecksilberchlorid wird daher die quantitative chemische Untersuchung in **jedem** Sublimat-Verbandstoff konstatiren, wenn er vollgewichtig imprägnirt wurde.

Viel wichtiger als die quantitative Bestimmung halte ich eine sorgfältige qualitative Untersuchung, die Prüfung, ob das Material überhaupt, ob es überall und gleichmässig mit Sublimat präparirt wurde. Man mache hierauf Stichproben, und zwar nicht zu vereinzelt. Findet man überall die Quecksilberjodid-Reaktion, so wird man sich ruhig zufrieden geben können, aseptisch ist solche Watte auf alle Fälle, selbst wenn sie $^1/_{10}$ oder $^2/_{10}$ Procent Quecksilberchlorid eingebüsst oder scheinbar eingebüsst hat, d. h. wenn dieses in irgend einer Form so gebunden wäre, dass es als Chlorid nicht mehr nachzuweisen wäre.

Als antiseptisches Verbandmaterial spielen bei den heutigen Trockenverbänden die Sublimat-Verbandstoffe doch nur eine sehr untergeordnete Rolle, antiseptisch können sie doch nur an den Stellen wirken, wo sie direkt mit den Wundsekreten in Berührung kommen, und hier kommen ganz andere Lösungs- und Zersetzungs-Verhältnisse in Betracht als im Reagensröhrchen beim Auslaugen mit Wasser. Die trocken bleibenden Partien des Verbandmaterials können nie und nimmer antiseptisch, sondern immer nur als aseptisches Filtrirmittel wirken.

Man könnte wohl einwerfen, um nur als letzteres in Wirksamkeit zu treten, bedarf es keiner Sublimatisirung, dazu ist die Sterilisirung da, man übersieht dann aber, dass sublimatisirte Verbandstoffe aseptisch und antiseptisch thätig sind und dass der Grosshandel heute sublimatisirte Materialien billiger als sterilisirte liefert, abgesehen davon, dass die Verpackung der ersteren billiger als die der letzteren ist, dass über die Verpackung der sterilisirten Stoffe, — wenn diese nicht in den über allen Zweifel erhabenen, aber theuren, gelötheten Blechdosen luftdicht aufbewahrt werden, — die Praxis noch nicht das letzte Wort gesprochen hat. —

Neigt man dagegen der Ansicht zu, dass für den Werth eines Quecksilber-Verbandmaterials der Gehalt an löslichem Quecksilberoxydsalz, gleichviel ob dasselbe als Chlorid oder sonstwie vorhanden ist, bestimmend ist, so bildet die Reduktion solcher Verbindungen durch Zinnchlorür ein bequemes Mittel, sie maassanalytisch zu bestimmen, zumal diese Reaktion weder durch neutrale Alkaliverbindungen, wie Kochsalz, Salmiak, noch durch organische Säuren, wie Weinsteinsäure, gestört wird. Bedingung ist nur die Abwesenheit freier anorganischer Säuren. Sie müssten vorher genau neutralisirt werden, durch Ammoniak und essigsaures Ammoniak, um die Bildung unlöslicher Quecksilber-Ammonium-Verbindungen zu verhüten, oder nur durch essigsaures Ammoniak. Im letzteren Falle entstände freie Essigsäure, die nicht nur die Reaktion nicht stört, sondern sogar befördert.

Bei der Einwirkung einer Zinnchlorürlösung auf eine Quecksilberoxydsalzlösung wird letztere reducirt und es bildet sich zunächst nur weisses, unlösliches Quecksilberchlorür.

$$SnCl_2 + 2HgR_{II} + 4HCl = SnCl_4 + 2HgCl + 2H_2R_{II}$$
$$SnCl_2 + 2HgCl_2 \quad\quad = SnCl_4 + 2HgCl.$$

Erst nachdem alles Quecksilberoxydsalz in Quecksilberchlorür umgewandelt ist, erstreckt sich die Reduktion weiter; und es entsteht schwarzbraunes matallisches Quecksilber.

$$2HgCl + SnCl_2 = SnCl_4 + 2Hg.$$

Der Eintritt der Braunfärbung zeigt den Endpunkt der beabsichtigten Reaktion an.

Bei der Herstellung der Zinnchlorürlösung geht man, da diese wenig haltbar ist und, mit Luft in Berührung, ihren Titer leicht verändert, von einer Quecksilberlösung aus, welche genau 10,0 Chlorid in 1 Liter oder 0,01 $HgCl_2$ in 1 ccm enthält. Auf diese Lösung stellt man die Zinnchlorürlösung ein. — Man übergiesst 8,0 reines Stanniol mit 100,0 reiner Salzsäure, erwärmt im Wasserbade, bis alles oder nahezu alles Zinn gelöst ist, verdünnt mit ca. 200,0 Wasser, lässt abkühlen und absetzen, giesst klar ab, nochmals Wasser auf den Rückstand, lässt wieder absetzen, vereinigt die Flüssigkeiten und verdünnt mit Wasser auf 1 Liter. Da diese Lösung freie Salzsäure enthält, ist sie nach dem Gesagten nicht ohne weiteres zur Titration zu verwenden; die freie Säure muss unschädlich gemacht werden. Hierzu bedient man sich einer Lösung von essigsaurem Ammon 100,0 und Essigsäure 100,0 in Wasser zu 1 Liter, von welcher man auf je 10 ccm der obigen Quecksilberchloridlösung (oder dem Auszuge von je 20,0 0,5 procentigen Sublimatverbandstoff) 5 ccm hinzufügt. Man misst zur Titerstellung 20 ccm der Quecksilberlösung im Becherglase ab, vermischt mit 10 ccm der Ammonacetatlösung und lässt nach und nach unter Umrühren mit einem Glasstabe von der Zinnchlorürlösung hinzu fliessen. Die beim Einfallen der letzteren entstehende Braunfärbung verschwindet anfangs rascher, dann langsamer, bis sie endlich bestehen bleibt. Hat man den Endpunkt der Reaktion nicht richtig getroffen, sondern zuviel Zinnchlorürlösung hinzugesetzt, so nimmt man sie mit einem oder mehreren Kubikcentimetern Quecksilberlösung wieder fort und titrirt von neuem. Man liest dann ab, wieviel Kubikcentimeter Zinnchlorürlösung zur Reduktion von 20, 21 oder 22 ccm der 1 procentigen Quecksilberchlorid-Lösung erforderlich waren und berechnet daraus, wieviel Kubikcentimeter der ersteren 1 ccm der letzteren oder mit anderen Worten 0,01 $HgCl_2$ anzeigen. Diesen Faktor legt man jeder Berechnung zu Grunde, so lange der Titer der Zinnlösung unverändert bleibt. Eine zeitweise Nachprüfung derselben ist erforderlich.

Zur Ausführung der Untersuchung werden 5,0 Sublimat-Verbandstoff mit kaltem Wasser völlig erschöpft (Kontrolle mit Jodkalium!), der Lösung werden 2,5 ccm Ammonacetatlösung zugefügt und nun titrirt.

Die Berechnung ergiebt sich aus dem Gesagten.

Die gefundene Menge Quecksilberchlorid wird zu dem ausgelaugten, mit Spiritus nachgewaschenen und getrockneten Verbandstoff in Beziehung gebracht.

XXIII. Theer-Präparate.

Theer-Jute 10%.

Theer-Jute ist fast nur als Strang-Jute gebräuchlich, seltener verkrempelt in Vliesform.

9 kg rohe Jute in Strähnen werden in etwa 40 cm lange Theile zerschnitten und die Bündel parallel nebeneinander gelegt. Inzwischen wird in einer Emaille- oder Kupferschale 1 kg Holztheer heiss gemacht und mit 2,5 kg Spiritus vermischt. Man lässt im handwarmen Dampfbade absetzen, seiht durch ein grobes Tuch und taucht nach und nach die geschnittenen Jutebündel in die heiss erhaltene Theerlösung. Mit der Centrifuge werden sie kräftig ausgeschleudert. Die ablaufende Flüssigkeit wird nach dem Anwärmen im Dampfbade zur Imprägnirung weiterer Mengen Jute in derselben Weise verwendet und so fortgefahren, bis obige Menge Jute mit der Theerlösung verbraucht ist. Nach der Präparirung des ersten oder zweiten Antheils Jute wird man übersehen, ob die weiteren Portionen mehr oder weniger ausgeschleudert werden müssen, um mit der Flüssigkeit zu reichen. Glaubt man, mit derselben nicht auszukommen, so hilft man sich durch Zusatz einer entsprechenden Menge Spiritus. Die imprägnirte

Jute wird auf Horden in der Wärme **scharf** getrocknet und dann von Hand aufgelockert, indem man die einzelnen Strähnen in der Längsrichtung auseinander zieht und lose nebeneinander lagert.

Soll aus dieser Theer-Jute in Strähnen Vlies-Jute gekrempelt werden, so hat zunächst der „Wolf" (siehe Baumwolle!) für Mischung und Zerkleinerung zu sorgen, doch ist unbedingtes Erforderniss, dass die Theer-Jute völlig ausgetrocknet ist. Auf die „Schlagmaschine" wird die geöffnete Jute nicht genommen, sie kommt vielmehr vom Wolf sofort auf eine starke, eiserne Krempel, die in derselben Weise wie zur Herstellung gewöhnlicher Vlies-Jute vorgerichtet sein muss.

Die kräftig nach Theer riechende Theer-Jute muss gleichmässig in der Farbe sein. Trocken aufbewahrt, hält sie sich unbegrenzt. Sie kann als Ersatz für Oakum Verwendung finden.

XXIV. Thonerde- (Aluminium-) Präparate.

Essigsaure Thonerde-Watte 5%.

6500,0 officinelle, basisch-essigsaure Thonerdelösung (7,7%),
13500,0 Wasser.
10 kg Verbandwatte.

Essigsaure Thonerde-Gaze 5%.

800,0 Thonerdelösung
1000,0 Wasser
1200,0 hydrophiler Mull.

Die klare Aluminium-Subacetat-Lösung wird mit der vorgeschriebenen Menge kaltem Wasser verdünnt und von dieser verdünnten Lösung stets nur soviel zum Imprägniren genommen, als zur bequemen und ausreichenden Durchtränkung erforderlich ist. Baumwolle schlägt grosse Mengen Thonerdesalze auf sich nieder, darum ist diese Vorsicht hier noch mehr als anderswo geboten. Die Watte durchläuft zweimal die Wringmaschine, das zweite Mal ohne erneute Durchfeuchtung. Sie wird, ausgebreitet, bei gelinder Temperatur schnell und vollständig getrocknet. Trotz dieser Vorsicht entweicht stets etwas Essigsäure. Das Fabrikat enthält stets Aluminiumhydroxyd und giebt an reines Wasser nicht alle Thonerde ab. Es sei reinweiss, riecht gewöhnlich schwach nach Essigsäure und fühlt sich eigenthümlich hart an. Verdünnte Essigsäure nimmt daraus alle Thonerde auf und diese Lösung giebt mit Ammoniak einen weissen, gelatinösen Niederschlag, der auch auf Zusatz von Schwefelammon die weisse Farbe behält. — Dem Gehalt an 5% Aluminium-$^2/_3$-Acetat entsprechen 1,58% Al_2O_3.

Alumnol-Gaze 5%.

60,0 Alumnol,   1750,0 Wasser,
30,0 Glycerin,   1200,0 Mull.

Eine weisse, geruchlose, nicht durchaus licht- und luftbeständige Gaze von schwach saurer Reaktion; sie dunkelt mit der Zeit durch Reduktion etwas nach. Mit Eisenchlorid färbt sie sich blau. Mit Spiritus lässt sich das Alumnol vollständig ausziehen, und diese Lösung zeigt blaue Fluorescens, wirkt reducirend auf Silberverbindungen und Kaliumpermanganat.

XXV. Thymol-Präparate.

Thymol-Watte 1 %.

100,0 Thymol, gelöst in
2400,0 Spiritus werden mit
250,0 Glycerin und
750,0 Wasser verdünnt.

Mit dieser Lösung werden 10 kg Verbandwatte zweiseitig besprengt, durch 2 Stunden gepresst und bei gelinder Wärme nicht vollständig getrocknet.

Die eigenthümlich und stark gewürzig riechende, weisse Watte charakterisirt sich leicht durch den Geruch; mit Eisenchlorid giebt sie keine Reaktion. Sie ist vor Licht und Luft geschützt und kühl aufzubewahren.

Thymol-Gaze, fettige, 3 %.

1000,0 festes Paraffin und
100,0 Olivenöl werden bei gelinder Wärme geschmolzen und in der halb erkalteten, noch flüssigen Mischung
30,0 Thymol aufgelöst. Es wird heiss imprägnirt wie bei Listerscher Karbolsäure-Gaze. Nach dem Abkühlen kann der Verbandstoff sofort verpackt werden.

Thymol-Gaze, hydrophile, 2 %.

24,0 Thymol
1000,0 Spiritus. Nach geschehener Lösung wird verdünnt mit
100,0 Glycerin und
500,0 Wasser. Es werden 1200,0 Mull imprägnirt.

Zur quantitativen Bestimmung des Thymols kann man sein Verhalten in alkalischer Lösung gegen Jod in Jodkaliumlösung benutzen, es bildet sich hierbei quantitativ Dithymoldijodid und Jodkalium:

$$2 C_{10}H_{14}O + 4 KOH + 3 J_2 = C_{20}H_{24}(OJ)_2 + 4 KJ + 4 H_2O.$$
$$2 \times 150 = 300 : 6 \times 127 = 762.$$

762,0 Jod setzen sich also mit 300,0 Thymol um.

An volumetrischen Lösungen hat man eine $^1/_{10}$-Jodlösung, hergestellt durch Auflösen von 12,7 reinem Jod und 20,0 Jodkalium in Wasser zu 1 Liter, und eine $^1/_{10}$-Natriumthiosulfat-Lösung, welche in 1 Liter 24,8 Natriumthiosulfat enthält, nöthig. Beide Lösungen müssen genau aufeinander eingestellt werden. Geht man bei der Herstellung derselben vom Jod aus, so muss dieses zuvor gereinigt werden. Man mischt im Exsikkator getrocknetes Jod mit etwas Jodkalium und sublimirt bei mässiger Wärme im Sandbade zwischen zwei Uhrgläsern; man wägt dann schnell obiges Quantum Jod ab, bringt es in den Messkolben, übergiesst es sofort mit Wasser, fügt das Jodkalium und schliesslich noch Wasser bis zur Marke hinzu. — Als Indikator dient frische, klare Stärkelösung.

5,0 Thymol-Verbandstoff werden mit lauwarmem Wasser unter Zusatz von etwas Kalilauge vollständig extrahirt; die Lösung wird nach dem Erkalten nöthigenfalls filtrirt und das Filter mit alkalischem Wasser nachgewaschen. Man lässt nun Jodlösung in geringem Ueberschuss zufliessen. d. h. soviel, dass die über dem entstandenen röthlich braunen Niederschlage sich klärende Flüssigkeit deutlich gelb gefärbt ist, setzt einige Kubikcentimeter Stärkelösung hinzu, wodurch Blaufärbung eintritt und titrirt mit der Thiosulfatlösung auf Entfärbung.

Die Berechnung ist folgende:
Es seien verbraucht
$$22 \text{ ccm } 1/_{10}\text{-Jodlösung} = 22 \times 0{,}0127 = 0{,}2794 \text{ Jod,}$$
$$2 \text{ ccm } 1/_{10}\text{-Thiosulfatlösung} = 2 \times 0{,}0127 = 0{,}0254 \text{ Jod,}$$
so sind in Wirksamkeit getreten $0{,}254$ Jod.

762,0 Jod entsprechen 300,0 Thymol, 0,254 zeigen mithin $\frac{300 \cdot 0{,}254}{762}$ = 0,1 Thymol in 5,0 Thymol-Verbandstoff an.

Zur Bestimmung des reinen Stoffmaterials laugt man ein neues Quantum Thymol-Verbandstoff mit Spiritus und schliesslich mit Aether aus, trocknet und wägt.

XXVI. Zink-Präparate.

Zinkchlorid-Watte 10 %.

1000,0 Chlorzink werden ohne Beihilfe von Salzsäure in ca. 5 Litern siedendem Wasser aufgelöst und die Lösung mit kaltem Wasser auf 20 Liter verdünnt. Hiermit werden 10 kg Verbandwatte mittels Wringmaschine imprägnirt. Die Watte muss dieselbe zweimal durchlaufen. Auf hölzernen Hürden, in breiter Lage wird bei guter Wärme schnell und vollständig getrocknet. In gutschliessenden Holzkästen an trocknem, etwas temperirtem Orte aufbewahrt, hält sie sich unverändert.

Die weisse und geruchlose Zinkchloridwatte röthet, befeuchtet, blaues Lakmuspapier. Mit schwach salzsäurehaltigem Wasser ausgezogen, giebt sie ein Filtrat, das durch Ammonak weiss gefällt wird; überflüssiges Ammoniak löst den Niederschlag wieder auf; Schwefelammon ruft ihn wieder hervor. (Aus einer klaren, farblosen, alkalischen Lösung kann ein durch $(NH_4)_2S$ erhaltener weisser Niederschlag nur Schwefelzink sein).

Zinkchlorid-Jute 10 %.

1000,0 Chlorzink
4000,0 siedendes Wasser.

Mit der erkalteten Lösung werden 10 kg Verbandwatte zweiseitig eingesprengt, gepresst und auf hölzernen Hürden auf gut geheiztem Trockenboden schnell und ausgiebig getrocknet. Aufbewahrung wie bei Zinkchlorid-Watte.

Zinkchlorid-Gaze 10 %.

120,0 Chlorzink, gelöst in siedendem Wasser und verdünnt mit kaltem Wasser auf 1800,0 giebt die für 1200,0 Mull ausreichende Imprägnirflüssigkeit. — Bei allen Zinkchlorid-Verbandmaterialien ist der Zusatz eines Fixirmittels überflüssig, Glycerin sogar zu vermeiden.

Zinksulfophenylat-Watte 5 %.

500,0 sulfokarbolsaures Zink und
125,0 Glycerin werden in Wasser zu 20 Litern gelöst.
10 kg Verbandwatte.

Die Watte wird in derselben Weise hergestellt wie Zinkchlorid-Watte. Eine weisse, fast geruchlose Watte; sie ist vor Licht geschützt aufzubewahren. Mit Eisenchlorid färbt sie sich blau und zeigt im Uebrigen die Zinkreaktionen der Zinkchlorid-Watte.

Zinksulfophenylat-Gaze 10 %.

120,0 sulfokarbolsaures Zink
60,0 Glycerin
1650,0 Wasser.   1200,0 Mull.

Die quantitative Untersuchung der genannten Zink-Verbandmaterialien lässt sich am einfachsten in der Art ausführen, dass man die Zinkverbindung als Zinkoxyd wägt.

Chlorzink, $ZnCl_2 = 136{,}20$ giebt $ZnO = 81{,}00$, d. h. 59,6 % ZnO.
Sulfokarbolzink, $Zn(C_6H_5OSO_3)_2 + 8H_2O = 555{,}2$ giebt $ZnO = 81{,}00$,
  d. h. 14,6 % ZnO.

Zinkchlorid-Materialien werden mit heissem, mit Salzsäure ganz schwach angesäuertem, Zinksulfophenylat-Stoffe mit nur heissem Wasser ausgezogen. Die klaren Lösungen werden mit kohlensaurem Natrium im Ueberschuss zerlegt. Man kocht zur besseren Abscheidung des kohlensauren Zinks, filtrirt, süsst den Niederschlag gut aus, trocknet ihn und glüht ihn im Platintiegel zur Vertreibung der Kohlensäure.

Die gefundene Menge Zinkoxyd ist für Zinkchlorid mit 1,677, für Zinksulfophenylat mit 6,85 zu multipliciren.

Zur Bestimmung des Antheils reiner Watte, Gaze etc. im imprägnirten Material wird dasselbe ebenso ausgelaugt, mit Spiritus nachgewaschen, getrocknet und gewogen.

Dritter Abschnitt:
Die aseptischen oder sterilisirten Verband-Materialien.

Der Lister'schen antiseptischen Wundbehandlung folgte, wie ich schon in der Einleitung sagte, sehr bald die aseptische. Sie war die Folge der epochemachenden Arbeiten Robert Koch's, welche den Nachweis brachten, dass die die Wunden inficirenden Mikroorganismen von bedeutend grösserer Lebenskraft sind, als man bisher annahm, und den gebräuchlichen Desinfektionsmitteln gegenüber sich oft viel widerstandsfähiger verhalten, als man bis dahin für möglich hielt.

A. Allgemeines über die Bakterien.

Diese Mikroorganismen oder Bakterien sind einzellige Lebewesen, welche in physiologischer Beziehung den Pilzen nahestehen. Sie vermehren sich, indem sie sich durch Spaltung in zwei Individuen theilen und werden deshalb auch Spaltpilze genannt.

War das Vorhandensein von Bakterien und von verschiedenen Arten derselben auch schon früher bekannt, so waren es doch erst die Arbeiten Robert Koch's, die in das Studium der Bakterien Methode brachten, indem sie ein einfaches Verfahren angaben, die verschiedenen Bakterien zu trennen, die isolirten Arten zu kultiviren, rein zu züchten und ihre Gestalt, ihren Bau, ihre Lebensbedingungen und Lebensäusserungen festzustellen.

Die verschiedenen Bakterien nach den Gesammteigenschaften der einzelnen Arten in ein natürliches System einzuordnen, ist bisher noch unmöglich gewesen, und man stellt sie noch heute nach dem von Ferd. Cohn aufgestellten künstlichen System zusammen, welches auf der Form der Bakterien basirt, welche bei den einzelnen Arten eine gewisse Beständigkeit aufweist.

Man unterscheidet nach der **Gestalt:**
    I. Kokken, Mikrokokken oder Kugelbakterien. Sie haben, wie ihr Name schon andeutet, eine kugelige Form und treten bald einzeln bald zusammenhängend auf. Zu ihnen gehört der Gonokokkus, der Erreger der Gonorrhoe.

II. **Bacillen oder Stäbchenbakterien.** Es sind cylindrische Stäbchen mit kreisrundem Querschnitt. Sie kommen bald einzeln, bald in Verbindungen (Scheinfäden) vor und werden nach ihrer Länge unterschieden als
   a) **Kurzstäbchen oder eigentliches Bakterium**, zu welchem das ganz allgemein in den menschlichen und thierischen Exkrementen vorkommende Bacterium coli commune zu rechnen ist und als
   b) **Langstäbchen**, deren Repräsentant der Bacillus des malignen Oedems, eines überall in Staub, Schmutz, Erde und Abwässern vegetirenden Stäbchens, ist.
   Erstere sind von plumper, letztere von schlanker Form.
III. **Spirillen oder Schraubenbakterien**, korkzieherartig geformte Gebilde, deren Krümmungen nicht in einer Ebene liegen. Man unterscheidet sie weiter als
   a) **Kommastäbchen oder Vibrionen**, wenn sie als einzelne, gekrümmte Stäbchen, als Theilchen einer Schraubenwindung auftreten. Der wichtigste Vertreter dieser Klasse ist der Choleravibrio.
   b) **Wirkliche Spirillen**, wenn die Stäbchen zusammen hängen und ganze Schraubenwindungen bilden, wie das bei Spirillum Undula, einem in fast allen faulenden Flüssigkeiten sich zeigenden Organismus der Fall ist.
   c) **Spirochaeten.** Sie stellen sich als Schraubenwindungen mit scharf zugespitzten Enden dar. Zu ihnen gehört die Spirochaete recurrens des Rückfallfiebers.

Nach dem **Bau** betrachtet bestehen die Bakterien aus Zellen, welche aus einem als Kern anzusehenden Protoplasma bestehen, umgeben von einer cellulose- oder eiweissartigen Hülle, der Membran. Diese geht nach aussen in eine schleimige, in Wasser quellbare Substanz über. Ist letztere sehr dick, so spricht man von Kapselbakterien. Ein solches Kapselbakterium ist der in der Lunge auftretende Bacillus pneumoniae. Gewöhnlich ist das Protoplasma farblos. Enthält es Stärke, nachweisbar mit Jod, so hat man Stärkebakterien, bei Vorhandensein von Schwefel Schwefelbakterien und bei Gegenwart von Eisen Eisenbakterien vor sich. —

Legt man **die Art der Vermehrung** der Bakterien ihrer Eintheilung zu Grunde, so erhält man zwei grosse Klassen, welche sich entweder nur durch Theilung oder durch Theilung und Sporen fortpflanzen.
   I. Die ausgewachsene Zelle wird in ihrem Inhalt körnig; sie zieht sich in die Länge und schnürt sich in der Mitte ein, bis aus der einen Zelle zwei selbständige geworden sind.

a) Bleiben Mutterzelle und Tochterzelle vereinigt, so hat man Diplokokken (Diplokokkus pneumoniae), oder
b) Mutterzelle und Tochterzelle trennen sich selbst nicht bei fortgesetzter Theilung, sondern bleiben zusammen wie die Glieder einer Kette. In diesem Falle benennt man die Bakterien **Streptokokken oder Kettenkokken**. Zu ihnen gehört der Streptokokkus erysipelatis, oder
c) beide Zellen bleiben bei weiterer Vermehrung vereint und bilden unregelmässige Konglomerate. Das sind die **Staphylokokken oder Traubenkokken**.

Bei den Diplokokken und Streptokokken geschieht die Theilung der einzelnen Zellen in ein und derselben Richtung, bei den Bacillen und Spirillen nur in der Längsrichtung der Zellen; teilen sich dagegen die Zellen nach auf einander senkrechten Richtungen oder nach allen drei Richtungen des Raumes, was nur bei den Streptokokken der Fall sein kann, so hat man es im ersteren Falle mit **Tafelkokken**, im letzteren Falle mit **Packetkokken** zu thun. Zu jenen zählt der in der Lunge von Phthisikern gefundene Mikrokokkus tetragenus, zu diesen die in der Luft vorkommenden Sarcina-Arten.

II. Solange die Bakterien die ihnen zuträglichsten Lebensbedingungen vorfinden, vermehren sie sich nur durch Theilung der vegetativen Zellen und erst wenn etwa durch Anhäufung von Bakterien oder andere Anlässe die Lebensbedingungen sich verschlechtern, vollzieht sich die Fortpflanzung bei vielen, so besonders bei den Bacillen, durch **Sporen**.

a) Die Sporenbildung vollzieht sich im Innern der Mutterzelle: **endogene Sporenbildung**.

Man unterscheidet hierbei ausserdem

α) **Spindelsporen oder mittelständige Sporen** und
β) **Köpfchensporen oder endständige Sporen**, je nachdem die Spore in der Mitte oder am Ende des Bacillus entsteht. Das Protoplasma wird zunächst körnig, die Körnchen umhüllen sich mit einer Membran, die Mutterzelle platzt und giebt die Sporen frei. Kommen diese nun in günstigen Boden, so keimen sie. Die derbe Membran macht die Sporen sehr widerstandsfähig gegen Hitze, Kälte, Trockenheit und chemische Einflüsse, sie sind aus diesem Grunde als die **Dauerform** der Bakterien anzusehen.

b) Einzelne, beliebige, sich durch nichts von anderen Zellen unterscheidende Zellen nehmen ohne weiteres die Eigenschaften einer Spore an, während die übrigen Zellen absterben.

Arthrosporenbildung. Die Arthrosporen sind bei weitem weniger widerstandsfähig gegen oben genannte Eingriffe und daher nicht für die Dauerform solcher Bakterien zu halten.

Fast so verschieden wie die einzelnen Arten der Bakterien untereinander sind die Bedingungen für die Erhaltung,

die Lebensbedingungen der Bakterien.

Zunächst und vor allem sind sie auf Wasser resp. Feuchtigkeit angewiesen. Ohne dasselbe können sie auf die Dauer niemals existiren. — Sodann bedürfen sie höherer Kohlenstoff-Verbindungen, da sie wegen Mangel an Chlorophyll aus der Kohlensäure der Luft keinen Kohlenstoff zu assimiliren vermögen. (Einzelne chromogene Bakterien sind im Stande, ihren Kohlenstoffbedarf der Kohlensäure zu entnehmen, sind dann aber auf die Mitwirkung des Lichtes angewiesen. Für alle übrigen Bakterien ist Licht ein hervorragender Feind.) Sie haben ferner Stickstoff nöthig. Derselbe kann in Form von reinem Stickstoff auftreten, oder auch von Ammoniak-Verbindungen oder Eiweisskörpern. Die Bakterien bauen aus ihnen das stickstoffhaltige Protoplasma auf. — Eine geringe alkalische Reaktion befördert im Allgemeinen das Wachsthum der Bakterien ausserordentlich, während im Gegentheil Säure mehr oder weniger hemmend auf ihre Entwickelung einwirkt. — Nicht alle Bakterien sind auf Sauerstoff angewiesen. Einzelne vermögen nur bei ungehindertem Sauerstoff-Zutritt zu leben, diese werden obligate Aëroben genannt, andere vertragen zeitweise den Abschluss des Sauerstoffs, fakultative oder temporäre Anaëroben. Und für noch andere ist Sauerstoff ein direktes Tödtungsmittel, — das sind die obligaten Anaëroben. — Im lebenden Thierorganismus gedeihende, auf Kosten desselben lebende und sich vermehrende und dadurch Krankheitserscheinungen hervorrufende Bakterien heissen pathogene oder parasitische, und zwar obligate, wenn sie nur im lebenden, fakultative, wenn sie ausser im lebenden auch im todten Thierkörper gedeihen. Die meisten der letzteren sind temporäre Anaëroben. Saprophytische Bakterien leben nur auf todtem Material. — Eine grosse Rolle im Leben der Bakterien spielt die Temperatur. — Für jede Art giebt es eine Temperaturgrenze nach unten, das Temperatur-Minimum, und eine nach oben, das Temperatur-Maximum. Zwischen beiden liegt das Temperatur-Optimum, bei welchem sie am besten gedeihen. Im Allgemeinen liegt die Wachsthumszone zwischen 10 und 45° C., ist es Regel, dass die pathogenen Bakterien am besten bei Körpertemperatur, also bei 36—38° C., gedeihen, während sich die Saprophyten mit einer niedrigeren Temperatur, etwa 20° C., begnügen. Unter dem Temperatur-Minimum liegende, selbst sehr niedrige Wärmegrade zerstören die Lebensfähigkeit der Bakterienzelle weniger leicht als über dem Maximum liegende. Bei 60° C. gehen die vegetativen Zellen in kurzer Zeit ein, während die Dauerformen, die

Sporen, zur Abtödtung einer weit höheren Temperatur bedürfen. Diese muss umso höher sein, je trockener das umgebende Medium ist, umso länger einwirken, je niedriger sie ist. Sporen, welche z. B. in siedendem Wasserdampf in einigen Minuten getödtet werden, vertragen eine trockene Hitze von 150° C. während einer ganzen Stunde, — **Momente, welche bei der Sterilisation eine sehr wichtige Rolle spielen.**

Sehr mannigfaltiger Art sind
die Lebensäusserungen der Bakterien.
Sie alle bewegen sich. Diese Bewegung ist entweder
I. eine Molekularbewegung, eine hin- und her-, auf- und niedertanzende, von der der Nachbarzelle abhängige, welche allen Bakterien (im weitesten Sinne) zukommt, oder
II. eine Eigenbewegung, die auf einzelne Arten beschränkt ist. Sie kommt vor
a) bei allen Kommastäbchen,
b) bei allen wirklichen Spirillen,
c) bei vielen Bacillen,
d) bei wenigen Kokken.

Vermittelt wird die Eigenbewegung durch fadenförmige Anhängsel, Geisselfäden, welche sich bei den Bacillen an den Seiten, bei den Spirillen an den Enden der Zelle befinden.

Eine andere Lebensäusserung, welche die Bakterien im Lebensprocess aufweisen, sind die verschiedenartigsten chemischen Zersetzungen. Aus den organischen Schwefelverbindungen des Nährmediums entwickeln sie Schwefelwasserstoff, leicht nachweisbar durch Bleizuckerpapier. Aus eiweisshaltiger Nahrung bilden sie Mercaptan, dessen Vorhandensein sich durch Isätionsschwefelsäure erkennen lässt. — Sie veranlassen verschiedene Arten von Gährungen, vergähren Zucker zu Milchsäure, Stärke und Zucker zu Buttersäure, Traubenzucker zu Mannit, Alkohol zu Essigsäure, Harnstoff zu Kohlensäure und Ammoniak. — Bei ungehindertem Luftzutritt verbrennen sie Kohlenstoff zu Kohlensäure, Wasserstoff zu Wasser, Stickstoff zu Salpetersäure, Schwefel zu Schwefelsäure, wobei die organischen Gewebe verwesen. — Bei Abschluss des Sauerstoffs der Luft reduciren anaërobe Bakterien Eiweissstoffe unter Entwickelung stinkiger Produkte, sie bewirken Fäulniss. — Dieser Thätigkeit verwandt ist das Verhalten gewisser Bakterien, Fermente zu bilden, geronnenes Eiweiss zu lösen, Gelatine oder Leim zu verflüssigen. — Die wichtigste und verhängnissvollste Lebensäusserung verschiedener Bakterien besteht in der Fähigkeit, giftig wirkende Stoffe, hochmolekulare, basische Stickstoffverbindungen zu erzeugen, die bald alkaloidischer Natur sind und dann Toxine genannt werden, bald den Eiweisskörpern zugerechnet werden müssen und dann Toxalbumine heissen. Ausser den giftigen Toxin-Alkaloiden werden noch ungiftige Ptomain-Alkaloide gebildet und innerhalb der Zelle andere giftige Stoffe erzeugt, welche unter dem Namen Bakterien-Proteine zusammengefasst werden. Zu ihnen gehört das Koch'sche Tuberkulin. — Einzelne Bakterien besitzen die Fähigkeit, Farbstoffe von hervorragender Schönheit zu bilden; der Glanz der Farben wird häufig noch gehoben durch herrliche Fluorescenz. Diesen chromogenen oder Pigmentbakterien reihen sich endlich die phosphorescirenden an. —

Die **Reinzüchtung** der einzelnen Bakterien-Arten, wodurch uns erst das genaue Studium derselben ermöglicht und Aufschluss über Form, Bau, Vermehrung, Lebens-Bedingungen und -Aeusserungen gegeben wurden, hat Robert Koch durch Benutzung des festen und durchsichtigen Kulturbodens ermöglicht. Früher benutzte man allgemeine flüssige Nährböden, welche zufolge ihres Aggregatzustandes eine Trennung der einzelnen Arten und verschiedenen Kolonien erschwerten oder unmöglich machten, — jetzt, nach Robert Koch, feste und durchsichtige Medien, welche die Isolirung leichter gestatten. — Die flüssigen Nährböden bestanden in mit Soda schwach alkalisch gemachter, wässeriger Rindfleisch-Abkochung (Koch's Bouillon) oder demselben Fleisch-Auszuge, versetzt mit etwas Pepton und Kochsalz (Löffler's Bouillon) oder aus sterilisirter Milch. — Die festen Nährböden werden zunächst ebenso hergestellt und dann mit Gelatine oder Agar-Agar verdickt, oder es wird sterilisirtes Blutserum für sich oder mit Gelatine oder Agar-Agar, mit oder ohne Pepton und Kochsalz verwendet. Auch Eiereiweiss, Reis in Verbindung mit Milch oder Milch und Bouillon, Kartoffeln, Brotbrei, Oblaten geben gute Kulturunterlagen ab. —

Zur Isolirung der einzelnen Bakterien auf einem solchen festen Nährboden bedient man sich jetzt allgemein der Koch'schen Plattenkultur-Methode. Man verflüssigt durch schwaches Erwärmen die sterile Nährgelatine im sterilen Reagensröhrchen, inficirt sie mittels ausgeglühter Platinöse aus dem Untersuchungs-Material und fertigt nach gut ausgeführter Durchmischung zunächst eine erste und dann eine zweite Verdünnung an, indem man mit einigen Platinösen voll der Stammlösung in einem zweiten Reagensröhrchen sterile und verflüssigte Nährgelatine impft, die Flüssigkeit durchmischt und von ihr in derselben Weise einen dritten Nährboden impft. So erreicht man die möglichste Trennung der in der Stammlösung sehr dicht nebeneinander gelagerten, auch wohl durcheinander gehenden, zahlreichen und verschiedenartigen Kolonien und dadurch eine makroskopisch wahrnehmbare Auseinander-Lagerung und durch manuelle Fertigkeit ermöglichte Isolirung. Die inficirte, verflüssigte Nährlösung, — Original-Mischung, erste und zweite Verdünnung, — werden auf sterile Glasplatten gegossen. Letztere sind von unten durch Eis gekühlt, so dass die Gelatine sofort erstarrt. Gegen Staub etc. von oben sind sie durch eine Glasglocke geschützt. Die erstarrten Platten kommen sofort in die **feuchte Kammer**. Diese stellt man sich durch Ueberstülpen einer grösseren, viereckigen Glasschale (Instrumentenschale) über eine solche kleinere, auf deren Boden sich eine Scheibe Fliesspapier, getränkt mit wässeriger Sublimatlösung, 1 : 1000, befindet, her. Man stellt bei 18—20° C. bei Seite. Oft schon nach einem Tage zeigt die mit der Originalflüssigkeit begossene Platte makroskopisch sichtbare Kolonien, während die anderen Platten diese erst später, nach weiteren ein bis zwei Tagen zeigen. Man erkennt dann gewöhnlich sofort mit blossem Auge an dem verschiedenen Aussehen der Kolonien, dass man es mit verschiedenen Bakterien-Arten zu thun hat. — Die Platte wird nun bei schwacher Vergrösserung unter dem Mikroskop abgesucht; man findet dabei Kolonien auf der Oberfläche, andere im Innern der Gelatine, solche, die Gelatine verflüssigen und solche die es nicht thun. Man sieht Kolonien, welche Farbstoff erzeugen, man findet grössere und kleinere, glattgeränderte, gekerbte, stachelige, gefranste, solche mit grobkörnigem, andere mit feinkörnigem Inhalt. Jede Form entspricht einer anderen Art, und es ist leicht, aus jeder Kolonie eine Reinkultur zu züchten. Das geschieht meist im sterilen Reagensröhrchen, in Form der Stichkultur. Man fischt die im Gesichtsfelde des Mikroskops, bei geringer Vergrösserung, eingestellte isolirte Kolonie mittels ausgeglühter Platinnadel und überträgt sie direkt in die feste Nährgelatine durch tiefen Stich; — oder man legt ein steriles Deckgläschen auf die betreffende Stelle der Platte und macht ein Abklatsch-Präparat. —

Anaërobe Bakterien müssen bei Luftabschluss kultivirt werden, entweder bei beschränktem Luftzutritt unter irgend einer Bedeckung, oder in einer Wasserstoff--Atmosphäre. —

Was nun die **mikroskopische Untersuchung** auf Bakterien betrifft, so geschieht diese an ungefärbten Präparaten nur zur Feststellung der Eigenbewegung; in allen anderen Fällen werden die Präparate gefärbt, gewöhnlich mit Anilinfarbstoffen und hauptsächlich mit den basischen: Methylenblau, Methylviolett, Enzianviolett, Fuchsin, Safranin und Bismarck-braun, weniger häufig mit den sauren: Pikrinsäure, Eosin, Säurefuchsin etc. oder mit anderen Farbstoffen wie Karmin, Hämatoxylin, in Verbindung mit Alkalien, Alkalikarbonaten, mit Alaun oder Borax, mit Borsäure, Karbolsäure oder sonstigen anorganischen oder organischen Säuren. Zur Kontrast-Erzeugung werden mit Jodjodkalium — oder Säurelösungen partielle Entfärbungen hervorgerufen. — Die violetten Anilinfarbstoffe sowie Fuchsin färben alle Bakterien-Arten sehr intensiv; Methylenblau färbt zarter und differenzirter. — Von Wichtigkeit ist die isolirte Bakterienfärbung nach Gram. Sie beruht darauf, dass man auf Präparate, welche mit Anilinwasser-Gentianaviolett ausgefärbt wurden, Jodjodkalium-Lösung einwirken lässt, wodurch die nichtbakteriellen Antheile entfärbt, die Bakterien in der Färbung nicht verändert wurden. — Bei der gewöhnlichen Bakterien-Färbung bleiben ungefärbt die Sporen und auch die Geisselfäden. Um letztere mit Anilinfarben färben zu können, muss zuvor gebeizt werden, am besten mit Tannin und Eisenoxydulsalz. Nachgefärbt wird dann mit Fuchsin, gelöst in Anilinwasser. Hierbei werden mit den Geisseln alle Bestandtheile der Bakterien gefärbt. — Zur Färbung der Sporen verfährt man ganz allgemein so, dass man sehr intensiv färbende Farblösungen (Fuchsin in Anilinwasser) längere Zeit bei höherer Temperatur einwirken lässt. Dadurch werden Protoplasma und Sporen gefärbt. Behandelt man nun mit alkoholischer, 3procentiger Salzsäure, so bleiben nur die Sporen gefärbt, während alles übrige entfärbt wird. Nun färbt man kurze Zeit mit kalter, wässeriger Methylenblaulösung, spült und trocknet; die Sporen sind prachtvoll roth, das Protoplasma blau gefärbt. — Um die Kapseln sichtbar zu machen, wird mit Enzian- oder Dahlia-Violett in essigsaurer Lösung ausgefärbt; die Bakterien werden dunkel-, die Kapseln hell-blau gefärbt. —

Die wichtigsten und am häufigsten vorkommenden Bakterien sind die folgenden:

1. Bacillus anthracis, der Milzbrand-Bacillus, gedeiht in lebenden und todten Thierkörpern und ist daher ein fakultativer Parasit. Er bildet Stäbchen mit scharf abgeschnittenen Enden und tritt einzeln und in kleinen Verbänden auf. Er besitzt keine Eigenbewegung. Die Sporen sind sehr resistent. — Er färbt sich mit den gewöhnlichen Anilinfarbstoff-Lösungen; auch nach der Gram'schen Methode.

2. Bacillus oedematis maligni, der Bacillus des malignen Oedems, findet sich überall, wo Fäulniss herrscht, in der Erde (besonders Gartenerde), im Schmutz und Staub, in Abwässern, worauf die Luft nicht einwirken kann; er ist ein obligater Anaërob und bildet Sporen. Er ist schmaler wie der vorige und zeigt abgestutzte, abgerundete Endflächen. Seine Eigenbewegung ist gering, trotzdem er end- und seitenständige Geisseln besitzt. — Er färbt sich mit allen Anilinfarbstoffen, — nicht nach Gram.

3. Bacillus tetanus, der Wundstarrkrampf-Bacillus ist sehr verbreitet in der Erde, im Staub und Kehricht, in den Exkrementen der Pflanzenfresser und wie der vorige ein obligater Anaërob. Er ist noch kleiner wie jener, auch dünner; schlank und kaum beweglich. Ganz unbeweglich sind die sporenhaltigen Stäbchen, welche, da die Sporen endständig sind, ein stecknadelähnliches Aussehen haben. Die Sporen sind von grosser Widerstandsfähigkeit. — Die häufig einzeln auftretenden Bacillen färben sich in gewöhnlicher Weise mit Anilinfarben und nach Gram.

4. Der Bacillus der Tuberkulose ist noch überall in den von dieser Krankheit befallenen Geweben beobachtet. Ein gerade gestrecktes oder leicht gekrümmtes Stäbchen mit abgerundeten Ecken, tritt es meist einzeln, aber auch in kleinen, S-förmigen Gruppen auf; Eigenbewegung ist noch nicht beobachtet. Sowohl die Bacillen wie die Sporen sind von enormer Hartnäckigkeit gegen äussere Einflüsse. — Sie verhalten sich auch sehr

zurückhaltend gegen Anilinfarben und unterscheiden sich dadurch von allen anderen Bakterien. Man muss schon sehr intensive Farblösungen anwenden, will man sie färben; dafür geben sie auch die einmal aufgenommene Farbe sehr schwer wieder ab. Sie färben sich nach der Gram'schen Methode.

5. Der Bacillus der Lepra, des Aussatzes, in allen leprösen Geweben gefunden, ist dem vorigen sehr ähnlich, meist etwas kürzer. Er zeigt Eigenbewegung. Charakteristisch ist die Absonderung nicht färbbaren Schleims, besonders an den Stellen, wo viele Bakterien gedrängt liegen. Auffallenderweise ist die Reinzüchtung des Bacillus bisher noch nicht gelungen, ebensowenig eine Uebertragung der Krankheit durch denselben. — Der Leprabacillus wird gefärbt wie der Tuberkelbacillus, auch in Gram's Art. Zum Unterschiede von diesem färbt er sich nicht mit alkalischer oder wässeriger Methylenblaulösung nach Löffler.

6. Der Bacillus der Syphilis, bisher nur in den erkrankten Gewebstheilen Syphilitischer beobachtet, hat künstlich bislang nicht kultivirt werden können. Es bildet S-förmig gebogene, an den Enden verdickte Stäbchen, welche den Tuberkelbacillen ähnlich sind. — In koloristischer Beziehung unterscheiden sie sich von ihnen und den Leprabacillen, dass sie gefärbt nicht erst nach längerer Zeit, sondern sofort durch Mineralsäuren entfärbt werden.

7. Bacillus Mallei, der Bacillus der Rotzkrankheit ist ein sehr kleines, einzeln oder in kleineren oder grösseren Verbänden auftretendes, dem Tuberkelbacillus sehr ähnliches, jedoch kleineres und stärkeres Stäbchen mit abgerundeten Enden und ohne Eigenbewegung. Es ist sehr leicht künstlich zu züchten; charakteristisch ist sein Wachsthum auf Kartoffeln; Sporen bildet er nicht. — Eine isolirte Färbung des Bacillus ist bislang nicht gelungen, auch nach Gram'scher Methode färbt er sich nicht.

8. Der Bacillus des Abdominaltyphus, ein auch bei zeitweisem Mangel an Sauerstoff vegetirender Anaërob, findet sich in den Geweben an Abdominaltyphus Erkrankter einzeln, in Kulturen zu langen Fäden ausgewachsen. Die Stäbchen sind kurz und plump, sehr beweglich, tragen zahlreiche Geisseln sowohl an den Seiten wie Enden und sind, trotzdem sie keine Sporen bilden, sehr dauerfähig. — Charakteristisch ist das Wachsthum dieses Bacillus auf sauer reagirenden Kartoffeln. Er vergährt Traubenzucker ohne Gasbildung zu Linksmilchsäure und verflüssigt Gelatine nicht; in den Kulturen hat sich ein sehr giftiges Alkaloid von der Formel $C_7H_{17}NO_2$ nachweisen lassen. — Mit Anilinfarben färbt sich der Bacillus schwieriger als die gewöhnlichen Bakterien, nach der Gram'schen Art ist er nicht zu färben.

9. Bacterium coli commune, ein unter normalen wie phathologischen Umständen ganz allgemein, bei Cholera nostras in ungeheuren Mengen, im menschlichen und thierischen Darm und den Exkrementen vorkommen-

der Bacillus. Dieser fakultative Anaërob bildet wenig bewegliche Kurzstäbchen, welche an einem Ende bis vier Geisseln tragen. Er lässt sich leicht rein züchten, und die Kulturen sind denen des Typhusbacillus sehr ähnlich; sie verflüssigen Gelatine nicht, vergähren dagegen Traubenzucker unter Gasbildung, hauptsächlich Wasserstoff-Entwicklung. Sporen sind noch nicht gefunden. — Die Bakterien färben sich in gewöhnlicher, nicht nach Gram'scher Art.

10. Der Bacillus der Diphtherie, welcher bisher ausschliesslich in den von der Diphtherie befallenen Geweben gefunden wurde, gedeiht nur bei ungehindertem Sauerstoff-Zutritt, er ist ein obligater Aërob. Die Stäbchen, von der Länge des Tuberkelbacillus, aber noch einmal so stark, ohne Eigenbewegung, mitunter gekrümmt, häufig keulenförmig aufgetrieben, bilden keine Sporen, sind aber nichtsdestoweniger resistent. Sie gedeihen leicht auf schwach alkalischen Nährböden und erzeugen ein ungemein giftiges Ausscheidungsprodukt, das den Eiweisskörpern nicht angehört. — Der Bacillus färbt sich leicht mit wässerigen Anilinfarbstoffen, sehr leicht nach Löffler mit Methylenblau und ebenfalls nach Gram.

11. Der Bacillus der Bubonenpest, im Blut und in den Drüsen Beulenpestkranker beobachtet, überträgt sich sehr leicht auf den Menschen. Er bildet ein kurzes, dickes, unbewegliches Stäbchen mit abgerundeten Enden und bildet keine Sporen. Er ist leicht zu kultiviren. — Mit basischen Anilinfarben färbt er sich an den Enden stärker als in der Mitte, nach Gram nicht.

12. Bacillus pyocyaneus (Bacterium aeruginosum), ein auf den Menschen übertragbarer fakultativer Anaërob tritt einzeln oder in kleinen Gruppen als kleines, schlankes, lebhaft bewegliches, mit einer Geissel ausgerüstetes Stäbchen auf. Es lässt sich leicht züchten und erzeugt ausser einem giftigen Stoffwechselprodukt einen blauen und einen grünen, schillernden Farbstoff. Dieser Bacillus ist die Veranlassung des in Krankenhäusern öfter beobachteten Grün- oder Blauwerdens des Eiters und auch der Verbandstoffe. — Sporen sind noch nicht an ihm beobachtet. — Er färbt sich nicht nach Gram.

13. Der Bacillus der Cholera asiatica, der Cholera-Vibrio, ein im Darmgewebe, dem Darminhalt und den Entleerungen Cholerakranker gefundener und stets vorhandener, fakultativer Parasit, welcher Stoffwechselprodukte von furchtbarer Giftigkeit, aber noch unerforschter Natur, erzeugt, tritt einzeln oder paarweise in S-Form — in künstlichen Kulturen korkzieherartig zusammenhängend —, als kommaförmig gekrümmtes, lebhaft bewegliches und mit einer endständigen Geissel ausgestattetes Stäbchen auf. Es ist kürzer und dicker als das Tuberkelbakterium, leicht zu kultiviren, jedoch nur auf alkalischem Boden, und die Kulturen zeichnen sich durch ihre grobkörnige Masse und höckerig gebogene Umrandung aus. Sie verflüssigen Gelatine langsam, bilden aus Traubenzucker Linksmilchsäure und geben mit Salzsäure oder Schwefelsäure, unter Rosaviolett-

Färbung, die Indol-Reaktion. — Die Cholera-Vibrionen sind die empfindlichsten der bekannten Bakterien; Sporen bilden sie nicht. — Sie färben sich mit gewöhnlichen Anilinfarben und entfärben sich nach der Gramschen Methode.

14. Die Vibrionen des Wassers. In den Wasserläufen sind häufig Bakterien beobachtet und schon zahlreiche Arten bestimmt, die mit dem Cholera-Vibrio leicht zu verwechseln sind, auch toxische Eigenschaften besitzen. Sie vergähren meist auch Traubenzucker zu Linksmilchsäure, zeigen fast sämmtlich die Indol-Reaktion — ausgenommen ist V. aquatilis und der Havel-Vibrio —; sie verflüssigen Gelatine indessen langsamer und färben sich nicht nach Gram.

15. Bacillus enteritides, bei Fleischvergiftungen durch Fleisch erkrankter Thiere bemerkt, besteht aus kleinen, beweglichen Stäbchen mit langen Geisseln; sie lassen sich leicht kultiviren. Die Kulturen verflüssigen Gelatine nicht, vergähren Traubenzucker unter Gasentwickelung und Auftreten saurer Reaktion. — Anilinfarben reagiren auf die Mitte der Stäbchen ausgiebiger als auf die Enden; nach Gram färben sie sich nicht.

16. Bacillus botulinus, der Wurst-Bacillus, in verdorbenem Fleisch und Fleischfabrikaten, welche von ursprünglich gesunden Thieren herrührten, festgestellt, ein obligater Anaërob, bildet grosse, wenig bewegliche, bei 20° bis 30° C. leicht zu züchtende, sporenbildende Stäbchen. Sie erzeugen ein specifisch-giftiges Stoffwechselprodukt. Gelatine wird verflüssigt. — Der Bacillus färbt sich nach der Gram'schen Methode.

17. Gonococcus, das Gonorrhoe-Bakterium, eigenthümlich dem Trippersekret, ist ein grosser, unbeweglicher, gewöhnlich als Diplokokkus in Semmel- oder Nierenform auftretender Kokkus, welcher sich durch Theilung vermehrt, leicht züchten und auf den Menschen übertragen lässt. — Er färbt sich leicht mit wässrig-alkoholischer Methylenblaulösung, aber nicht nach Gram.

18. Streptococcus erysipelatis, der Erysipel-Kokkus, in den Lymphgefässen Erysipelatöser als Charakteristikum nachgewiesen, bildet kleine Kokken, welche, wenn kultivirt, häufig in rosenkranzartigen Gruppen vorkommen; sie verflüssigen Gelatine nicht. — Sie färben sich mit wässrigen Anilinfarb-Lösungen, nicht aber nach Gram.

Mit dem vorigen wahrscheinlich identisch ist der Eiterkokkus Str. pyogenes. Ein anderer Eiterkokkus ist

19. Staphylococcus pyogenes aureus, der wichtigste und giftigste Eiterkokkus, sehr verbreitet im Eiter, in der Luft und in der Erde. Es sind unbewegliche, runde, traubenförmig zusammengelagerte, sehr widerstandsfähige Kokken. Sie sind leicht züchtbar, und die Kulturen verflüssigen Gelatine. — Sie färben sich gut mit den gewöhnlichen Anilinfarben und lassen sich mit Erfolg nach Gram behandeln.

Wohl nur eine Abart von diesem ist St. p. albus, der weisse, nicht gelbe Kulturen aufweist, und meist in Begleitung des gelben vorkommt. Die Eiterung erregenden Substanzen sind in den Bakterienzellen gebildete Proteïnkörper.

20. Bacillus pneumoniae, aus pneumonischem Sputum erhaltene unbewegliche, meist paarweise vereinigte, in der Länge von einer Kapsel umschlossene, sehr resistente Stäbchen. Sie wachsen schon bei gewöhnlicher Temperatur auf den gewöhnlichen Nährböden. — Sie färben sich mit den gebräuchlichen Anilinfarben, nicht nach Gram.

21. Diplococcus pneumoniae, bei akuter Pneumonie in den Lungentheilen gefunden, bildet unbewegliche, länglich-ovale, zugespitzte Diplokokken, welche im menschlichen Körper von einer Kapsel umgeben sind. Sie unterscheiden sich von dem vorhergehenden Kokkus, dass sie bedeutend kleiner sind und nur bei höherer Wärme und nur auf alkalischem Medium gedeihen. — Alle Anilinfarben färben sie; färben sich auch nach Gram, doch bleibt die Kapsel ungefärbt.

22. Der Bacillus der Influenza, in den erkrankten Schleimhäuten Influenza-Kranker stets auffindbar, ist ein Aërob. Die unbeweglichen Stäbchen sind sehr klein und dünn und an den Enden abgerundet. Sie treten meist einzeln oder zu zweien auf, bilden keine Sporen und sind sehr empfindlich. Auf den gewöhnlichen Nährböden lassen sie sich nicht züchten, dagegen sehr leicht auf mit frischem Blut bestrichenem Agar-Agar. — Sie scheiden ein ganz specifisches Gift aus. — Sie färben sich mit den gebräuchlichen Anilinfarbstoffen, nicht nach Gram's Methode.

23. Spirochaete recurrens, das Bakterium des Rückfallfiebers, dessen künstliche Züchtung noch nicht gelungen ist, hat sich im Blute solcher Fieberkranker während des Fieberanfalles gefunden. Die sehr beweglichen, spitz zulaufenden, vielfach gewundenen Spirillen besitzen beträchtliche Länge. Sporenbildung ist noch nicht sicher festgestellt, jedoch wahrscheinlich. — Die Spirillen färben sich mit basischen Anilinfarben, — nicht nach Gram.

Noch eine ganze Reihe anderer Gebilde, sowohl pflanzlicher wie thierischer Natur, treten als Krankheits-Erreger auf; ich nenne nur die wichtigeren: den Strahlenpilz Actinomyces, in hohlen Zähnen gefunden; den Favuspilz Achorion Schönleinii, aus den Favusborken leicht zu züchten; den Herpes tonsurans-Pilz, Trichophyton tonsurans, in den Schuppen bei Herpes tonsurans entdeckt; verschiedene pathogene Hefe- und Sprosspilze; ferner mehrere pathogene Protozoën.

B. Die Vernichtung der Bakterien.

Um nun alle diese, überall in der Natur, besonders aber dort, wo Verwesung, Fäulniss, Gährung stattfindet, vorkommenden Bakterien und verwandten Gebilde, die, wie wir sahen, zum Theil sehr gefährliche Krankheitserreger sind, — entweder durch die Veränderungen, welche sie selbst im menschlichen Körper hervorrufen oder durch die oft furchtbar giftigen Einwirkungen ihrer Ausscheidungen, — unschädlich zu machen, sie zu tödten, Gebrauchsgegenstände wie Verbandmittel bakterienfrei, keimfrei zu machen, sie zu desinficiren oder zu sterilisiren, ist das vorzüglichste, allerdings in den selteneren Fällen zu verwerthende Mittel

die Flamme.

Sie zerstört nicht nur sofort alle vegetativen Bakterien, sondern auch sofort und zuverlässig die hartnäckigsten Dauerformen derselben, die Sporen. In Form des Brenneisens benutzte man ihre Wirkung in der Chirurgie lange bevor man von der Existenz und den pathogenen Eigenschaften der Bakterien eine Ahnung hatte, ebenso in der Hygiene bei der Leichenverbrennung. Ist schon die Verwendung des Brenneisens oder des gleich wirkenden elektrischen Funkens eine beschränkte bei der Kauterisation des menschlichen Nährbodens, so ist bei allen durch Flamme zerstörbaren Verbandmaterialen die Flammenwirkung nur da angebracht, wo mit der Zerstörung der Verbandmittel eine Vernichtung der Bakterien Hand in Hand gehen soll. Um aber auch Verbandmittel durch die schnell und sicher wirkende, überall leicht zu beschaffende Flamme steril machen zu können, ohne das Material zu verderben, hat man feuerbeständige Stoffe zur Wundbedeckung verwerthbar gemacht. Solche Stoffe sind Asbest, Sand, Asche, auch Glas.

Einer Erläuterung dieser Sterilisir-Methode bedarf es nicht.

Der Flammenwirkung nahe verwandt ist die Sterilisation durch

trockene Hitze;

jedoch ist auch sie nur in einzelnen Fällen anzuwenden, da zur Abtödtung aller Bakterien, besonders der Dauerformen, eine mehrstündige Einwirkung einer um 150° C. liegenden Hitze erforderlich ist und bei dieser Temperatur die gewöhnlichen Verbandmittel, sowie auch ihre Umhüllungen, wenn letztere nicht aus Blech bestehen, mehr oder weniger leiden. Baumwolle wird hierbei gelb, bräunt sich und wird brüchig. Sehr zu empfehlen ist die Verwendung trockner Hitze zur Sterilisation der Blech- und Glas-Emballagen.

Man bedient sich hierzu eines doppelwandigen Trockenapparats aus Schwarzblech oder Kupferblech, welcher mittels mehrerer Gas- oder Petroleumflammen geheizt wird. Die Verbrennungsgase durchstreichen den Raum zwischen Aussen- und Innenwandungen und erhitzen den Innenraum schnell. Die Vorderwand, welche als Thür dient, ist mit Asbestschnur abgedichtet. Die eine Seitenwand enthält unten, die gegenüberliegende oben, durch Klappen verschliessbare, mit Asbest als Filtermaterial versehene, bis in den Innenraum gehende, horizontale Luftzuführungskanäle. Die untere Aussenwand ist siebförmig durchlöchert; aus der oberen

Aussenwand ragt ein kleiner Schornstein zur Abführung der verbrauchten Heizgase hervor. Durch die obere Aussen- und Innenwand ist bis in die Mitte des Innenraumes ein Thermometer geführt, welches die Ablesung von Temperaturen zwischen 140—160⁰ C. von aussen ermöglicht. Sobald unter Benutzung von einer oder mehrerer Flammen und Oeffnen oder Schliessen einiger oder mehrerer Luftklappen das Thermometer konstant 150⁰ C. zeigt, wird der Innenraum mit den Materialien beschickt, wobei man darauf zu achten hat, dass Glassachen nur im vorgewärmten Zustande in den Apparat eingelegt werden dürfen, andernfalls würden sie leicht zerspringen. Nach einstündiger Hitzeeinwirkung stellt man die Flammen ab und lässt im Apparat erkalten. —

In Ermangelung eines besonderen Trockenapparates kann man sich recht gut mit einem gewöhnlichen Bratofen des Küchenheerdes behelfen, wenn man die untere Heizplatte desselben mit Chamotteziegeln belegt oder ihn ganz mit Asbestplatten ausfüttert. Aus Reinlichkeitsrücksichten sind letztere vorzuziehen. Man lässt auch in diesem Falle die sterilisirten Gegenstände im Ofen erkalten. Ebenso lassen sich sehr gut auf diese Weise desinficiren gläserne Eiterbecken, Irrigatore (Spülkannen) und Zubehör. —

Als drittes Sterilisationsmittel käme

kochendes Wasser

in Betracht, d. h. unter normalem Druck, also bei 100⁰ C. siedendes Wasser. Es ist ohne weiteres einleuchtend, dass mit demselben niemals imprägnirte Verbandmaterialien sterilisirt werden können, auch dann nicht, wenn die betreffenden chemischen Verbindungen in kochendem Wasser absolut unlöslich sein sollten, von demselben chemisch nicht beinflusst würden. Die mechanische Wirkung des Siedens würde unbedingt einen Verlust an Chemikalien durch Losreissung von der Pflanzenfaser etc. ergeben. Ferner würden sich in Wasser gekochte Stoffe beim Aufhängen zum Trocknen und Abnehmen zum Verpacken unfehlbar wieder inficiren, so dass kochendes Wasser zum Sterilisiren nur in solchen Fällen angezeigt ist, wo es sich um die Desinfektion unimprägnirter Verbandmaterialien zum sofortigen Gebrauch in nassem Zustande bei Nassverbänden handelt. —

Von gleich energischer Desinfektionskraft wie kochendes Wasser ist

strömender Wasserdampf von 100⁰ C.,

frei in den Raum strömender, ungespannter Wasserdampf. Er zerstört sicher in 12 Minuten die widerstandsfähigsten Krankheitskeime, die wir kennen, nämlich die Sporen des Milzbrandbacillus.

Ein sehr praktischer, einfacher und billiger, von jedem Klempner herzustellender Apparat, um Verbandmaterialien in dieser Weise zu sterilisiren, ist der folgende:

Ein emaillirter oder Weissblech-Topf mit breitem, stumpfwinkelig aufwärts gebogenem Rande dient zur Aufnahme des Wassers und Entwickelung des Dampfes. Soll das Wasser durch Gas oder Petroleum erhitzt werden, so sind dem Kochtopf zweckmässig 4 schmiedeeiserne Füsse angeniethet; sie sind überflüssig, wenn die Dampferzeugung auf einem Heerde geschieht.

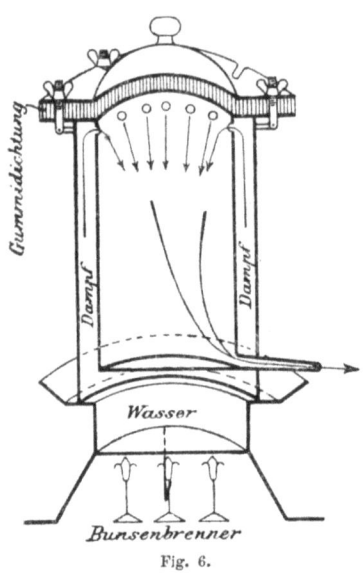

Fig. 6.

Der eigentliche Sterilisationsbehälter ist doppelwandig, entweder ganz aus Weissblech oder Zinkblech hergestellt, oder zusammengesetzt aus einer Weiss- oder Zinkblech-Aussenwand und emaillirtem Innenbehälter. Die oben rechtwinkelig mit breitem Rande versehene Aussenwand hat keinen Boden, sie stellt also nur einen oben und unten offenen Metallcylinder vor und hat einen solchen Umfang, dass sie bequem und sicher auf den Rand des Kochtopfes gestellt werden kann. Etwas kürzer als die Aussenwand ist die Innenwand, welche unten durch einen Boden geschlossen und oben mit einem rechtwinkelig abstehenden, breiten Rande umgeben ist. Beide Cylinder haben solche Dimensionen zu einander, dass zwischen ihnen ein Abstand von 2 Fingerbreite verbleibt, dass mit diesem Abstande der innere Behälter in dem Aussenmantel frei hängt. Nur die oberen Ränder beider, von gleichem äusseren Umfange, werden mit einander verlöthet. Dadurch wird eine genügende Versteifung des nun gemeinsamen Randes erzielt. Nahe diesem ist der Innenmantel durchlocht, um dem zwischen den beiden Wandungen aufsteigenden Dampf den Zutritt zum Innern des Sterilisators zu ermöglichen. Zum Hinauslassen des gebrauchten Dampfes durchquert die Aussenwand ein vom Boden des Innengefässes ausgehendes Blechrohr. Es ist unbedingt nöthig, dass sich die Einströmöffnungen für den Dampf so hoch wie möglich befinden und das Ausströmrohr so tief wie möglich angebracht ist. Der Wasserdampf, specifisch leichter als die Luft, muss oben einströmen, um letztere vor sich her nieder und zum Abflussrohr hinaus zu drücken. Entströmt dem Rohr einige Zeit ein geschlossener Dampfstrahl, so kann man sicher sein, dass alle Luft aus dem Apparate verdrängt ist. Ein anderes Merkmal dafür giebt es nicht. Dagegen würde unten einströmender Dampf sich sofort mit der Luft vermischen, das Gemenge sogleich dem Ableitungsrohre entweichen, und es würde lange Zeit vergehen, ehe der Dampf luftfrei wäre, abgesehen davon, dass man nicht das geringste Zeichen dafür hat, wann dieser Zeitpunkt eingetreten ist. — Der Deckel ist von verzinntem oder emaillirtem Eisenblech, nach oben gewölbt, um Kondenswasser nach dem Rande und an den Seitenwandungen abfliessen zu lassen; er ist einfach, nicht doppelwandig und lose, d. h. er ist mit dem Gefässe nicht verbunden und besitzt einen dem Gefässrande entsprechenden, kräftigen Rand. Um Deckel und Gefäss vereinigen zu können, befinden sich an der Aussenseite des letzteren etwa 6 auf und nieder klappbare Flügelschrauben, welchen im Gefäss- und Deckelrand ebensoviele Schlitze entsprechen, durch die die Schrauben durchgeführt werden können. Durch Anziehen oder Lockern der Flügel der hochgeklappten Schrauben wird der Deckel geschlossen oder geöffnet. Hermetischer Verschluss wird durch einen Asbestring oder Gummiring, im Nothfall genügt ein Pappenring, der zwischen Deckel und Gefäss zu liegen kommt, erzielt. Wird ein Gummiring hierzu verwendet, so muss er vor dem jedesmaligen Gebrauch mit Kreide bestrichen werden, andernfalls klebt er fest und wird beim Abnehmen des Deckels, das dann nur gewaltsam zu geschehen vermag, verletzt.

Zum Gebrauche wird der leere Sterilisator mit lose aufgelegtem Deckel auf den Wasserkochtopf gestellt und dieser soweit mit Wasser gefüllt, dass es etwa einen bis zwei Finger hoch den Aussenmantel umspült und so von dieser Seite den Zutritt der Luft nach dem Innern des Sterilisators verhindert; dann wird langsam angeheizt und das Feuer nach und nach verstärkt, bis das Wasser siedet und Dampf dem Ausflussrohre zu entweichen beginnt. Dann mässigt man die Hitze etwas, lüftet den Deckel, trocknet ihn und das Innere des Sterilisators mit reinem, hydrophilem Mull aus und beschickt mit den vorgewärmten Materialien. (Bei so vorgewärmtem Apparate ist eine nachträgliche Abkühlung und Kondensation des Dampfes und damit eine Durchfeuchtung der zu sterilisirenden Materialien fast ganz vermieden. Die geringe Menge Feuchtigkeit, welche sie wirklich anziehen, ist durch kurzes Nachtrocknen schnell entfernt. — Würde man den Sterilisator und das Material nicht vorwärmen, so würde sich der Dampf in solcher Menge kondensiren, dass die Materialien durch und durch genässt würden. Gewöhnlich ist damit noch ausserdem eine Beschmutzung verbunden.) Man legt den Deckel wieder auf, schliesst ihn nun hermetisch und steigert die Hitze, dass das Wasser in stetem, ruhigem Kochen verbleibt. Hierauf ist nun einzig und allein zu achten. Solange das Wasser gleichmässig kocht und eine plötzliche Abkühlung des Sterilisators durch kalten Luftzug oder dergleichen vermieden wird, vermag keine Luft rückwärts durch das Dampfablassrohr einzudringen; verdampftes Wasser ist deshalb von Zeit zu Zeit durch kochendes zu ersetzen; der Wasserstand muss stets ein derartiger sein, dass der Dampfraum durch ihn von der äusseren Luft abgeschlossen ist. Nach halbstündiger Dampfeinwirkung bindet man um das Ende des Dampfrohres einen lockeren Bausch steriler, unentfetteter Watte, — es ist das besser, als den Bausch in die Mündung des Rohres zu stecken, — nimmt nach Beseitigung der Heizquelle den Sterilisator vom Kochtopf, entfernt aus diesem schnell jeden

Rest von Wasser, stellt den Apparat wieder darauf, umlegt den Fuss des Aussenmantels mit lockerer, steriler Rohwatte und lässt nun alles in dieser Lage langsam erkalten. In dem Maasse der Sterilisator mit seinem Inhalt abkühlt, tritt Luft in sein Inneres; es ist aber durch sterile Watte filtrirte, also keimfreie Luft. Auch innerhalb der Verbandstoffpackete tritt mit dem Abkühlen an die Stelle des bisher vorhandenen Wasserdampfes diese filtrirte Luft. Unbedingt zweckwidrig ist es, den Sterilisator sofort nach dem Abstellen des Dampfes zu öffnen und die sterilisirten Packete der Einwirkung kühler, wenigstens im Verhältniss zu den heissen Päckchen kühler, gewöhnlicher Luft auszusetzen. In diesem Falle ist der Austausch des Dampfes gegen Luft, — noch dazu häufig gegen nicht keimfreie Luft, wenn die Päckchen keine vollkommene, keimfrei filtrirende Schutzdecke besitzen, — so vehement, dass eine Inficirung des Verbandpacket-Inneren wenn auch nicht unter allen Umständen gewiss, so doch mehr als wahrscheinlich ist.

Je langsamer der Austausch zwischen Dampf und Luft vor sich geht, umso geringer ist die Gefahr des Eindringens nicht steriler Luft.

In welcher Aufmachung sollen denn nun die Verbandstoffe sterilisirt werden? Ohne Umhüllung niemals! Die Verbandstoffe für sich sterilisiren und dann in keimfreie Emballage verpacken zu wollen, ist unzulässig; hierbei müssten die eben sterilisirten Stoffe mit den Händen in Berührung kommen, sie müssten ausserdem während kürzerer oder längerer Zeit der Luft ausgesetzt werden, so dass eine nachträgliche Inficirung ganz unvermeidlich wäre, auch wenn die Hände vorsichtigst desinficirt und eine weitere Berührung mit nicht desinfizirter Tischplatte, Waage etc. ausgeschlossen wäre.

Am besten ist es, die Materialien vorher abzuwägen oder zu vermessen, in einfach oder doppelt gelegtes, gutes schwedisches Filtrirpapier zu verpacken, eventuell mit weissem Bindfaden zu verschnüren und nun zu sterilisiren. Die Päckchen dürfen allseitig geschlossen sein, denn die Hülle ist genügend dampfdurchlässig, hat aber den Nachtheil, gegen äussere mechanische Einflüsse wenig widerstandsfähig zu sein. Man packt sie deshalb vortheilhaft nochmals ein und verwendet als äussere Schutzhülle stärkeres Verpackungspapier, Pergamentpapier, Kartons, Blechdosen oder dergleichen. Hat man diese Schutzhülle gleichfalls sterilisirt, so hat man eine sterile Verpackung, die nichts zu wünschen übrig lässt. (Ausführlicheres über die Verpackung steriler Verbandmittel siehe später.) — Unbedingt erforderlich ist es nicht, dass die Verbandstoffe während des Sterilisirens vollständig emballirt sind, wenn sie nur soweit eingeschlagen sind, dass sie später ohne direkte Berührung mit den Händen oder nicht keimfreier Unterlage weiter verpackt werden können. Recht bewährt hat sich in der Praxis die Rollenpackung, wobei während des Sterilisirens die Stirnseiten der Packete offen bleiben und zum Schutz gegen hineinfallende Keime mit einer Wattelage bedeckt werden. Beim weiteren Verpacken wird die Schutzwatte nicht entfernt, sie bleibt vielmehr als Bakterienschutzmittel liegen, bis der Verbandstoff gebraucht werden soll. Es ist wohl selbstverständlich, dass jede Handhabung der sterilen Materialien die peinlichste Sauberkeit erfordert. Ganz ausgeschlossen ist, dass Arbeiterinnen (Packerinnen) mit den geringsten Verletzungen an Händen oder Armen jemals zum Verpacken zugelassen werden; ihren Kopf haben sie mit dichtem Mull turbanartig zu umhüllen, dass alle Kopfhaare verdeckt sind; die Kleiderärmel werden hochgestreift oder besser die Kleider kurzärmelig getragen und eine stets saubere, weisse, glatte Schürze verhüllt die Kleider. Der Reinigung der Hände und Arme ist die grösste Beachtung zu schenken. Als Reinigungs- und Desinfektionsmittel ziehe ich heisses Seifenwasser und verdünnten Spiritus, aus gleichen Theilen Spiritus und Wasser erhalten, allen anderen Mitteln vor. Mittels Bürste reinigt man zunächst und sorgfältig mit heissem Wasser und Seife, achtet besonders auf Ecken und Winkel an und unter den Fingernägeln, bürstet mit verdünntem Spiritus nach und trocknet mit sterilem Mull. Ebenso wird die Packtafel behandelt. Diese Mittel sind ungiftig, greifen die Haut nicht an, stumpfen das Gefühl nicht ab und machen die Hände nicht ungeschickt zum Packen.

Ist das Verpackungsmaterial für sterilisirte resp. zu sterilisirende Verbandmittel undurchlässig für Dampf, so darf während der Dauer der Sterilisation die Hülle nicht geschlossen sein. — Wir haben gesehen, dass strömender Wasserdampf von 100° C. in 12 Minuten die resistentesten Bakteriensporen zu tödten vermag, dass, um denselben Effekt zu erreichen, trockene Luft von 150° C. in mehrstündiger Dauer einwirken muss. Man kann hieraus leicht den, auch durch die Praxis bestätigten, Schluss ziehen, dass, je mehr Luft ein Wasserdampf enthält, um so höher seine Temperatur, um so anhaltender seine Einwirkung sein muss, oder dass der Sterilisationswerth eines Dampfes um so unsicherer ist, je lufthaltiger er ist. Dampfdicht geschlossene Verbandmittel können so nicht sterilisirt werden; es muss die dampfdichte Hülle, sei sie nun von Pergamentpapier, von Blech oder Glas, stellenweise unterbrochen sein, um dem Dampf ungehinderten Zutritt in das Innere zu ermöglichen. Kann dies an zwei gegenüberliegenden Punkten geschehen, so ist die Dampfcirkulation gewöhnlich kaum erschwert, wie bei Pergamentrollen, bei Blechdosen, deren Boden und Deckel nachträglich aufgesetzt wird; Glasflaschen hingegen und Blechdosen mit festem Boden gebrauchen längerer Zeit, um sich mit Wasserdämpfen zu füllen; sie werden liegend, nicht aufrecht, gedämpft. Die sterilisirten Verschlussstücke werden noch warm aufgesetzt und luftdicht verbunden.

Die Vortheile dieser Sterilisirmethode sind ohne weiteres einleuchtend. Zunächst wird mit Dampf im offenen Raume gearbeitet, ein Dampfüberdruck kann nirgends entstehen; das Arbeiten ist daher ganz ungefährlich, und die Anlage von keiner behördlichen Genehmigung abhängig. — Bei einiger Vorsicht verlassen die Materialien den Sterilisator in trockenem Zustande; sie werden also nicht ausgelaugt und es können aus diesem

Grunde imprägnirte Materialien sterilisirt werden, vorausgesetzt, dass sie während einer halben Stunde eine Temperatur von 100° C. ohne wesentliche Verflüchtigung, ohne die geringste Zersetzung vertragen.

Ungleich energischer als die Wirkung des gewöhnlichen, ungespannten, strömenden Wasserdampfes ist die Desinfektionskraft des

gespannten, strömenden Wasserdampfes.

Je höher seine Spannung, d. h. je höher der Druck, der auf ihm lastet, umso wirksamer ist seine keimtödtende Kraft, denn mit dem Druck wächst auch die Temperatur des Dampfes.

Bei 2 Zehntelatmosph.-Ueberdr. ist die Temperatur d. Dampfes ca. 105 ° C.
„ 2,5 „ „ „ „ „ „ „ 108,5° C.
„ 5 „ „ „ „ „ „ „ 111,5° C.
„ 6 „ „ „ „ „ „ „ 113,5° C.
„ 8 „ „ „ „ „ „ „ 117 ° C.
„ 10 „ „ „ „ „ „ „ 120,5° C.
„ 20 „ „ „ „ „ „ „ 134 ° C.

Diese Angaben beziehen sich indessen nur auf luftfreien, gesättigten Wasserdampf. Lufthaltiger oder überhitzter Dampf verhält sich wesentlich anders, zeigt höhere Temperaturen an. Gewöhnlich arbeitet man mit einem Ueberdruck von 2—5 Zehntelatmosphären. Um mit gespanntem Dampfe zu sterilisiren, ist ein hermetisch abschliessbarer Sterilisator erforderlich und eine mit demselben verbundene oder getrennte Dampfanlage, die ebenfalls hermetisch verschlossen sein muss. Ist eine grössere Dampfanlage, etwa zum maschinellen Betrieb, vorhanden, so empfiehlt es sich, den Sterilisator mit dieser zu verbinden, doch muss in solchem Falle der gewöhnlich auf 4—6 Atmosphären gespannte Dampf vor seinem Eintritt in den Sterilisator auf den vorher erwähnten Druck reducirt werden. Es geschieht das leicht und einfach durch Einschaltung eines Reducirventils. — An eine vorhandene Dampfheizungs-Anlage den Sterilisator anzuschliessen empfiehlt sich nur dann, wenn dieselbe kontinuirlich im Betriebe ist oder zur Erniedrigung der Betriebskosten neben einer eigenen Heizquelle für den Sterilisator, oder aus technischen Rücksichten, um beim Versagen oder Ausserdienststellen die eine oder andere Heizung stets zur Hand zu haben. Trotz des geringen Ueberdruckes bleibt eine Explosionsgefahr bestehen. Und das ist einer der Umstände, welche der allgemeinen Einführung der gespannten Dämpfe als Sterilisationsmittel hinderlich sind. — Wie ich schon sagte und eigentlich selbstverständlich ist, macht die Entwickelung gespannter Dämpfe hermetisch verschliessbare Desinfektoren und Heizanlagen nöthig, um eben Ueberdruck erzeugen zu können. In beiden ist Luft vorhanden, auch im Wasser. Sie muss unbedingt entfernt werden, soll die Sterilisation eine zuverlässige sein. Mit Luft gemischter Wasserdampf ist ein schlechtes Desinficiens; nur ganz luftfreier Wasserdampf giebt Gewähr für vollkommene Desinfektion, und es bedarf eines sehr geschulten und sehr zuverlässigen Personals, um luftfreien Dampf von lufthaltigem, oder überhitzten, trockenen von gesättigtem zu unterscheiden. Denn der Wasserdampf soll auch gesättigt sein, d. h. die ihm für seine Temperatur zukommende Menge Feuchtigkeit enthalten. Ueberhitzter, trockener Wasserdampf verhält sich in physikalischer Beziehung den Gasen entsprechend, seine Spannungszunahme beträgt unter gleichen Verhältnissen ca. ein Zehntel derjenigen des gesättigten Wasserdampfes. (Durch Vergleichung des Druckmessers mit dem Temperaturmesser ist also die Möglichkeit geboten, die Qualität des Wasserdampfes auf seine Sterilisationskraft festzustellen.) Ein Sterilisator für überspannten Dampf muss also mit Instrumenten ausgerüstet sein, welche mit Sicherheit dem Bedienungs-Personal ermöglichen, Temperatur, Spannung, Sättigung und Luftgehalt des Dampfes zu bestimmen, — aber das Personal muss es auch verstehen, aus den Ansagen der Instrumente die richtigen Schlüsse zu ziehen. Solche Hilfsapparate vertheuren den Desinfektor nicht unbedeutend, ausserdem auch trägt zur Vertheuerung seine gegen den gewöhnlichen, mit ungespanntem Dampf arbeitenden Sterilisator kräftiger auszuführende Konstruktion bei. Trotzdem ist er bei der heutigen enormen Nachfrage nach sterilem Verbandmaterial für die Grossfabrikation unerlässlich. Er weist gegenüber dem gewöhnlichen Desinfektor so viele Vortheile auf, dass darüber die Nachtheile verschwinden; er bewältigt grosse Mengen Material auf einmal, desinficirt sie schneller, durchfeuchtet sie weniger und trocknet sowohl infolgedessen, als auch durch leicht herstellbare indirekte Heizung und mögliche beschleunigte Durchlüftung dieselben in kurzer Zeit vollständig aus.

Welche Anforderungen hat man an einen solchen Sterilisator für Verbandstoffe zu stellen?

I. Er soll nicht nur die pathogenen Bakterien, sondern überhaupt alle Bakterien, selbst die widerstandsfähigsten, und nicht nur die vegetativen, sondern auch die Dauerformen mit absoluter Sicherheit tödten.

II. Er soll sie möglichst schnell und überall in seinem Raume vernichten.

III. Er soll die Verbandstoffe trocken abliefern.

(Von den in den meisten Desinfektions-Anstalten gebräuchlichen Desinfektoren verlangt man im gewöhnlichen Leben nur die derzeitige Vernichtung irgend eines der pathogenen Bakterien. Man ist zufrieden, wenn in der Wäsche eines an Tuberkulose Erkrankten die Tuberkelbacillen, oder in der Wäsche und den Bettstücken eines an Cholera Gestorbenen die Choleravibrionen vernichtet sind, wenn der Milzbrand- oder Rothlauf-Bacillus in dem Fleische eines an Milzbrand- oder Rothlauf verendeten Thieres, oder eines vor der Verendung geschlachteten zerstört, wenn das Fleisch eines perlsüchtigen

Rindes wenigstens als minderbankwürdiges verwerthbar ist. Ist die Abtödtung der fraglichen Krankheitserreger erzielt, so kümmert man sich wenig oder garnicht darum, ob bei nachheriger Manipulation, — durch Nachtrocknen, bei der Abgabe etc., die eben desinficirten Sachen mit nichtpathogenen Keimen in Berührung kommen oder nicht. **Desinficirte Verbandstoffe dagegen müssen nicht bloss steril sein, sondern auch bleiben, bis zum Momente ihrer praktischen Verwendung; sie müssen deshalb trocken den Sterilisator verlassen** und nicht erst nöthig haben, ausserhalb desselben an gewöhnlicher Luft, in der Sonne etc. nachgetrocknet zu werden. Mit Matratzen, Teppichen und dergleichen kann man so verfahren, nicht aber mit Verbandmaterialien, die aseptisch sein sollen: das würde den Grundbedingungen der Aseptik schnurstracks zuwiderlaufen. Und hierin wird wohl am meisten gesündigt.)

IV. Der Sterilisations-Apparat soll einfach in der Handhabung sein. Wie wird solchen Anforderungen Genüge geleistet?

Wir haben gesehen, dass heisse Luft ein unzuverlässiges Sterilisationsmittel ist, dass durch dieselbe eine sichere Vernichtung der Bakteriensporen erst bei einer Temperatur von ca. 150⁰ C. erreicht wird, dass aber bei solchen Hitzegraden alle Verbandmaterialien leiden. Heisse Luft ist also ungeeignet zur Desinfektion von Verbandstoffen. Genau so ist es mit überhitztem oder trockenem Dampfe, während unbestreitbar strömender Wasserdampf von 100⁰ C. Verbandstoffe schon in verhältnissmässig kurzer Zeit ohne Schädigung sterilisirt. Ohne weiteres liegt der Gedanke nahe, dass strömender, gesättigter Wasserdampf von noch höherer Temperatur noch sicherer und schneller die Bakterien vernichten müsste als solcher von 100⁰ C. Und das hat sich in der That bestätigt. Es wirkt dabei nicht nur die höhere Wärme des Dampfes energischer, sondern auch die damit verbundene grössere Spannung, weil ohne Erhöhung des Dampfdruckes eine Steigerung der Temperatur gesättigten Wasserdampfes unmöglich ist. Die erhöhte Dampfspannung bewirkt ausser einer rascheren Vertreibung der Luft aus dem Apparate ein schnelleres Eindringen des Dampfes in die bis dahin unter normalem Druck gewesenen, zu sterilisirenden Gegenstände. Gesättigter Wasserdampf von über 100⁰ C. ist also als ein vorzügliches Desinfektionsmittel anzusehen; seine Qualität wird indessen abnehmen, je lufthaltiger, je trockener er ist, zunehmen, je heisser, also je gespannter er bei völliger Abwesenheit von Luft und Sättigung mit Feuchtigkeit ist. Daraus würde wiederum folgen, dass es am vortheilhaftesten wäre, mit möglichst hoher Dampfspannung zu sterilisiren. Gewiss! Doch stehen solchem Beginnen technische Schwierigkeiten und gewerbepolizeiliche Vorschriften hemmend im Wege. Man begnügt sich deshalb mit geringerer Spannung und desinficirt mit 0,2—0,5 Atmosphären-

Ueberdruck. Solche Apparate bedürfen keiner Koncession, sie sind überall aufzustellen, nicht zu kompakt und ziemlich gefahrlos.

Gespannt wird der Wasserdampf bei fortgesetzter Wärmezufuhr durch hermetischen Abschluss des Dampferzeugers und Sterilisators von der Luft. Bei den kleineren Niederdruck-Dampfkesseln ist der Abschluss einerseits durch eine Wassersäule gebildet, die in einem offenen Steigrohr bis zu 5 Metern emporgedrückt werden kann und dann einem Ueberdruck von $1/2$ Atmosphäre entspricht. Bei erhöhtem Druck würde das Wasser überfliessen, den Ueberdruck ablassen und einer übermässigen Belastung des Kessels und Desinfektors, sowie einer möglichen Explosion vorbeugen. Denselben Dampfdruck, der im Dampfentwickler vorhanden ist, hat natürlich auch der Sterilisator auszuhalten. Zur Messung des Zwischendrucks von $0-0,5$ Atmosphären befindet sich am Kessel sowohl wie am Sterilisator ein Dampfdruckmesser, gewöhnlich ein Federmanometer, eingetheilt in $1/10$ Atmosphären. Zur Ablesung der erzielten Temperaturen muss am Desinfektor ein Thermometer nach Celsius vorhanden sein. Wo muss dasselbe angebracht sein? Da Wassersampf leichter als Luft und Luft, ein schlechter Wärmeleiter ist, so wird, so lange der Apparat noch nicht vollständig mit Dampf gefüllt ist, sich die höchste Wärme in den oberen Theilen ansammeln und erst allmählich nach unten ausbreiten. Deshalb soll das Thermometer, zumal es nicht darauf ankommt, die unter günstigsten Vorbedingungen erreichte Höchsttemperatur sondern die niedrigste, im Sterilisator befindliche Temperatur zu markiren, nahe dem Boden angebracht sein. Man zieht ein knieförmiges Thermometer vor und umgibt es mit einer Schutzvorrichtung. —

Der Dampf soll in den Apparat von oben einströmen. Er ist leichter als Luft und drückt daher, von oben kommend und langsam einströmend, die Luft vor sich her nach unten, ohne sich wesentlich mit derselben zu vermischen. Aus gleichem Grunde muss das Rohr, aus welchem Luft und Dampf entweichen können, an der tiefsten Stelle des Apparates sich befinden. Das Abflussrohr ist mit einem Kondenstopf verbunden und dient gleichzeitig zur Ableitung des im Sterilisator sich ansammelnden Niederschlagswassers. Um dem Dampf die Möglichkeit zu geben, die Luft glatt vor sich her zu treiben, müssen Ecken und Winkel möglichst vermieden werden. Man wählt für denselben deshalb gerne die liegende — sie ist bequemer als die stehende — Cylinderform oder die kubische, wölbt Decke und Boden nach aussen und rundet die Kanten innen ab. Man benutzt bei der ersten Form entweder eine oder beide Stirnseiten, bei der zweiten eine oder zwei sich gegenüberliegende Seiten als Thür. — Ist es zwar nicht schwer, bei vorsichtiger Handhabung die Luft aus dem leeren Apparate zu depladiren, so ist das schwieriger bei beschicktem und besonders bei dem mit bauschigen, viel Luft enthaltenden Verbandstoff-Materialien angefüllten Apparate. Dampf und Luft vermischen sich nur schwierig, und da Luft ausserdem ein schlechter Wärmeleiter ist, so kann es sehr leicht vorkommen, dass selbst nach längerer Dampfeinwirkung im Innern der Verbandstoffe unberührte, kalte Luftpartien verbleiben. Dadurch wäre natürlich die ganze Desinfektion illusorisch. Dem hat man auf verschiedene Weise zu begegnen versucht, — am besten unstreitig durch das Rohrbeck'sche Vacuum- oder Kühl- oder Kondensations-System. Es beruht darauf, dass man den Apparat abwechselnd mit gespanntem, gesättigtem Dampf füllt und, nach Abstellung des Dampfes, von aussen durch Wasser abkühlt. Dadurch wird der Dampf kondensirt, und es entsteht im Innern des Apparates ein luftverdünnter Raum, ein Unterdruck, ein Vacuum, das die Luft aus dem Innern des Verbandmaterials heraussaugt. Beim Wiedereintritt des mit Ueberdruck ausgerüsteten Dampfes tritt ein Zurückfluthen ein, und in kurzer Zeit ist der Austausch zwischen Luft und Dampf erzielt. Das Gemenge von Dampf und Luft ausserhalb der Verbandstoffe oder Packete aus dem Apparate hinauszutreiben, hält mit weiterem Zufluss grösserer Mengen gespannten und gesättigten Dampfes nicht schwer. Doch auch ohne diese äusserst angenehme und zweckentsprechende Einrichtung lassen sich die Verbandstoffe luftfrei machen. Es erfordert das Verfahren nur etwas mehr Zeit und ein etwas weniger schablonenmässiges Arbeiten; es beschränkt sich nicht nur auf das in bestimmter Reihenfolge auszuführende Oeffnen und Schliessen verschiedener Ventile und Hähne, sondern verlangt auch eine, allerdings kleine Portion von Ueberlegung. Man zwingt zunächst durch langsames Einströmenlassen des Dampfes, bei geöffnetem Auslasshahn, die die Materialien umgebende Luftschicht zum allmählichen Abzuge und lässt den Dampf so lange einwirken, bis ein geschlossener Dampfstrahl dem Ausflussrohre eine Zeitlang entweicht, schliesst dann den Abflusshahn, damit Ueberdruck entsteht, lässt diesen einige Zeit bestehen, öffnet wieder den Auslass und wiederholt Oeffnen und Schliessen desselben, **bis Dampfspannung und Dampftemperatur konstant auf gesättigten Wasserdampf hinweisen.**

Es zeigt **gesättigter**, also luftfreier Wasserdampf
bei 105,17 ° C einen Ueberdruck von 2 Zehntel-Atmosphären,
„ 109,68 ° C „ „ „ 4 „
„ 111,74 ° C „ „ „ 5 „
„ 113,69 ° C „ „ „ 6 „
„ 117,30 ° C „ „ „ 8 „
„ 120,60 ° C „ „ „ 10 „

Nur **gesättigter** Wasserdampf zeigt die in vorstehender Tabelle angegebenen Temperaturen bei entsprechendem Druck oder umgekehrt den verzeichneten Zehntel-Atmosphärendruck bei entsprechender Temperatur; lufthaltiger Wasserdampf zeigt einen höheren Druck an, als ihn obige Tabelle für die betreffende Temperatur angiebt und überhitzter Wasserdampf hat eine höhere Temperatur als dem vom Manometer markirten Druck entspricht. — Damit hat man es in der Hand, luftfreien, gesättigten Wasserdampf zu erzeugen, die Luft aus Apparat und Objekten zu vertreiben, sie mit reinem Dampf auszufüllen und den Dampf zum Strömen zu bringen, — kurz, der Sterilisation einen regelmässigen, übersehbaren Verlauf zu geben. —

Der Desinfektor soll die Materialien durchaus trocken und sauber abliefern; er muss also so funktioniren, dass die Bildung von Niederschlagswasser in seinem Innern möglichst vermieden wird. Er muss zu diesem Zwecke entweder doppelwandig und zwischen den Wandungen mit einem schlechten Wärmeleiter angefüllt oder einwandig und aussen mit Wärmeschutzmasse umkleidet sein. Letzteres ist wegen der steten Bewegung bei der Thür unangebracht, weshalb sie stets doppelwandig sein soll. Durch diese Einrichtung des Sterilisators wird ein Verlust an Wärme und die Kondensation des Wasserdampfes an den einmal heissen Wandungen nach Möglichkeit verringert. Aber auch schon ehe der Dampf in den Apparat eintritt, besonders bei langer Dampfzuleitung, wird sich in der Rohrleitung Kondenswasser ansammeln. Um dieses nicht erst in den Apparat gelangen zu lassen, ist direkt vor der Einmündung des Dampfrohres in denselben ein Abflusshahn anzubringen, den man bei Beginn der Sterilisation so lange geöffnet lässt, als Wasser aus demselben abfliesst. Gewöhnlich ist dieses Kondenswasser von mitgerissenem Rost aus den Rohren gelb gefärbt, es würde daher, durch die Kraft des Dampfes fortgerissen, die Objekte ausser durch Nässe durch Beschmutzung beschädigen. — So lange indessen Wandungen und Präparate noch nicht erwärmt sind, werden trotz Doppelwänden und Wärmeschutzmasse sich Niederschläge auf ihnen ansammeln und um auch das zu vermeiden, ist ein Vorwärmen des ganzen Apparates ohne Anwendung direkten Wasserdampfes unumgänglich nöthig. Man bedient sich einer indirekten Dampfheizung, welche den ganzen Apparat vor dem Einlassen des direkten Dampfes anheizt und später zum Trockenmachen sowohl des Apparates als der Präparate dient. Sie befindet sich am Boden des Sterilisators und besteht aus einem System von Rippenrohren. Man zieht diese ihrer grossen Oberfläche wegen und dadurch bedingtem grossen und schnellen Wärmeausstrahlungs-Vermögen glatten Rohren vor. Sie werden mit direktem Kesseldampf gespeist, welcher von dem zum Sterilisiren zu benutzenden Dampf der Hauptleitung abgezweigt wird. Es geht nicht an, den Heizdampf nach seinem Austritt aus den Rippenrohren noch zum Sterilisiren verwenden zu wollen; er ist übernass und schmutzig und ist nach aussen unter Benutzung eines Kondenstopfes abzuführen oder, bei Niederdruck-Kessel, in diesen zurückzuleiten. Wird, bei erst geöffnetem, dann geschlossenem Apparate mit dieser Heizeinrichtung vorgewärmt, so erzielt man leicht eine Erwärmung aller inneren Apparatetheile und Objekte bis auf 60° C., so dass eine Kondensation des folgenden direkten Dampfes sehr minimal ist. Die Heizung bleibt am besten während des ganzen Verlaufes des Sterilisirens in Thätigkeit. Eine Ueberheizung des Wasserdampfes durch sie ist ausgeschlossen, dagegen unterstützt sie sehr wesentlich die stete Bewegung der Wasserdampf-Moleküle, das Strömen des Dampfes. — Aber trotz aller dieser Vorrichtungen und Schutzmassregeln wird sich im Apparate eine geringe Menge Kondenswasser ansammeln, das nach dem tiefsten Punkte des Bodens zufliesst. Hier ist ein nicht zu enges Ableitungsrohr, durch einen Hahn verschliessbar, nach aussen hin anzubringen. Derselbe wird während der Dauer des Sterilisirens so gestellt, dass wohl stets sich ansammelndes Kondenswasser abfliessen oder abtropfen kann, dass aber darunter der Druck im Apparate nicht leidet. Wird der so ausgerüstete Desinfektor richtig bedient und funktionirt er tadellos, so nehmen Verbandmaterialien, d. h. hydrophile, nicht mehr als 1 %, höchstens 1½ % Feuchtigkeit auf. Auch diese muss noch entfernt werden, ehe der Apparat ausser Thätigkeit gesetzt wird. Ich sagte schon vorher, man kann wohl desinficirte Kleider, Wäsche und Betten an freier Luft nachtrocknen, nicht aber Verbandstoffe. — Der Desinfektor muss also

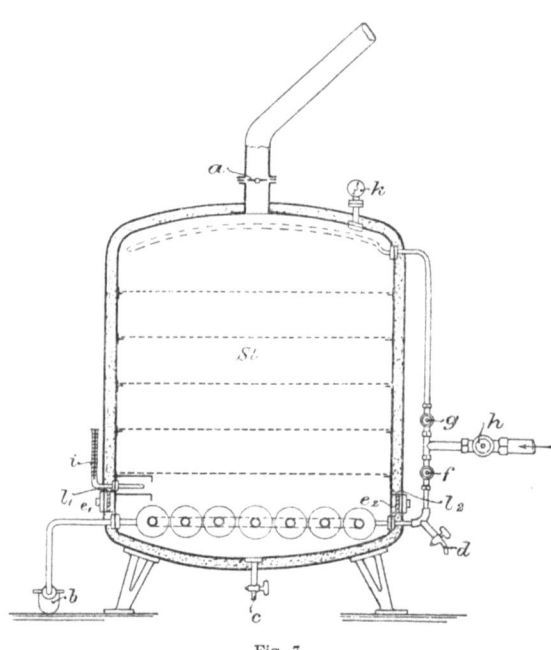

Fig. 7.

nach geschehener Abtödtung der Bakterien eine Durchlüftung mit warmer, keimfreier Luft gestatten, um die Objekte schnell in vollständig lufttrockenen Zustand zurückführen zu können. Hierzu befindet sich in den beiden Seitenwandungen nahe dem Boden und der Vorderthür, leicht erreichbar, je eine hermetisch-verschliessbare Oeffnung von nicht zu kleinem, etwa 10—15 cm betragendem Durchmesser. Beide enthalten in einem Rahmen, in der Mitte zwischen Aussen- und Innenwand des Apparates, ein Luftfilter aus doppelwandigem, engmaschigem Drahtgewebe mit Einlage von steriler, roher Baumwolle. Durch beide Oeffnungen strömt, bei geöffneten Klappen, sterile Trockenluft, die sich an den geheizten Rippenrohren erwärmt, mit der vorgefundenen Feuchtigkeit schnell sättigt und nur noch abgeleitet werden muss. Das geschieht zur Erhöhung der Cirkulation durch die Decke des Apparates, nahe der Hinterthür oder Rückwand mittels eines weiten, verschliessbaren Rohres, welches in den Schornstein oder ins Freie geleitet wird. — Sind die zu sterilisirenden Gegenstände von dem Momente, wo Dampfdruck und Dampftemperatur einen luftfreien, gesättigten Wasserdampf von mindestens 104° C. anzeigten, ohne Unterbrechung eine halbe Stunde solchem Dampfe ausgesetzt gewesen, so sind alle Bakterien zuverlässig vernichtet. Der direkte Dampf wird nun abgestellt, so dass nur die Dampfheizung in Thätigkeit ist. Es wird der Luftabzugskanal nach dem Schornstein oder Freien hin geöffnet und hierauf die seitlichen Luftzuführungskanäle. Man öffne nicht diese vor jenem, eine Verbrennung durch den herausstürzenden, gespannten Wasserdampf, der keinen anderen Ausweg zur Ausdehnung hat, als diese beiden Oeffnungen, wäre die unausbleibliche Folge, ganz abgesehen davon, dass der mit Macht hervorquellende Dampf sich im Raume verbreiten würde. Schon nach kurzer Zeit lässt der Schwadenabzug nach und hört sehr bald ganz auf. Die Zufuhr so grosser Mengen durch die Rippenrohre getrockneter und erwärmter und durch die aufsteigende Wärme zu beschleunigter Cirkulation gebrachter Luft trocknet die Verbandstoffe in erstaunlich kurzer Zeit. Man stellt nun auch die Heizung ab und lässt im Apparate erkalten.

Die weitere Behandlung ist genau dieselbe wie bei den mit ungespanntem Dampfe sterilisirten Verbandstoffen. Ueber die Verpackung sterilisirter Verbandmittel, einzelner und zusammengesetzter Verbände, siehe den zweiten Theil des Buches: Die Verpackung der Verbandstoff-Materialien.

Aus der nebenstehenden Abbildung ist die Einrichtung eines mit gespanntem Wasserdampf arbeitenden Sterilisators in allen wesentlichen Theilen ersichtlich. Seine Bedienung ist, kurz rekapitulirt, die folgende:

Nachdem das Manometer am Dampfentwickler genügenden Dampfdruck anzeigt, der Sterilisator St. mit Verbandstoffen beschickt und verschlossen ist, auch alle Hähne, Ventile und Klappen geschlossen sind, öffnet man die Drosselklappe a, das Ventil des Kondenstopfes b, die zugleich zum Entlüften und Ablassen des Kondenswassers dienenden Hähne c und d, die Luftklappen e_1 und e_2 und die Dampfventile f und g. Alles während der Ausserdienstsetzung des Apparates angesammelte Kondensationswasser hat nun Gelegenheit, nach unten abzufliessen, durch b, c. und d. Ist das geschehen, so stellt man das Dampfventil g und den Hahn d ab und öffnet langsam und anfangs nur wenig, später mehr das Hauptdampfventil h. Damit ist die indirekte Dampfheizung in Thätigkeit gesetzt. Man setzt die Filtersiebe b_1, b_2 ein und schliesst nun zunächst zur allmählichen Verminderung der Zufuhr kalter Luft die Luftklappe e_1, die Drosselklappe a und, sobald aus dem Ventil des Kondenstopfes b Dampf entweicht, auch dieses, — jedoch nicht vollständig, damit sich nachträglich bildendes Kondenswasser jederzeit einen Abfluss hat. Die Luftklappe e_2 legt man vorerst nur lose an, so dass noch Luft und später Dampf passiren können. Ist am Thermometer i eine Temperatur von annähernd 60° C. sichtbar, so wird das Dampfventil g vorsichtig und sehr allmählich wieder geöffnet, womit die Zuführung des Sterilisationsdampfes eingeleitet ist. — Zu diesem Zeitpunkte sind somit nur noch c, f, g und h vollständig und e_2 zum Theil geöffnet. Sobald aus der Luftklappe e_2 Dampf in beträchtlicher Menge austritt, wird sie hermetisch geschlossen und nach kurzer Zeit, sobald auch ihm statt Luft ein geschlossener Dampfstrahl entweicht, der Entlüfter c, — doch nicht vollständig, so dass ohne Verminderung des Dampfdrucks während der ganzen Inbetriebnahme Kondenswasser absickern kann. — Es beginnt nun die ausführlich beschriebene, längere Operation mit dem Dampfventil g und dem Entlüfter c zur vollkommenen Entlüftung der Objecte und des Dampfes. Von nun an muss sich die ungetheilte Aufmerksamkeit des Ueberwachenden auf das Manometer k und das Thermometer i richten, — so lange bis das letztere eine Temperatur von etwa 104° C. und ersteres einen dieser Temperatur entsprechenden Dampfdruck für gesättigten Wasserdampf anzeigt. Von da ab ist nur noch das Manometer zu berücksichtigen und darauf zu achten, dass es niemals an Dampf fehlt und der Druck zurückgeht. Nach noch halbstündiger Dampfeinwirkung wird der Dampf bei g abgestellt, die eigentliche Sterilisation geschlossen. — Es beginnt das Nachtrocknen der Verbandstoffe. Man öffnet zuerst die Klappe a, dann e und e_2 und lässt den trockenen, warmen Luftzug etwa eine Viertelstunde einwirken, nach welcher Zeit die Materialien sicher trocken sind. Nun stellt man auch die Heizung bei f und h ab, schliesst c vollständig und auch a und lässt erkalten. Es kann jetzt nur mehr filtrirte, kalte Luft in das Innere des Apparats gelangen. —

Eine andere Sterilisationsmethode ist

das diskontinuirliche Sterilisiren.

Sie geht von der Erfahrung aus, dass die vegetativen Bakterienzellen bei 60° C. zu Grunde gehen. Setzt man mithin ein Bakteriengemisch, von Wuchsformen und Dauersporen, eine Stunde lang dieser Temperatur aus, so werden alle lebenden Gebilde zerstört; während allerdings die resistenteren Sporen unbeschädigt bleiben. Doch keimen sie in günstigem Nährboden, bei zusagenden Wärmeverhältnissen schnell aus, es entwickeln sich aus ihnen innerhalb eines Tages neue Bakterien, die durch dieselbe Wärme wie Tags zuvor vernichtet werden. Um ganz sicher zu gehen, alle Kapseln zum Auskeimen gebracht zu haben, wiederholt man den Process ein drittes Mal und kann dann sicher sein, steriles Material vor sich zu haben. Es leuchtet ein, dass diese Sterilisation auf Verbandstoffe nicht anwendbar ist, da sie den Sporen keinen günstigen Boden bieten für eine rasche Entwickelung, — immerhin dürfte sie zur Abtödtung der Bakterien in Catgut nutzbar zu machen sein. —

Seit längerem gebräuchlich in der Chirurgie ist die Sterilisation durch
Chemikalien,
welche in dem II. Abschnitt: Die antiseptischen Verbandstoff-Materialien ausführlich besprochen sind. Alle chemisch wirksamen Stoffe müssen, wenn sie überhaupt von Wirksamkeit sein sollen, in flüssigem Zustande, bald kürzere, bald längere Zeit, die einen in verdünnterer, die anderen in koncentrirterer Form, mit den Bakterien in Berührung kommen. Und wie Robert Koch nachgewiesen hat, muss das Lösungsmittel **Wasser oder eine andere Flüssigkeit** sein, in welcher die Zelle aufzuquellen vermag, welche im Stande ist, durch die aufgequollene Zellmembran in das Innere der Zelle einzudringen. Erst dann kann der chemische Körper seine bactericide Wirkung ausüben. Alkoholische oder ölige Lösungen hemmen zwar, aber sehr langsam, die Weiterentwicklung der vegetativen Bakterien, doch sind schon unter ihnen die vegetativen Mikrokokken andauernder im Widerstand als die vegetativen Bacillen und Dauersporen werden überhaupt nicht beeinflusst. In alkoholischen Lösungen der Antiseptica wirkt der Alkohol als solcher durch seine wasserentziehende Kraft; er trocknet die Zellmembran aus und macht sie noch widerstandsfähiger gegen äussere Einflüsse. Der Alkohol ist nicht fähig, bis zum Protoplasma vorzudringen. Wesentlich anders verhält es sich mit wässerigem Alkohol, dessen wässeriger Antheil die Zelle aufquillt und nun für den alkoholischen, protoplasmatödtenden Antheil durchlässig macht. Ein 50procentiger Alkohol, ohne Zuthat anderer chemischer Substanzen, hat sich von ganz hervorragend bakterientödtender Kraft erwiesen. — Oelige Lösungen antiseptischer Stoffe wirken eher konservirend als schädigend, sie verzögern das Austrocknen und die dadurch bedingte Vernichtung. —

Gilt im allgemeinen auch der Satz, dass die Lösung der chemischen Desinfektionsmittel umso koncentrirter sein muss, je kürzere Zeit sie einwirkt und umgekehrt, dass sie schwächer sein kann bei länger währender Einwirkung, so sind doch auch die verschiedenen Desinfektionsmittel von sehr verschiedener Desinfektionskraft; und letztere wird häufig noch von der Art des Lösungsmittels wesentlich beeinflusst, bald vergrössert, bald verkleinert. Ausserdem ist der bactericide Einfluss eines antiseptisch wirkenden chemischen Körpers auf die verschiedenen Mikroorganismen durchaus nicht gleichmässig; diese sind widerstandsfähiger gegen das eine, jene gegen das andere Antisepticum.

Als **vorzügliches** Sterilisationsmittel ist das Quecksilberchlorid erprobt. Eine Lösung desselben in Wasser, im Verhältniss von 1 : 1000, tödtet Milzbrandsporen in einigen Minuten. Ein Zusatz von gleichen Theilen Chloralkalien zum Sublimat, wie er gern gemacht wird, um die Löslichkeit des Sublimats in Wasser zu beschleunigen und zu erhöhen, setzt die desinficirende Kraft desselben nicht herab; grössere Mengen von Kochsalz, Chlorammonium dagegen schwächen die Desinfektionskraft der Sublimatlösung. Der letzteren Weinsäure hinzuzusetzen, um, wie empfohlen wurde, die Beizwirkung des Sublimats auf die Pflanzenfasern aufzuheben, — diesen Einfluss übt indessen die Weinsäure nicht aus, — scheint die bakterientödtende Kraft der wässerigen Sublimatlösung nicht wesentlich zu verändern, jedenfalls nicht zu verringern, eher zu vermehren, so dass beide Zusatzmittel, ersteres in dem bezeichneten Mengenverhältniss, nicht zu beanstanden wären.

Die Wirkung der in neuester Zeit bei der Wundbehandlung mehr und mehr, — ob dauernd oder nur vorübergehend, wird die Zukunft lehren, — in Aufnahme gekommenen Metalle selbst, des Goldes, Silbers, Quecksilbers etc., statt ihrer chemischen Verbindungen, scheint allein auf der Löslichkeit grösserer oder geringerer Spuren dieser Metalle in den Wundsekreten zu beruhen und hiervon überhaupt und von der Menge des gelösten Metalles im besonderen abhängig zu sein.

Sehr energisch desinficirend erweisen sich die Alkalikarbonate. Eine kochendheisse, $1\frac{1}{2}$ procentige wässerige Potaschelösung vernichtet Milzbrandsporen in 10 Minuten. Aus der bei der Fabrikation der Grundmaterialien der Verbandstoffe gebräuchlichen Wäsche gehen diese somit unter allen Umständen steril hervor, denn sie werden nicht nur mit einer koncentrirteren, sondern auch über 100^0 C. erhitzten Lauge ausgekocht. —

Von **guter Desinfektionskraft** sind die wässerigen Lösungen der Halogene, Chlor, Brom und Jod. Chlor-, Brom- und Jod-Wasser lassen Milzbrandsporen nach eintägiger Einwirkung absterben. (Jodoform an sich wirkt nicht desinficirend; es bildet in inficirten Wunden mit den Stoffwechselprodukten der Bakterien erst Jodverbindungen, von denen die löslichen baktericide Eigenschaften zeigen.) Ebenfalls in 1 Tag vernichtet eine 5 procentige Kaliumpermangan-Lösung Milzbrandsporen; da sie organische Gewebe bräunt, wird sie in der Verbandstoff-Praxis nur zur Desinfektion der Schwämme benutzt. Noch kräftiger als reine Permanganatlösung wirkt eine mit Salzsäure angesäuerte. Von annähernd gleicher Wirkung wie die vorigen sind die Lösungen von Kressol-Schwefelsäure und Kressol-Seifen, d. h. Kreolin- und Lysol-haltigen Flüssigkeiten. Karbolsäure-Lösungen sterilisiren bedeutend weniger energisch. Die Karbolsäure muss demnach zu den **weniger guten Desinfektionsmitteln** gerechnet werden. Eine 5 procentige wässerige Lösung derselben tödtet die Sporen des Milzbrandbacillus in 2 Tagen, eine 4 procentige in ca. 4 Tagen, eine 3 procentige gebraucht schon 7 Tage und eine 1—2 procentige noch längere Zeit. Merkwürdig ist das Verhalten von Kochsalz; während es selbst in 25 procentiger wässeriger Lösung ein ganz unbrauchbares Desinfektionsmittel ist, erhöht es die Desinfektionskraft eines 3 procentigen Karbolwassers, diesem zu 12% beigefügt so sehr, dass eine solche Lösung Milzbrandsporen schon in 3 Tagen (statt 7 Tagen) tödtet. — Terpentinöl, Wachholderöl bringen diese Dauerformen in 5 Tagen zum Absterben. Ihre

Wirkung auf Knochenröhren und Catgut ist daher nicht nur eine fettentziehende, sondern auch sterilisirende. In diese Kategorie gehören auch alle freies Alkali enthaltende Seifen, während **schlecht und unzuverlässig desinficirende Mittel** die alkalifreien Seifen sind, so dass die Ansicht ziemlich begründet erscheint, dass der Desinfektionswerth der Seifen überhaupt nur auf ihrem Gehalt an freiem Alkali beruht. Nicht besser verhalten sich freie Mineralsäuren. In einer 2 procentigen Salzsäure behalten Milzbrandsporen 10 Tage ihre Keimkraft. Die in neuerer Zeit vielfach angepriesenen Pyoktanine wirken nur auf die vegetativen Bakterien ein, auf die Dauerformen üben sie keinen Einfluss. Wie sich gasförmige Desinfektionsmittel in dieser Beziehung verhalten, ist noch viel umstritten. So wird von der einen Seite Formaldehyd als wirksam, von der andern Seite als unwirksam angesehen. Ein anderes Urtheil lässt sich auch über die Eigenschaften des Aether- und Alkohol-Dampfes nicht fällen. **Auffallend günstig sind dagegen die Resultate, die man mit diesen gasförmigen Präparaten in Verbindung mit Wasserdampf erzielt. In spätestens 4 Minuten werden Milzbrandsporen vernichtet.**

Als letztes Sterilisationsmittel in dieser Reihe käme

das Licht

in Frage. Schon zerstreutes Tageslicht wirkt bei Gegenwart von Luft störend und zerstörend auf Bakterienkulturen ein, — nach R. Koch starben Tuberkelbacillen am Fenster in 5—7 Tagen; energischer ist die Wirkung des direkten Sonnenlichtes. Milzbrandsporen werden durch dasselbe in wenigen Stunden getödtet. Es scheint besonders den blauen und violetten Lichtstrahlen diese bakterienvernichtende Kraft zuzukommen, immer aber scheint die Anwesenheit von Sauerstoff hierbei erforderlich zu sein. Erhöht wird die Lichtwirkung durch höhere Temperaturen. — Verbandstoffe zu sterilisiren, nur mit Hilfe des Lichtes, ist unausführbar; sie alle leiden unter längerem Einfluss desselben, müssen sogar möglichst davor geschützt werden. Letzteres bezieht sich ganz besonders auf die meisten imprägnirten Verbandstoffe. —

Gehen wir die verschiedenen Sterilisationsmittel kurz der Reihe nach noch einmal durch und betrachten sie einzig und allein in ihrer derzeitigen Anwendbarkeit auf Verbandstoffe, so kommen wir zu folgendem Urtheil.

I. Die Flamme ist das mächtigste, unfehlbarste Sterilisationsmittel. Leider giebt es aber nur wenige Verbandstoffe, die ihr widerstehen; solche, die sie nicht zerstört, sind Asbest, Asche, Sand und ev. Glas. Sie werden vortheilhaft durch die Flamme sterilisirt. Mischungen derselben mit antiseptischen Chemikalien können der Flamme nicht ausgesetzt werden, davon ausgeschlossen sind auch alle übrigen Verbandmittel.

II. Trockne Hitze muss bei 150° C. und darüber angreifen, um zuverlässig alle Mikroorganismen zu tödten; sie vernichtet hierbei gleichzeitig alle aus pflanzlichen und thierischen Stoffen hergestellten Gespinnste oder Gewebe, zersetzt oder verflüchtigt alle gebräuchlichen, zur Bereitung der antiseptischen Verbandmaterialien benutzten chemischen Körper, so dass sie auch nur bei den wenigen, der Flamme Widerstand leistenden Verbandmitteln Asbest, Asche, Sand und Glas in Betracht kommen kann und ausserdem nur noch zur Sterilisation der Glas- und Blech-Emballagen herangezogen wird.

III. **Kochendes Wasser von 100° C.** ist zwar ein vorzügliches Sterilisationsmittel für unimprägnirte Verbandstoffe, doch muss sich seine Verwendung beschränken auf die Sterilisation im Operationszimmer; für den Zwischenhandel kommt es nicht in Betracht.

IV. **Strömender Wasserdampf von 100° C.** macht alle Verbandmaterialien in $^1/_2$ Stunde **sicher** keimfrei und bei vorsichtiger Handhabung nicht nass. Für den Kleinbetrieb ist ein Sterilisator für ungespannten Wasserdampf sehr zu empfehlen, — er ist zuverlässig, billig, absolut gefahrlos und einfach zu bedienen. Fast unentbehrlich ist er zum Sterilisiren von Schwämmen, weil dieselben gegen höhere und vor Allem trockne Hitze sehr empfindlich sind. — Mit ungespanntem strömendem Wasserdampf können alle unimprägnirten Verbandmatertalien sterilisirt werden, ausgenommen sind Catgut, Knochendrains, Gummimaterialien, die darin an Haltbarkeit verlieren (sie werden nur in heissem Wasser unter Mitwirkung von Sublimat, Karbolsäure etc. sterilisirt). Imprägnirte Materialien aus Pflanzenfasern und thierischen Gespinnsten können nur dann nach dieser Methode sterilisirt werden, wenn sie eine halbstündige feuchte Temperatur von 100° ohne wesentliche Verflüchtigung und ohne jede Zersetzung vertragen. Ich sage ausdrücklich „ohne wesentliche Verflüchtigung", weil der durch Sterilisiren erreichte Vortheil meist einen geringen Verlust an Imprägnirungsmitteln ausgleichen wird.

Verbandstoffe mit flüchtigeren oder sehr flüchtigen chemischen Präparaten, **zu denen ich auch ganz besonders das Jodoform rechne**, mit Wasserdampf sterilisiren zu wollen, ist ein Unding.

V. **Strömender, gesättigter Wasserdampf von über 100° C.** Es gilt über ihn genau dasselbe wie über ungespannten, strömenden Wasserdampf von 100° C. Für den Grossbetrieb ist er das Sterilisationsmittel par excellence.

VI. **Die diskontinuirliche Sterilisation** findet in der Verbandstofffabrikation, da sie sehr günstige Nährböden und Temperaturen voraussetzt, keine Grundlage, — sie ist unfähig, Verbandstoffe bakterienfrei zu machen.

VII. **Die Sterilisation mit Chemikalien** ist älter als die mit Wasserdampf, und wird auch heute noch im umfangreichsten Maassstabe ausgeführt; sie überwiegt bei Weitem die mit Wasserdampf. Sie ist im

II. Abschnitt eingehend beschrieben. Aseptisches Verbandmaterial nach den dort aufgeführten und gebräuchlichen Methoden herzustellen, wird allerdings in den seltensten Fällen gelingen. Es ist das auch nicht beabsichtigt, sondern nur die Gewinnung antiseptischer Materialien.

VIII. Die Sterilisation durch Licht hat für die Branche vorerst nur ein wissenschaftliches Interesse; eine Methode von praktischem Werth ist noch nicht aufgestellt.

Somit bleiben für die Praxis des Verbandstoff-Fabrikanten in der Hauptsache zwei Sterilisations-Arten übrig, die Sterilisation mit strömendem Wasserdampf von 100° C. und diejenige mit strömendem, gesättigtem Wasserdampf von über 100° C.

Beide Methoden sind im vorhergehenden eingehend geschildert. Es bleibt nur noch die Frage, die allerdings sehr wichtig ist, zu beantworten: Sind die sterilisirten Verbandstoffe auch wirklich steril, und wie wird das nachgewiesen?

Nach dem heutigen Stande der bakteriologischen Wissenschaft werden die Bakteriensporen von gesättigtem Wasserdampfe bei 100° C. und darüber innerhalb einer Viertelstunde getödtet. Das trifft aber doch nicht unter allen Umständen zu. Es sind Fälle beobachtet, in denen die Sporen einer sonst weniger hartnäckigen Art sich äusserst widerstandsfähig zeigten, — doch wird es in der Praxis stets genügen, wenn die Verbandstoffe eine halbe Stunde einem gesättigten Wasserdampfe von 100° C. und darüber ausgesetzt gewesen sind.

Ist das nachweisbar? Nein!

Würde man in das Innere eines jeden Verbandpäckchens vor dem Einbringen in den Sterilisator ein Maximalthermometer legen, so könnte man den Beweis erbringen, dass im Innern des Päckchens eine Temperatur von 100° C. und darüber geherrscht hat. Wie lange dieselbe jedoch eingewirkt hat, worauf es doch besonders ankommt, vermag das Thermometer nicht zu sagen, — ebenso lässt es die gleich wichtige Frage nach der Qualität der Hitze, ob trocken oder feucht, unbeantwortet. — Um hierüber Aufklärung zu erhalten, hat man vorgeschlagen, einen Papierstreifen mit Alizarin und Thonerdeacetat zu zeichnen und jedem Verbandstoffpäckchen zur Kontrole beizulegen. Gewiss färbt sich so imprägnirtes Papier bei 100° C. in Gegenwart von Feuchtigkeit intensiv roth, es giebt uns aber auch keine Aufklärung darüber, ob beide gleichzeitig und lange genug in Wirksamkeit waren. — Von noch anderer Seite wurde befürwortet, eine Metall-Legirung, welche bei 100° C oder einer anderen, darüber liegenden, bestimmten Temperatur schmilzt, den Verbandstoffen beizulegen. Auch hierbei wird event. nur bewiesen, dass die Schmelztemperatur beim Sterilisiren erreicht wurde, wie lange und ob in Verbindung mit Feuchtigkeit, bleibt auch bei dieser Kontrole unaufgeklärt. —

Nur mit Hilfe der nachträglichen, sehr umständlichen bakteriologisch-mikroskopischen Untersuchung ist es möglich, die Sterilität sterilisirter Verbandstoffe nachzuweisen. Und da solche Untersuchungen nicht überall ausführbar sind, es ferner nicht angängig ist, jedes Verbandpäckchen zu untersuchen, da es hierzu geöffnet werden müsste und dann nicht mehr aseptisch verbliebe, und sterilisirte Verbandstoffe äusserlich nicht von nicht sterilisirten zu unterscheiden sind, **so bleibt bis auf weiteres der Handel mit sterilisirten Verband-Materialien eine grosse, ja sehr grosse Vertrauenssache.**

Vierter Abschnitt.
Imprägnirte, nicht-antiseptische Verbandmaterialien.

Ausser den im zweiten Abschnitt behandelten imprägnirten Verbandstoffen, deren Imprägnirung in Rücksicht auf die antiseptische Verwendbarkeit ausgeführt ist, giebt es noch eine kleine Zahl imprägnirter Verbandmittel, bei denen durch chemische Zuthaten nur Aenderungen resp. Aufbesserungen in den physikalischen Eigenschaften der Rohmaterialien bezweckt werden. — So soll durch das Leimen der Watte deren Oberfläche dauernd geglättet werden; das Imprägniren mit Karrageen-Abkochung soll die Watte befähigen, noch mehr Wasser als unter gewöhnlichen Umständen aufzunehmen und dessen ursprüngliche Wärme länger zusammen zu halten. Appretirte Gaze, mit Wasser befeuchtet, giebt nach dem Trocknen einen ziemlich widerstandsfähigen Verband; er wird bedeutend härter und erstarrt schneller bei Gegenwart von Gips. Derartige Imprägnirungen sollen in diesem Abschnitt besprochen werden.

1. Geleimte Watte.

Man übergiesst 300—500 g, je nach der Qualität, guten Köllner Leim in einer flachen Schale mit kaltem Wasser, lässt in der Kälte vollständig aufquellen, bewirkt durch nachfolgendes Erhitzen bis nahe zum Sieden Lösung und verdünnt mit soviel heissem Wasser, dass 10 Liter Flüssigkeit erhalten werden. Hierin löst man unter Umrühren 15—25 g Alaun, schlägt mit einem Besen zu Schaum und trägt den Schaum mittels Kelle oder dergleichen auf die glatt ausgebreitete Watte, streicht den überschüssigen Schaum ab und hängt die Watte zum Trocknen auf. Nach dem Trocknen dieses Ueberzuges wird die Rückseite der Watte eventuell in gleicher Weise behandelt. —

Der Leim muss im Wasser durch und durch gleichmässig aufquellen, so dass er beim Erwärmen leicht zergeht. Die Lösung darf nicht gekocht werden. Gekochter, besonders längere Zeit hindurch gekochter Leim wird hart und brüchig und der eingetrocknete Schaum blättert ab; ungekochter Leim bleibt etwas hygroskopisch und giebt eingetrocknet eine elastische Leimschicht. Der Alaunzusatz geschieht, um die Leimlösung haltbarer zu machen. Dennoch lässt sie sich, besonders in wärmerer

Jahreszeit, nicht lange halten; sobald sie anfängt, faulig zu riechen, ist sie zu verwerfen. Mit solcher verdorbenen Leimlösung angefertigte Polsterwatte zeigt ebenfalls einen leicht abreibbaren Leimüberzug. — Wird die Leimlösung nicht auf einmal verarbeitet, so ist sie beim jedesmaligen Gebrauche anzuwärmen; sie giebt dann leichter Schaum, und der Schaum ist massiger. — Die Watte wird vor dem Leimen in Tafeln von der erforderlichen Grösse geschnitten, gewöhnlich 100—125,0 g schwer, und nur wenn aus derselben Wattebinden angefertigt werden sollen, lässt man die Tafeln in Vlieslänge. Jede Tafel erhält als Unterlage ein Blatt dickes Packpapier, welches überall einige Fingerbreit über sie hervorragt. Papier und Watte, beide recht glatt und faltenlos, werden abwechselnd auf einer niedrigen Bank bis fast zur Brusthöhe aufgeschichtet; dann wird mit dem Auftragen des Leimschaumes auf die Watte begonnen. Derselbe soll überall die Watteoberfläche bedecken, jedoch nirgends im Ueberfluss. Den überschüssigen Leimschaum streicht man in den Bottich zurück. — Zum Aufhängen der Watte benutzt man Stöcke, — die käuflichen Kinderbesen-Stiele sind billig und zweckmässig. Man hebt die geleimte Wattetafel mit der Papierunterlage etwas in die Höhe, führt einen Stock bis zur Mitte hin unter durch und hebt an dem einen hervorragenden Stockende in die Höhe, so dass nun Watte und Papier beiderseits glatt und gleich tief herabhängen. So bringt man die Stäbe auf eine Stellage aus zwei parallel und horizontal laufenden Latten. Hat der Schaum die richtige Konsistenz, so fliesst fast gar keine Leimlösung ab, — jedenfalls so wenig, dass es nicht lohnt, sie zu sammeln, um sie wieder zu verwerthen. Zum Schutz vor einzelnen Leimtropfen bestreut man den Fussboden mit Sägemehl. — Die Watte trocknet in sehr kurzer Zeit, zumal wenn der Trockenraum etwas temperirt und gelinder Zugluft ausgesetzt ist. Die getrocknete Watte wird dann, soll auch die Rückseite geleimt werden, die geleimte Seite nach unten mit der Papierunterlage wieder auf der Bank aufgeschichtet und nun in gleicher Weise wie zuvor behandelt. — Das Unterlagepapier lässt sich wiederholt gebrauchen.

Der Werth der geleimten Watte richtet sich in erster Linie nach der Qualität der verarbeiteten Watte, — aber auch nach der mehr oder weniger gut ausgeführten Leimung. Sie sei gleichmässig, etwas glänzend, kaum dunkler von Farbe als die ganze Vliesmasse; die Oberfläche sei möglichst faltenlos, nicht zerrissen, elastisch und ziemlich widerstandsfähig, sowohl gegen Druck, gegen Reissen, als gegen Abreiben. — Geleimte Watte ist trocken aufzubewahren, in glatten und nicht sehr stark gepressten Lagen, sie sind vorsichtig zu handhaben, dass die Leimschicht nicht verletzt wird.

Cataplasma, künstlicher Breiumschlag.

Auf einer horizontal gelagerten Platte aus verzinntem Eisenblech, welche man vorher mit einem in einer Lösung von Paraffin in Benzin getränkten Wattebausch sorgfältig abgerieben hat, breitet man eine Lage hydrophiler Watte von gewöhnlicher Vliesstärke glatt aus. Man übergiesst sie mit einer etwa 1 cm hohen, etwas abgekühlten und daher dicken Schicht einer koncentrirten Abkochung von Karrageenmoos oder Leinsamen, breitet diese gleichmässig über die Watte aus und bedeckt mit einer ebenso grossen und starken Tafel hydrophiler Watte wie zuvor. Nach kurzer Zeit beschwert man das Ganze mit einer zweiten verzinnten und mit Paraffinbenzin abgeriebenen Eisenplatte und presst durch allmählich vermehrte Beschwerung auf etwa 2 – 2 $^1/_2$ mm zusammen. — Man trocknet an lauwarmem Orte und schneidet in Tafeln von etwa 7 × 14 cm, welche man mit doppelt so grossem Blatte Guttaperchapapier oder Verbandpergamentpapier in Couvert mit Gebrauchsanweisung dispensirt. — Die Umschläge sind sehr trocken aufzubewahren.

Pattisons Gichtwatte.

Gute, geleimte Rohwatte wird einseitig, mittels eines flachen und breiten Haarpinsels, mit einer filtrirten Tinktur bestrichen, die durch Digestion gewonnen ist aus

    500,0 grobgepulvertem, rothem Santelholz,
    125,0   „   Benzoeharz,
     30,0 Kampher und
  2500,0 Spiritus.

Die Watte wird glatt auf einer Tafel ausgebreitet, die Ränder werden beschnitten und die Tinktur mit gleichmässigem Strich aufgetragen. Es ist darauf zu achten, dass die Leimschicht unbeschädigt ist; an beschädigten Stellen würde die Tinktur durchschlagen. Die Watte wird ohne künstliche Wärme, zunächst in horizontaler Lage, später, wenn die Tinktur soweit verdunstet ist, dass sie nicht mehr abfliessen kann, über einen Stab gehängt getrocknet, — sie trocknet ziemlich schnell, und vor Licht und Luft geschützt aufbewahrt. Da, bei vorhandener Tinktur, ihre Anfertigung schnell beendet ist, sie bei längerer Aufbewahrung an Geruch verliert, sollte nicht zuviel davon vorräthig gehalten werden. — Die imprägnirte Seite ist von schön rother Farbe; Zinn und Eisen machen sie missfarbig; der Geruch ist angenehm und kräftig. —

Weniger gebräuchlich sind durch nasse Imprägnirung mittels Wringmaschine oder durch Einsprengen mittels Irrigatorspritze hergestellte Gichtwatten aus Euphorbium-, spanische Fliegen- und spanische Pfeffer-Tinktur mit Verbandwatte als Grundlage. —

Gichtpapier.

  1000,0 Kolophonium werden in
  1200,0 Spiritus gelöst und versetzt mit
    50,0 spanische Pfeffer-Tinktur,
    50,0 venetianischem Terpentin,
    25,0 spanische Fliegen-Tinktur und
    25,0 Euphorbium-Tinktur.

Dann wird filtrirt.

Mit der klaren Lösung tränkt man ungeleimtes Papier, Zeitungspapier, lässt abtropfen und trocknen. Zusammengerollt wird das Papier an mässig warmem Orte in Blechdosen aufbewahrt.

2. Gips-Binden.

Als Grundmaterial zur Herstellung der Gipsbinden dient in den weitaus meisten Fällen eine ziemlich weitmaschige, kräftige, appretirte Gaze, deren Maschen von Kleistermasse frei sind und deren Appretur eine gewisse Rauhheit aufweist. Die Auswahl der Gaze ist von nicht zu unterschätzender Bedeutung. In selteneren Fällen wird unappretirter roher oder gebleichter Mull oder Kambric als Bindenkörper genommen. Es ist auch vorgeschlagen, paraffinirte oder gefettete Bindenstoffe mit Gips zu imprägniren; sie würden, weil nicht hydrophil, keinen Gipsbrei aufnehmen, und die erhärteten Gipsschichten blieben durch den Stoff isolirt; ein solcher Verband wäre leichter zu entfernen und, was noch wichtiger ist, die Entfernung wäre nach und nach oder theilweise auszuführen. — Appretirte Gaze, deren Appretur statt mit Stärkekleister mit Leimlösung hergestellt ist, giebt, mit Gips präparirt, einen sehr langsam erstarrenden Verband.

Wo nicht beständig tagtäglich Gipsbinden herzustellen sind, kommt man ohne jede maschinelle Einrichtung aus und man gipst die Binden von Hand. Die Arbeit wird auf einer sauberen und sehr glatten Tischplatte ausgeführt. Man ergreift die auf dem Tische liegende Gazebinde leicht zwischen Daumen und Zeigefinger der linken Hand, so dass sich der Stoff von unten hervor nach rechts abwickeln lässt und rollt mit der Rechten die Binde so weit ab, als man bequem spannen kann. Man nimmt einige Hände voll Gips, streicht ihn mit senkrecht gehaltenem Handteller der Rechten über das abgerollte Ende der Binde nach links, drückt dabei mit der Hand den Gips in die Gewebemaschen und nimmt den Ueberschuss mit zurück. Gleichzeitig rollt ein Hilfsarbeiter das gegipste Ende auf der Stelle auf, wobei er zugleich die Binde aus der Hand des Vorarbeiters abrollt, so dass abrollen, gipsen und aufwickeln auf gleicher Stelle ununterbrochen vor sich geht. Nach einiger Uebung hat man es sehr bald im Gefühl, dass nicht zu wenig, aber auch nicht zuviel Gips auf der Binde verbleibt und dass diese nicht zu fest und zu locker gewickelt wird. Als Norm kann man annehmen, dass eine vorschriftsmässig gegipste und gewickelte Binde aus 4 m appretirter Gaze, der gewöhnlichen Länge, einen Durchmesser von 50 mm hat. Ist die Binde zu fest gewickelt und enthält sie zu viel Gips, so durchdringt das Wasser dieselbe zu langsam und es passirt dem Arzte, der die Binde während der gewohnten Zeit in Wasser taucht, dass im Innern der Binde unbenetzte Partien zurückbleiben. Ist die Binde zu locker gewickelt und enthält sie zu wenig Gips, so nimmt sie zuviel Wasser auf und erhärtet zu langsam. Man wähle auch den Gips nicht zu fein; je feiner umso schwieriger benetzt er sich in der Binde mit Wasser. Vorzuziehen ist ein Gemisch aus sehr feinem Gips mit etwas weniger feinem. Immer soll der Gips frisch und stückenfrei sein und mit einem gleichen Raumtheil Wasser angerührt innerhalb fünf Minuten erhärten. Eine geringe Menge feinst pulverisirter Alaun oder Kochsalz, dem Gips beigemengt, trägt zur wesentlich schnelleren Erhärtung des Gipsbreies bei, oder dem zum Eintauchen der Gipsbinden dienenden Wasser beigesetzt, lässt sonst schwer und langsam erhärtenden Gips noch erstarren.

Zur Herstellung der Gips-Binden im Grossen hat sich die folgende Einrichtung sehr gut bewährt.

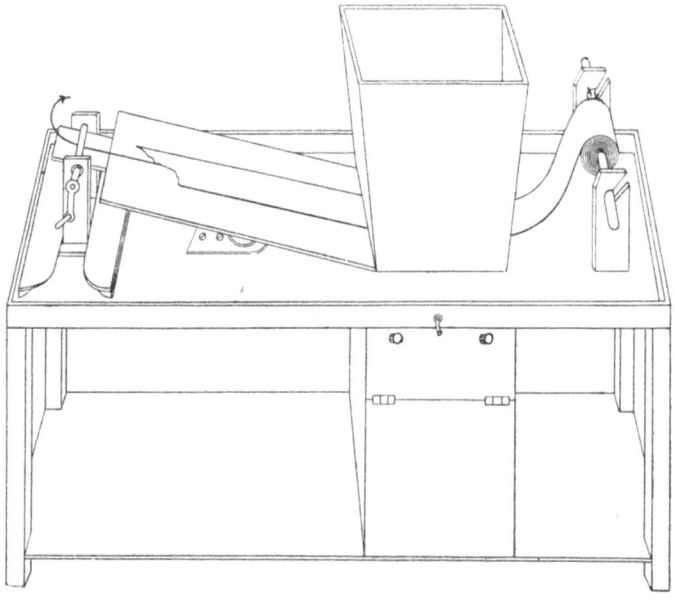

Fig. 8.
Binden-Gips-Maschine.

Ein grosser Arbeitstisch nimmt zwischen Boden und Arbeitsplatte den Gipsvorrathskasten auf; derselbe ist im Stande, 100 kg Gips zu fassen, welche durch eine seitliche Klappthür eingefüllt werden. Die Arbeitsplatte ist von einer 10 cm hohen Einfassung umgeben, damit kein Gips auf den Fussboden verstreut werden kann. Ein viereckiger, trichterförmiger Kasten dient zur Aufnahme der jeweiligen Arbeitsmenge Gips; er ist mit dem unteren Gips-Vorrathskasten durch eine in der Zeichnung nicht sichtbare Fallthür verbunden; eine gleiche Thür führt von der Tischplatte, — in der Zeichnung hinter dem Trichter gelegen, — in den Vorrathskasten. Nach Einstellung der Arbeit werden durch beide Thüren alle Gips-Ueberbleibsel entfernt und so der Zersetzung durch die Luftfeuchtigkeit entzogen.

Rechts von dem Gipstrichter befinden sich zwei gegen einander verstellbare Ständer zur Aufnahme der die zu gipsende Gazerolle tragenden Welle. Die Gazerolle hat eine Länge von 20 Metern und darüber und jede Abtheilung von 4 oder 5 Metern, je nachdem die Gips-Binde soll lang sein, ist durch Blaustiftstrich oder sonstwie recht auffallend gekennzeichnet. Die rechte Hinterwand und linke Vorderwand des Gipstrichters sind unten etwas verkürzt und beiderseits abgerundet, so dass ein schmaler Schlitz zur Durchführung des Gazestreifens entsteht. An den Schlitz linker Hand schliesst sich, ohne bemerkbaren Absatz, — das ist wesentlich! — in der ganzen Breite des Gipstrichters ein durch Federkraft emporgehobener Steg an. Seine Stirnseite zeigt eine Vertiefung, in welche durch Zapfen auswechselbare Stegverlängerungen in Breite der herzustellenden Gips-Binden eingesetzt werden können. Solcher Stegverlängerungen hat man also je eine in der Breite von 4, 5, 6, 8, 10, 12 und 15 cm nöthig; ihre Länge richtet sich nach dem Abstand bis zur Welle des Drehlings und soll so gross sein, dass der Steg etwa 10 cm über diese hinausragt. Die Welle ist vierkantig und nach dem dem Drehling entgegengesetzten Ende zu etwas, aber nur wenig verjüngt. Die Träger gehen auf Schlitten und sind gegeneinander verstellbar; die Stellung wird durch Stellringe auf der Welle fixirt. Die Stegfortsätze drücken von unten gegen die Welle, mit nicht zu starker, durch Ausprobiren festzulegender Federkraft; sie veranlasst, dass die Gips-Binde sich mehr oder weniger fest aufwickelt. —

Zur Ausführung der Arbeit schiebt man durch die Gazerolle die Welle, legt diese in die Ständer, bringt letztere der Rolle nahe und setzt die Stellringe auf. Man setzt den entsprechenden Stegfortsatz ein, drückt ihn nieder und führt die Drehlingwelle ein, bringt deren Träger in die richtige Stellung und fixirt sie durch die Stellringe. Man zieht nun den Anfang der Gazerolle von rechts nach links durch die Schlitze des Trichters, leitet ihn auf dem Steg weiter und schlingt ihn von unten einmal um den Drehling. Dann füllt man den Trichter voll Gips, (hält ihn auch während der ganzen Arbeit gefüllt) streut etwas Gips auf den Theil der Binde welcher auf dem Steg liegt und beginnt zu drehen, so lange, bis man das Schlusszeichen der ersten Binde auf dem Steg vor sich hat. Man trennt hier durch einen Scheerenschnitt, zieht den Drehling aus der fertigen Binde, thut diese in eine mit etwas Gips ausgestreute Dose und legt den Anfang der zweiten Binde um den eingesetzten Drehling und fährt in der Arbeit fort. Den Schluss der ersten Gazerolle lässt man erst dann in den Gipstrichter einlaufen, nachdem man ihn mit einer Stecknadel mit dem Anfang einer zweiten Gazerolle befestigt hat. Auf diese Weise ist eine ununterbrochene Arbeit möglich. —

Die fertige Gipsbinde bewahrt man nicht lose in gemeinschaftlichen Vorrathskästen auf, sondern giebt sie, wie ich schon andeutete, sofort in die zur Abgabe bestimmten Dosen, am besten Blechdosen, nachdem man den Boden derselben mit Gips bedeckt. Man streut noch oben auf die

Binde etwas Gips und setzt den Deckel auf. Schichtet man nun die Dosen in einen Kasten und füllt die Zwischenräume mit Gips aus, so hat man Garantie für unbegrenzte Aufbewahrungsdauer. — Zur Dispensation werden die geputzten Dosen mit einem Papierstreifen umklebt. Als Klebemittel benutzt man einen in kaltem Zustande zähflüssigen Kleister aus Kartoffelmehl, dem man ungefähr den zehnten Theil einer kalt gesättigten Chlorcalcium-Lösung zusetzt. Dieser Klebestoff bleibt stets elastisch.

Gips-Watte.

Die unter Patentschutz stehende Original-Gips-Watte nach Dr. Breiger besteht aus geleimter, hydrophiler Watte mit einer Einlage von Gips. —

Eine in der Anwendung gleiche, vorstehenden Patentschutz nicht verletzende Gips-Watte lässt sich in folgender Weise herstellen.

Ein Stück hydrophiler Mull, der sehr weitmaschig sein kann, von 25 cm Breite und 65 cm Länge breitet man glatt auf einer Tafel aus und legt darüber, genau in die Mitte, einen Flor reiner Verbandwatte, in den Maassen 9,8 × 59,5 cm. Der Flor soll nur so dick sein, dass er für Gips undurchlässig ist. Hierüber streut man recht gleichmässig und 2 mm hoch besten Verbandgyps, und damit vom Gips nichts über die Watte hinaus verstreut wird, legt man zuvor einen Pappenrahmen auf die Watte, welcher 9,6 × 59 cm Streufläche frei lässt. Den Gips bedeckt man mit einem Stück appretirte Gaze von 10 und 60 cm Seitenlänge. Sie dient nur dazu, der Binde festen Halt zu geben; auf die Gaze streut man wieder Gips in der vorhin beschriebenen Art und Menge, bedeckt mit einem Flor Verbandwatte wie vorher und hüllt nun den Mull, nachdem man, wo nöthig, seine Ränder mit dickem Stärkekleister dünn bestrichen, couvertartig um das Ganze. Man legt die Schiene, ohne sie viel zu bewegen und aus der Lage zu bringen, auf ein Brett, lässt sie an mässig warmem Ort in horizontaler Lage trocknen und rollt sie nun ohne sie aufzuheben und dadurch den Gips nach unten fallen zu lassen, fest auf, sofort mit einem dünnen, weissen Band die Rolle fixirend. Sie wird unverzüglich in Pergamentpapier oder Blechdose verpackt und sehr trocken aufbewahrt. — Die gebräuchlichsten Grössen sind neben der eben beschriebenen von 10 : 60 cm solche von 12,5 : 80, 12,5 : 100 und 15 : 120 cm. Man halte einen möglichst geringen Vorrath oder stelle sie besser nur zum Bedarf her. Die Anfertigung nimmt ja nur wenig Zeit in Anspruch. —

Beely's Gips-Schienen.

Grundmaterial bildet gehechelter Hanf oder Strangjute. Man theilt den Hanf oder die Jute in schmale Bündel, welche, locker hingelegt, etwa 4 cm breit und 1 cm dick sind und eine Länge von 60 cm haben. — Aus gleichen Raumtheilen Gips und Wasser wird ein gleichmässiger Brei angerührt. Man taucht ein Bündel nach dem andern in denselben hinein, sorgt dafür, dass der Brei auch zwischen die einzelnen Fasern eindringt und streift den überschüssigen Brei mit den Fingern ab. Dann legt man die gegipsten Streifen parallel dicht neben einander oder so, dass sie sich zum Theil decken. — Sechs bis acht solcher Streifen genügen für eine, 1 cm starke, den halben Umfang des Unterschenkels deckende Schiene. Sind die Streifen länger als erforderlich, so werden sie mit der Scheere gekürzt oder sie werden umgeschlagen. Schliesslich wird mit etwas Gipsbrei sauber verstrichen. — Gips-Schienen, über geölten Holzmodellen angefertigt, können in den gangbarsten Grössen auf Vorrath angefertigt und unbegrenzt haltbar aufbewahrt werden. Durch Staub oder sonstige Einflüsse unansehnlich gewordene Schienen werden durch Anstreichen mit dünnem Gipsbrei aufgefrischt und beschädigte Stellen mit dickem Gipsbrei aufgebessert.

3. Plastische Pappe.

Zur Herstellung der Imprägnir-Flüssigkeit werden 5 kg Kolophon mit 250 g Aether benetzt, mit 10 kg Spiritus übergossen und unter öfterem Umschütteln so lange bei Seite gestellt, bis Lösung erfolgt ist. Man filtrirt durch etwas Jute und bewahrt die Lösung zum Gebrauch auf. — Zur Imprägnirung nimmt man eine gute Lederpappe von der Stärke, von welcher etwa 80 Tafeln auf 50 kg gehen. Die gangbarsten Grössen, in denen die plastische Pappe Verwendung findet, sind 10×20, 30×20 und 60×20 cm. Sind solche und nicht ganze Tafeln, die durchschnittlich 60×100 cm messen, zu tränken, so bedient man sich gläserner Instrumentenschalen oder flacher, viereckiger Emaillewannen, andernfalls muss man seine Zuflucht zu einem gut verzinkten (d. h. nicht genagelten) Holzkasten nehmen. Metallkästen, also auch mit Metallblech ausgeschlagene Holzkästen werden von der Harzlösung sehr bald zerfressen. — Man legt die Pappe über Nacht in die Harzlösung, achtet darauf, dass nirgends Luftblasen unter den Tafeln zurückbleiben und dass die Flüssigkeit, nachdem sich dieselben vollgesogen haben, überall die Pappen bedeckt und giesst am andern Morgen die Lösung ab und in das Vorrathsgefäss zurück. Dann stellt man die Tafeln aufrecht in die etwas geneigte Schale, damit überflüssige Lösung ablaufen kann. Nachdem trocknet man an nur mässig warmem Orte. Das letzte Trocknen führt man langsam aus und schichtet zu dem Zwecke die Tafeln über einander und hält sie unter Druck, bis sie völlig ausgetrocknet und erhärtet sind. Bei dieser Vorsicht werden sie glatt und werfen keine Wellen. Man darf auch nicht heiss trocknen oder die feuchten Tafeln biegen, es blättern sonst leicht die einzelnen Papierlagen ab oder es entstehen Blasen. Die fertigen Pappen unterscheiden sich von unimprägnirten im äusseren Ansehen nicht, niemals dürfen sie soviel Harz enthalten, dass sie eine glänzende Oberfläche haben. — Erwärmt man plastische Pappe über der Flamme, über Dampf oder im Wärmofen, so wird sie sehr schmiegsam und verharrt in diesem Zustand, so lange sie heiss ist; mit dem Abkühlen gewinnt sie ihre vorherige Starrheit wieder. Man kann sie auch in heissem Wasser erweichen, doch dauert es dann längere Zeit, bis sie wieder vollständig erhärtet. —

Plastischer Filz.

Er wird in derselben Weise und mit derselben Imprägnir-Flüssigkeit hergestellt wie plastische Pappe. Man wählt einen dichten und festen, nicht zu dünnen, glycerin- und fettfreien Filz aus. Glycerin- und fetthaltiger Filz würde nur mangelhaft oder garnicht erhärten. Beide Beschwerungs- und Appreturmittel sind, wenn man keinen anderen Filz zur Hand hat, durch Auswaschen mit warmem Sodawasser, Spülen mit reichlichem Wasser und Trocknen zu entfernen. Dann kann auch solcher Filz imprägnirt werden. —

Celluloid-Binden.

Einen sehr leichten, elastischen und widerstandsfähigen Verband soll man durch Tränken von fertigen, geschnittenen und geputzten, lang gelegten, ziemlich dichten Mullbinden mit einer Lösung von 1 Raumtheil Celluloid-Schnitzel in 3 Raumtheilen Aceton erhalten. Die Imprägnirung wäre mit der Wringmaschine auszuführen; getrocknet werden müsste in einem luftigen Raume. Die grosse Feuergefährlichkeit dieses Verbandmittels dürfte trotz der sonst gerühmten guten Eigenschaften seiner allgemeinen Einführung im Wege sein.

Nachtrag.

Ich bin lange zweifelhaft gewesen, ob ich die nachfolgenden Imprägnirungen aufnehmen sollte oder nicht. Für die Aufnahme der ersten Abtheilung derselben, der wasserdichten Materialien, war eine noch ziemlich naheliegende Berechtigung vorhanden, insofern als sie zur Herstellung von Eisbeuteln, überhaupt als wasserdichte Verbandmittel Verwendung finden können; für die zweite Abtheilung war eine solche Entschuldigung nicht beizubringen; und doch habe ich mich entschlossen, ihre Herstellung zu beschreiben und damit über den vorgeschriebenen Rahmen des Buches hinauszugehen, weil die Abschweifung eine nur kurze ist, hauptsächlich aber weil diese Imprägnirungen wohl in jeder Verbandstoff-Fabrik ausgeführt werden und weil dazu weder besondere Apparate oder Vorrichtungen, d. h. andere als zur Herstellung der bisher beschriebenen Imprägnirungen erforderliche noch andere Chemikalien nöthig sind, und die ganze Arbeit überhaupt genau dieselbe ist wie bei der Imprägnirung antiseptischer Verbandmittel.

a. Wasserdichte Materialien.

Gewebe wasserdicht zu machen, kann in verschiedener Weise geschehen. Nach welcher Methode man zu arbeiten hat, kommt darauf an, welchen Einflüssen die Gewebe ausgesetzt werden sollen.

I. Man macerirt den vorher in der Wärme getrockneten Stoff (genähte Beutel aus unappretirtem Schirting zu Eisbeuteln) eine Stunde in einer lauwarmen Lösung von

    1000,0 Ceresin,
    100,0 gelbem Wachs und
    25,0 venetianischem Terpentin in
    5000,0 Benzin,

lässt durch die Wringmaschine laufen und hängt zum Abdunsten glatt und breit auf.

Oder man schmilzt im Wasserbade

    1000,0 Paraffin,
    100,0 gelbes Wachs und
    200,0 Mohnöl

zusammen, taucht die durch Wärme getrockneten Stoffe in diese heisse Fettmischung so lange, bis sich keine Luftblasen mehr zeigen, wringt mit der heissen Wringmaschine aus, glättet und lässt erkalten.

II. Man macerirt 10 Theile klein geschnittenes und gut ausgetrocknetes Kautschuk mit 80 Theilen Schwefelkohlenstoff und 20 Theilen Benzol einige Tage und setzt zu der aufgequollenen Masse soviel Benzol, dass eine Lösung von dünner Syrupkonsistenz erhalten wird. Man lässt einige Tage absetzen und kolirt durch getrockneten Battist. Die Lösung wird mit der erwärmten Pflasterstreichmaschine auf den scharf getrockneten Stoff gestrichen.

III. Man lässt 100,0 guten Leim einen Tag in kaltem Wasser quellen und löst die aufgequollene Masse in soviel kochendheissem Wasser, dass 600,0 Lösung erhalten werden. Die Flüssigkeit darf **nicht** gekocht werden. Man imprägnirt kochendheiss mittels Wringmaschine, hängt glatt und breit in erwärmtem Raume zum Trocknen auf und zieht nachdem den imprägnirten Stoff

    entweder durch eine koncentrirte Lösung von doppelchromsaurem Kalium in kaltem Wasser und belichtet ihn,
    oder durch käufliches Formalin,
    oder setzt ihn in einem geschlossenen Kasten den Dämpfen des Formalins aus. — In allen drei Fällen wird der Leim in Wasser unlöslich.

IV. Man tränkt die Gewebe mit einer heissen Alaunlösung, 1 : 10, wringt mit der Wringmaschine aus, trocknet soweit, dass sich der Stoff noch feucht anfühlt und zieht durch ein dünnes Seifenbad.

b. Unverbrennliche Materialien.

Die Bezeichnung: Unverbrennlich ist keine ganz zutreffende; die unverbrennlich imprägnirten Stoffe verbrennen, mit der Flamme in Berührung, trotzdem, allerdings langsam und ohne Flamme; mit der Flamme ausser Berührung gesetzt müssen sie in kürzester Zeit aufhören zu glimmen.

I. **Christbaum-Watte.** 2000,0 technisch-rohes schwefelsaures Ammon werden mit 18000,0 warmem Wasser übergossen und unter Umrühren darin gelöst. Man lässt eine Nacht hindurch absetzen und kolirt die geklärte Lösung durch Flanell.

Es ist durchaus unnöthig, dass sie „blank" ist.

Hiermit werden mittels Wringmaschine 10 kg ordinäre, weisse, hydrophile Watte getränkt, zweimal durchgewrungen und auf Hürden (eisenfreien) getrocknet. Hängt man die Watte auf, so muss sie häufiger umgehängt werden, um ein Abfliessen der Lösung und eine Anhäufung des sich ausscheidenden Salzes in den tiefer liegenden Schichten zu vermeiden.

II. **Unverbrennliche Gewebe**, besonders zarte, weisse werden in gleicher Weise flammensicher gemacht mit folgender Lösung:

    600,0 Borsäure,
  1500,0 Salmiak,
    200,0 Borax, gelöst in 10 Liter Wasser.

Oder man macht aus

20,0 Weizenstärke mit Hilfe von etwas kaltem und der hinreichenden Menge kochendem Wasser,
500,0 Stärkekleister und fügt demselben eine Lösung von
100,0 gereinigtem schwefelsaurem Ammon und
25,0 kohlensaurem Ammon und
20,0 Borsäure in
500,0 heissem Wasser hinzu und imprägnirt mit der Wringmaschine.

Fünfter Abschnitt.
Die konfektionirten Verbandmaterialien.

Die verschiedenen Verbandmaterialien, unimprägnirte, imprägnirte und sterilisirte, sind entweder ohne weiteres gebrauchsfähig, wie Verbandwatte, Jodoformgaze, steriler Mull etc., wenn sie direkt vom Vlies oder Stück weg verbraucht werden, — oder sie haben sich noch den verschiedenartigsten Zubereitungen zu unterwerfen und müssen, ehe sie zu einem bestimmten Zwecke Verwendung finden können, sei es als Tampon, als Binde etc., handlich vorbereitet werden. Sie müssen, wie man sagt konfektionirt werden und gelten erst dann als vollgiltiges Verbandmaterial. Von solchen Zubereitungen soll in dem folgenden fünften Abschnitt die Rede sein. —

A. Watte-Fabrikate.
1. Watte in Pressrollen.

Eine in letzter Zeit sehr in Aufnahme gekommene Form der Verbandwatte sind die Pressrollen, — und mit vollem Recht. Sie nehmen wenig Raum ein, sind leicht zu verpacken; sie lassen sich sowohl mit wie ohne Papiereinlage leicht auf- und abrollen; man kann der Rolle bequem jedes beliebige Quantum entnehmen, ohne das übrige auseinanderfalten zu müssen, ohne es überflüssig mit den Fingern zu berühren, es zu beschmutzen. Auch die Dosirung ist leicht auszuführen, ein Umstand, der im Grosshandel von nicht geringer Bedeutung ist; denn rollt man Vliese von 250 oder 500 g Schwere in ganzer Länge und Breite, und hat eine solche Rolle eine Länge von beispielsweise 70 cm, so sind, da die Wickelung eine sehr gleichmässige ist, je 7 cm gleich 25 resp. 50 g. Man kann die Rollen auch leicht theilen, entweder mit einem grossen, recht scharfen Messer (Tranchirmesser), das man sägeartig hin und her zieht, oder mit einer einer Brotschneidemaschine ähnlichen Einrichtung, — oder im Grossen mit einem sich nach Art einer Kreissäge schnell drehenden Kreismesser. —

Eine Watte-Wickelmaschine von einfachem und erprobtem System veranschaulicht die folgende Figur.

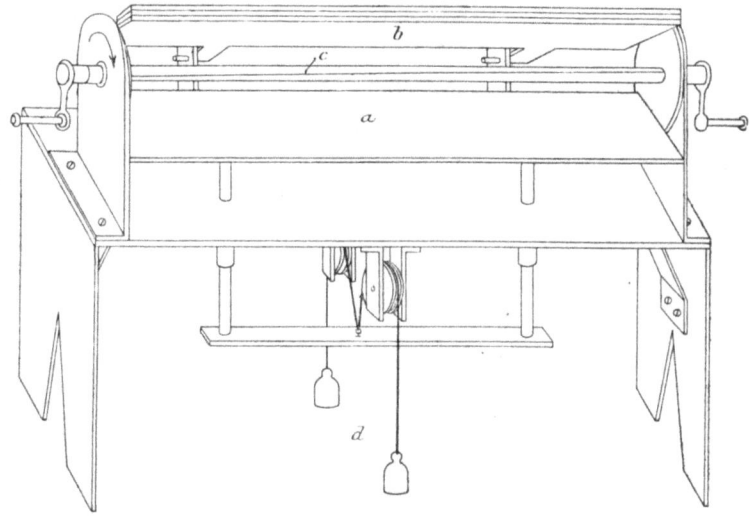

Fig. 9. Watte-Wickelmaschine.

Die Konstruktion ist solid, der Mechanismus einfach und, was die Hauptsache, der Druck ist ein gleichmässig vertheilter, — eine Bedingung, die an anderen ähnlichen Maschinen angebrachte Federn zur Druckerzeugung niemals erfüllen. — Auf dem kräftigen, hölzernen Tisch befinden sich zwischen zwei eisernen Seitenständern mit polirten, kreisrunden Innenflächen, den Trägern der Wellenlager, als Haupttheile der Maschine die auf der Unterseite polirte Druckplatte b, welche, auf besonderen Trägern ruhend, nur durch ihre eigene Schwere auf die Welle resp. Watterolle drückt und durch abnehmbare Schienen beliebig beschwert und erleichtert werden kann, ferner die auf der Oberfläche polirte untere Druckplatte a, welche durch die Gewichte d gehoben und entgegen diesem emporstrebenden Drucke von der Welle in dem Maasse, als ihr Umfang durch aufgewickelte Watte zunimmt, niedergedrückt wird und endlich die zweitheilige, polirte Welle c. Diese, sowie die Druckplatten müssen genau in der Wasserwage liegen und sich überall berühren. Die Welle ist, wie ich schon sagte, zweitheilig und, wenn zusammengelegt, cylindrisch, sie bildet dann einen der Länge nach gespaltenen, runden Stahlstab, dessen beide Hälften nach je einem Ende zu verjüngt sind. Diese Einrichtung ermöglicht es, dass sich beide Wellenstäbe leicht aus der Watterolle herausziehen lassen. Das stärkere Ende jeder Wellenhälfte trägt einen Drehling, die schwächeren Enden werden von ersteren in den Lagern der Seitenständer festgehalten.

Um nun mit der Maschine Watte zu wickeln, wird die untere Druckplatte soweit niedergedrückt, dass die Wickelstäbe beiderseits durch die

Lager geführt werden können. Der Anfang des Wattevlieses wird zwischen die Stäbe gelegt und es werden die Stabenden in die Lager eingeschoben. Dadurch wird der Stab, als ganzer, zusammen und die Watte festgehalten. Die obere Druckplatte wird dann niedergelegt, eventuell ihr Gewicht vermehrt oder vermindert und beide Drehlinge in der Pfeilrichtung gedreht. Das gleichmässig glatte Einlaufen der Watte wird geregelt, indem man die Vlieskante beständig gegen die Seitenständer heranzieht; hierdurch erreicht man ausserdem, dass die Endflächen der Rolle scharf werden. Es ist klar, dass sich Rollen mit glatten Endflächen nur dann erzielen lassen, wenn die Breite des Vlieses gleich dem Abstande zwischen den Seitenständern der Maschine ist. Gegen das Ende des Vlieses lässt man einen Streifen Packpapier von der Breite desselben mit einlaufen. Dieser Streifen hat eine solche Länge, dass er die Watterolle etwas mehr als einmal umgiebt. Ist sein Ende zuvor mit heisser, dünner Leimlösung bestrichen, so hat man sofort für die Watterolle eine billige Schutzhülle, die nur auf den Stirnseiten offen ist und ausserdem verhindert, dass sich die Watte von selbst aufrollt. — Man schlägt die obere Druckplatte zurück, zieht die Wickelstäbe nach beiden Seiten heraus, — und sofort hebt die untere Druckplatte die Watte selbstthätig aus der Maschine in die Höhe. Man kann auch mit Leichtigkeit 4—5 Vliese aufeinanderrollen. Je schwerer die obere Druckplatte ist, und je grössere Gewichte die untere heben, um so fester fällt die Rolle aus. Bei je 20 Kilo unterer Belastung arbeitet die Maschine ohne jede Anstrengung für die Bedienung Rollen, die bei 500 g Gewicht nur 7 cm Durchmesser haben, so dass jede einzelne Wattelage auf ca. 2 mm zusammengedrückt ist. Beim Gebrauche nimmt die Watte noch unter den Händen ihre frühere Lockerheit wieder an. Bedingung für ein tadelloses Arbeiten der Maschine ist nur, dass die genannten Hauptarbeitstheile genau wagerecht laufen.

2. Plissirte Watte.

Plissirte, faltenförmig hin und hergelegte Verbandwatte oder Gewebe haben sich hauptsächlich aus dem Grunde so schnell eingeführt, weil diese Packung noch mehr als die in Rollen die Möglichkeit bietet, den Aufbewahrungskästen ein beliebiges Quantum zu entnehmen, ohne den weiteren Vorrath berühren oder gar aus dem Kasten herausnehmen zu müssen. Dass die Watte noch ausserdem etwas gepresst wird und dadurch weniger Raum beansprucht, ist nur ein weiterer Vortheil. Eine kleine Form zum Plissiren und Pressen der Watte, auch der Stoffe, führt die folgende Zeichnung (Fig. 10) vor.

Die Form A, die Stäbe $B_{1\,u.\,2}$ und der Deckel D sind aus glattem, hartem Holze hergestellt. Die Grundfläche von A zeigt bei a, a..., in der Mittellinie des Bodens genau senkrecht gebohrte Löcher, in welche die dünnen Enden der beiden Rundstäbe $B_{1\,u.\,2}$ passen, so dass sie, wenn eingesteckt, genau senkrecht stehen. Sie dienen als Widerhalt für die

Theiler C, welche aus polirtem Zinkblech oder aus Pressspahn geschnitten sind und vor allen Dingen sehr glatt, auch an den Rändern, sein müssen. Ihr Ausschnitt muss stets den Stäben fest anliegen. Je nachdem man letztere in das erste oder zweite Bohrloch einsteckt (man kann deren auch mehr anbringen) werden die Plissefalten länger oder kürzer. Man kann also mit einer und derselben Form Falten von unterschiedlicher Länge pressen; die Länge des Wattestreifens kann beliebig sein. Will man Wattestreifen von verschiedener Breite plissiren, so ist es rathsamer,

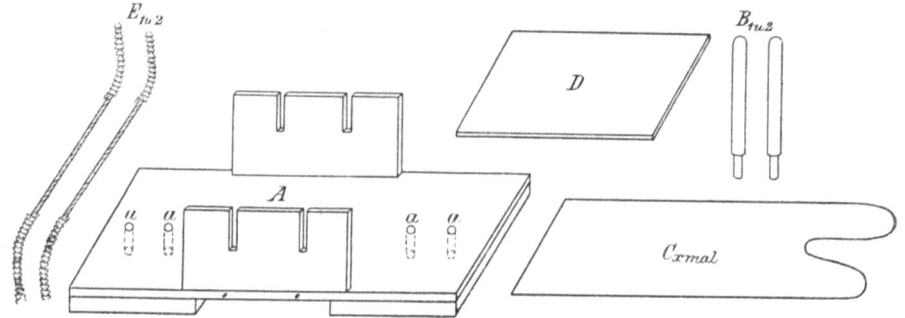

Fig. 10. Plissir- und Packform.

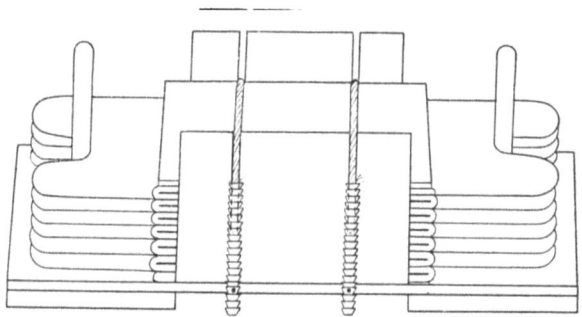

Fig. 11. Plissir- und Packform, gefüllt.

Formen in verschiedenen Breiten zur Hand zu haben, wie man ja auch für die zahlreichen Grössen der gewöhnlichen Wattepackete besondere Packformen verwendet. Es arbeitet sich so schneller, als wenn man für alle Breiten nur eine Pressform hat. Zu ermöglichen ist das sehr leicht; es ist nur nöthig, dass eine Seitenwand verstellbar gemacht wird, wie bei der Bindenwickelmaschine. In dem Falle müssen aber noch Löcher ausserhalb der Mittellinie des Bodens angebracht werden und es müssten verschieden breite Theiler vorhanden sein. Es ist übrigens nicht durchaus nothwendig, dass der Wattestreifen die Breite der Form hat, er kann recht gut schmaler sein, nur werden dann keine so gleichmässigen Seitenflächen erzielt. — Man schneidet die Watte in Streifen von erforderlicher

Breite und Länge, legt von links nach rechts eine Lage Watte (oder Stoff) auf den Boden der Form, darüber, ebenfalls von links nach rechts, den ersten Theiler, legt die zweite Lage Watte in entgegengesetzter Richtung und zieht hierbei den ersten Theiler fest gegen den linken Stab; man legt den zweiten Theiler von rechts nach links ein u. s. w. Den Schluss bildet der Deckel D; man drückt ihn kräftig nieder und befestigt ihn in dieser Lage durch die Ketten $E_{1\,u.\,2}$ an seitwärts aus dem Boden der Presse hervorragenden Stiften. Die Ketten sind in der Mitte durch eine Schnur verbunden, welche um weniges länger als die Form breit ist. Die Figur 11 stellt die Presse in gefülltem Zustande vor.

Man entfernt sofort nach der Beschickung die Stäbe, dann auch die Theiler, einen nach dem andern. Da sie glatt und dünn sind, so lassen sie sich herausziehen, ohne die Wattelagen einzureissen, und man hat sie und die Stäbe für eine zweite Form frei. Während man diese füllt, presst die erste; dann erst nimmt man auch den Deckel von der ersten Presse, hebt oder schiebt die Watte heraus und verpackt sie weiter.

3. Watte-Filz.

Um in Verbandtaschen für Aerzte etc., in Verbandkästen oder in Verbandpäckchen für Militär, Sportsleute etc. in möglichst kleinem Raume eine möglichst grosse Menge Verbandwatte unterbringen zu können, hat man versucht, dieselbe unter sehr hohem Druck so zu pressen, dass sie einer dünnen Filztafel gleicht. Und sie behält in der That auch nach Aufhebung des Druckes die Dichte, filzartige Beschaffenheit, nimmt jedoch das ursprüngliche, lockere Gefüge sofort wieder an, wenn sie gerieben oder benetzt wird. Man kann zum Pressen jede beliebige Presse benutzen, wenn sie nur kräftig ist. Im Grossen bedient man sich der hydraulischen Presse. Man schneidet die Watte in Tafeln von der Grösse der Pressbretter, legt zwischen jede Lage einen Pressspahn und presst mit langsam vermehrtem Druck, bis die Presse nicht mehr zieht und lässt sie über Nacht in dieser Lage. — Man bewahrt den Watte-Filz am besten zwischen den Pressspähnen unter gelindem Druck in gut schliessenden Kästen und trockenem Raume auf.

4. Scheiden-Tampons.

a. Konische. Aus reiner Verbandwatte, aus Borsäure-, Sublimat- oder Salicylsäurewatte hergestellte, etwa 4 cm hohe, konische Cylinder mit 2,5 cm im Durchmesser haltender Grundfläche, während das spitzere Ende nur 2 cm im Durchmesser misst. Der Tampon ist im unteren Drittel mit einem kräftigen, weissen Faden umschlungen, der, durch das Innere hindurchgeführt, in der Mitte der Grundfläche ausmündet, aus dieser 10 bis 15 cm hervorragt und in einem Knoten endigt. Das Wattematerial soll nur bestes, langfaseriges sein und eine glatte, zusammenhängende Oberfläche zeigen. — Diese Tampons werden häufig zu einem Preise angeboten, der kaum die Materialkosten, viel weniger die Arbeitskosten deckt, und es dürfte sich lohnen, solche Fabrikate auf das Innere zu untersuchen. Wenn es ja wohl auch Verschwendung wäre, ganze Vliese zu ihrer Herstellung zu zerschneiden und sie aus einem Stück zu arbeiten, und es durchaus angeht, im Innern sonst nicht verwerthbare Abfälle zu benutzen, so sollten diese doch stets aus tadellosestem Material bestehen. — Man nimmt einen Streifen Watte von 4 cm Breite und 20—30 cm Länge, schrägt die eine Längsseite, welche die Spitze bilden soll, durch Abzupfen etwas ab, — oder man nimmt einen dünneren Flor Watte von denselben Dimensionen und belegt ihn nach dem Fussende hin mehr, nach dem Kopfe zu weniger, aber gleichmässig mit guter Abzupfwatte, — und rollt das Ganze nicht zu locker und nicht zu fest auf, den Schluss abschrägend und einschlagend. Man zieht mit der Nadel einen der in erforderlicher Länge zugeschnittenen und einerseits verknoteten Fäden von der Mitte der Grundfläche ausgehend in schräger Richtung durch den Tampon, dass der Faden in ein Drittel Höhe seitwärts ausmündet, schlingt dieses Ende um den Tampon und verknotet ihn. Dann zieht man von unten den Faden an, dass sich die Schlinge etwas in die Watte einschnürt.

b. Glockenförmige. Sie haben ganz die Gestalt der Rauchfänger über den gewöhnlichen Hängelampen, einen Durchmesser von 6—8 cm und werden über einer entsprechenden Form mit der Hand ausgearbeitet. Der Faden tritt aus der Mitte der Wölbung hervor und ist, damit er nicht ohne Weiteres herausgezogen werden kann, im Innern des Tampons um ein Bäuschchen Watte geschlungen. — Ueber das Material gilt dasselbe wie von den vorigen.

5. Speichel-Tampons (Mund-Tampons).

Es sind aus reiner, langfaseriger Verbandwatte hergestellte, feste, glatte, nicht fasernde Wattecylinder von 8—12 mm Durchmesser und 30 bis 50 mm Länge. — Zu ihrer Herstellung sind erforderlich ein sehr sauberes, glattes Brett aus hartem Holze, 50—70 cm im Geviert, das man nur zu diesem Zweck verwendet, als Unterlage, ein Rollbrett von 50 cm Länge, wie es zum Pflasterrollen gebräuchlich ist und ein runder, 50 cm langer, polirter Holzstab von 4 mm Durchmesser; mit einer hölzernen Stricknadel kann man sich recht gut behelfen. — Man breitet auf der Unterlage eine etwa 40 cm breite, dünne, eventuell durch Theilen verdünnte Wattetafel aus. Die Länge derselben richtet sich nach der Stärke der Wattetafel wie nach der Stärke des herzustellenden Tampons. Anfang und Ende der Watte (nicht die Seiten!) werden durch Abzupfen bis zum Auslaufen in einen dünnen Flor verjüngt. Man legt den Anfang der Watte um die Holznadel, rollt auf und zieht die Nadel heraus. Durch längere Zeit fortgesetztes Nachrollen mit dem Rollbrett, immer in derselben Richtung und unter allmählich verstärktem Druck, verdichtet sich die Watterolle nach und nach und nimmt eine gleichmässig runde und feste Form an. — Man befeuchtet nun mit einem breiten Pinselstrich das Unterlagsbrett ein wenig mit einer frisch bereiteten, jedoch abgekühlten, dünnen Gelatinelösung, — $^1/_2$ Tafel Gelatine auf 500 g kochendes Wasser, — rollt den Wattecylinder einmal darüber hin und trocknet an einem warmen Orte. Von der Gelatinelösung darf ja nicht zu viel genommen werden, nur soviel, dass sich die äussersten Baumwollefasern nässen und anlegen, nicht soviel, dass die Oberfläche nach dem Trocknen glänzt. Dann schneidet man die Rolle mit der Scheere in die gewünschten Längen. Die Tampons sind sehr trocken aufzubewahren.

6. Ohren-Tampons.

20—25 mm hohe Kegel aus reiner Verbandwatte oder Borsäurewatte, mit 4 mm im Durchmesser haltender Basis, von der Spitze bis zum Fusse umschlungen und zusammengehalten von einem in Schraubenwindungen sich kreuzenden Faden, der gegen die Basis hin durch das Innere geht und aus der Mitte derselben etwa 30 mm hervorragt. — Man schneidet aus einer halbirten Wattelage von gewöhnlicher Stärke ein kreisförmiges Stück von 4—5 cm Durchmesser und schrägt den Kreisumfang etwas ab; dann theilt man durch zwei senkrecht zu einander ausgeführte Schnitte den Kreis in vier gleiche Theile. Jeder Abschnitt giebt einen Tampon. — Man wickelt, mit einer der geraden Seiten beginnend, senkrecht zu der anderen geraden, fest über eine dünne, stählerne Stricknadel, legt den Faden um und entfernt die Nadel.

B. Stoff-Fabrikate.

1. Kompressen.

Unter der Bezeichnung „Kompressen" werden zusammengefasst alle aus gebleichtem Mull, aus imprägnirten Gazen, aus Lint, Kambric und Leinen geschnittenen und gestanzten, viereckigen, ovalen oder sonstwie geformten Läppchen von verschiedener Grösse. — Der Versuch, die gewöhnlichen, viereckigen Kompressen im Grossbetriebe zur Ersparniss von Zeit und Arbeit und zur Verbilligung der Waare aus mehreren hundert Lagen Stoff mit der entweder für senkrechten oder besser diagonalen Messerschnitt eingerichteten Stoff-Schneidemaschine auf einen Hub zu schneiden, darf als missglückt angesehen werden. Ein vielbeschäftigter Arzt wird auf solche Art geschnittene Kompressen stets zurückweisen. Und mit Recht, denn die einzelnen Stofflagen werden bei diesem Verfahren sowohl durch die zum Festlegen derselben sich nöthig machende Pressung, als noch mehr durch das Messer so stark zusammengedrückt, dass die allerdings sehr sauberen Schnittflächen vollständig mit einander verkleben und sehr schwierig zu trennen sind, — ein Uebelstand, der, wenn er nicht vor der Abgabe beseitigt wird, den Arzt sehr behindert. Und wollte man selbst zuvor die einzelnen Kompressen trennen und umlegen, so würde ihre glatte Lage verloren gehen, die saubere Schnittfläche ausfransen, — kurz, die ganze Eleganz schwinden und ausserdem eine solche Menge Arbeit verursacht werden, dass dadurch die durch den Massenschnitt erzielte Zeitersparniss mehr als aufgehoben würde. — Man stellt die Kompressen besser in folgender Weise her. Man schneidet mit der Bindenschneidemaschine von der Stoffrolle Binden von 25 und mehr Meter Länge und solcher Breite, wie sie die Kompressen aufweisen sollen, wickelt hiervon auf ein entsprechend grosses, poliertes Zinkblech — im Kleinen auf einen Pappenkarton, — mit abgerundeten Kanten so viele Touren, als man Kompressenlagen auf einmal erhalten will und schneidet die geschlossenen Seiten mit der Scheere oder noch besser mit dem Messer auf. Man erhält so recht saubere, kaum ausgefranste und jedenfalls nicht aneinander haftende Schnittflächen, sowie glatte Lagen, die beim Gebrauch leicht zu trennen sind. Die Arbeit geht auch recht flott von statten, wenn man nicht die Stoffrolle um die Blechform, sondern umgekehrt diese um den auf der Tischplatte sich abrollenden Stoff wickelt. — Mit irgend einem Antisepticum imprägnirte, antiseptische Kompressen, — es werden besonders solche aus Sublimat- und Jodoform-Gaze gefragt, — werden niemals aus solchen fertigen Gazen geschnitten, sondern es werden stets die geschnittenen Mull-Kompressen getränkt etc., damit die fertigen Präparate nicht länger als unbedingt erforderlich ist, der Luft, der Berührung mit Menschenhänden und den zerstörenden Einflüssen einer umständlichen Arbeit überhaupt ausgesetzt zu werden brauchen.

Augen-Kompressen, viereckige, 4 × 5 cm messend, werden in gleicher Weise aus Binden geschnitten und ovale, von 3,5 : 5 cm Durchmesser ausgestanzt. Um hierbei zu vermeiden, dass die Schnittränder zusammen kleben, legt man zwischen die einzelnen Stofflagen glattes, dünnes und farbiges Papier, um die einzelnen Lagen leicht von einander zu unterscheiden und stanzt dann aus. Man dispensirt diese Kompressen mit der Papier-Zwischenlage, gebündelt zu 10, 25, 50 oder 100 Stück.

2. Dreieckige Tücher (Arm-Tragtücher).

Aus dünnem, aber recht dichtem Rohmull (Kaliko, Nessel) oder aus eben solchem schwarz gefärbtem, baumwollenem oder halbseidenem Gewebe hergestellte, ungesäumte oder gesäumte Verbandtücher von der Form eines rechtwinkeligen Dreiecks. Man fertigt sie gewöhnlich in zwei Grössen, als kleine und grosse; letztere durchschnittlich 90 × 90 × 128 cm, erstere halb so gross, also 64 × 64 × 90 cm, richtet sich beim Zuschneiden derselben indessen im Allgemeinen nach der Breite des Stoffes. Ist diese 90 cm, so schneidet man auch von der Länge 90 cm ab, halbirt das

Quadrat durch einen diagonalen Schnitt zu zwei grossen Tüchern und diese durch eine Senkrechte in der Mitte der Diagonale zu je zwei kleinen Tüchern. — Um dem Laien die vielseitige Verwendbarkeit der Dreiecktücher zu veranschaulichen, werden diejenigen aus Rohmull fabrikmässig mit Abbildungen bedruckt, welche etliche Personen mit von Dreiecktüchern fixirten Nothverbänden an allen möglichen Körpertheilen und in den verschiedensten Stellungen zeigen. Diese Tücher sind sehr anschaulich, instruktiver als die beste Gebrauchsanweisung; sie sollten wenigstens in einem Exemplar in jedem Laien-Verbandkasten oder Verbandpäckchen vorhanden sein.

3. Armbinden (Samariter-Armbinden).

Gesäumte Streifen aus unappretirtem Schirting oder Hemdentuch (Renforcé) von 12 cm Breite und um 45 cm Länge mit aufgenähtem rothen Kreuz. Sie dienen natürlich nicht Verbandzwecken, sondern nur zur Kenntlichmachung der Samariter, Krankenträger etc. in gewöhnlichen und des gesammten Aerztepersonals etc. in Kriegs-Zeiten. Die Armbinde wird mit zwei kleinen lackirten oder stahlvernickelten Sicherheitsnadeln abgegeben. Sie wird damit am Rockärmel befestigt. Es ist das praktischer, als die Binde mit Haken und Oesen oder mit Knöpfen und Knopflöchern auszustatten, da diese nur ausnahmsweise passrecht sind und dann versetzt werden müssen, ausserdem eine Sicherheitsnadel doch benutzt werden muss, um die Binde an den Rockärmel zu heften, damit sie sich nicht verschieben kann.

4. Ohren-Tampons.

Neben den aus Watte hergestellten Ohren-Tampons sind noch solche aus Lint und Borsäure-Lint gefertigte und aus festem, gewebtem Runddocht, mit und ohne Borsäure imprägnirt, im Gebrauch. — Die zuerst genannten werden genau in derselben Weise wie Watte-Ohren-Tampons gewickelt; man schneidet aus Lint oder Borsäure-Lint ein kreisförmiges Stück von etwa 5 cm Durchmesser, theilt es in vier gleiche Theile und rollt sie, von einer der beiden geradlinigen Seiten ausgehend, fest auf. Man befestigt die Touren mit einem Fadenstich durch den Grund des Tampons. Ein 30 mm langes verbleibendes Fadenende erleichtert das Herausziehen des gebrauchten Tampons aus dem Gehörgange. — Den hydrophilen und gebleichten, unimprägnirten oder imprägnirten Docht zerschneidet man einfach in Stücke von 20—25 mm Länge und zieht durch das eine Ende einen 30 mm hervorragenden Faden, den man verknotet.

5. Rollbinden.

Es lassen sich vier Grundformen der Rollbinden unterscheiden,
  a) solche mit gewebter, fester Kante,

b) schlauchförmig-gewebte, also geschlossene,
c) maschinell aus Rollenwaare geschnittene und
d) mit der Hand vom Stück gerissene. —

a) mit gewebter, fester Kante.

Alle Arten Mull-, Kaliko-, Kambric- und Seidenabfall-Binden werden ausser mit loser auch mit fester Kante, Leinen- und Tricot-Binden nur mit fester Kante fabricirt. Sie werden maschinell in derselben Weise wie breite Stückwaare gewebt und kommen in Längen von 100 Metern und darüber in den Handel. Es erübrigt nur, sie in die gebräuchlichen Längen von 5 und 10 Metern abzutheilen, eventuell mit Bändern zu versehen und wieder aufzurollen. Dies geschieht mit der Binden-Wickelmaschine, die in der folgenden Zeichnung abgebildet ist.

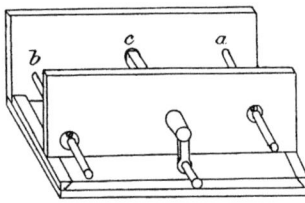

Fig. 12. Binden-Wickelmaschine.

Die kleine Maschine, deren Einrichtung ohne weitere Erläuterung der Zeichnung deutlich zu ersehen, ist bis auf die eiserne, vierkantige, nach dem Ende zu etwas verjüngte Welle c und die eisernen Stellringe auf den in der Rückwand eingeleimten Rundstäben a und b ganz aus hartem Holz. Die Stellringe dienen zum Festlegen der vorderen, auf Schlitten verschiebbaren Längsseite. Hierdurch wird ermöglicht, auf einer und derselben Maschine Binden von verschiedener Breite zu wickeln. — Die Binde wird über den rechten Stab weg, unter den Drehling durch, von unten links um den linken Stab und von unten rechts um den Drehling gelegt und nun gewickelt, während man die Binde mit der anderen, freien Hand straff anzieht und lenkt. Die Führung der Binde um die Stäbe hat den Zweck, dass sie glatt und mit der zur festen Wickelung erforderlichen Spannung auf die Welle läuft. Ist die Binde aufgerollt, der Drehling herausgezogen, so wird der Schluss derselben eingeschlagen und bei schmaler mit einer, bei breiter mit zwei Stecknadeln oder statt dieser mit einer kleinen Sicherheitsnadel befestigt. Sie dient zugleich beim Anlegen eines Verbandes zur Fixirung der Binde. Lackirte oder stahlvernickelte sind den gewöhnlichen Sicherheitsnadeln, die leicht Grünspan absetzen, vorzuziehen. — In gleicher Weise werden ausser Mull-, Kaliko- und Kambric-Binden die Tricot-, Strumpfschlauch-, Leinen- und Seidenabfall-Binden behandelt, jedoch erhält letztere Kategorie auch häufig noch ein Paar Bindebänder aus leinenem Gewebe von 40—50 cm Länge und der Binde entsprechender Breite. Es ist durchaus verkehrt, — wie das zur Ersparniss einer oder zweier Stecknadeln, aus Unachtsamkeit oder Unkenntniss so oft geschieht, — die mit Bändern konfektionirten Binden so aufzuwickeln, dass die Bänder den äusseren Anfang der Rollbinde bilden und um sie herum geschlungen sind, sie gehören an das innere Ende der Binde, denn sie kommen erst dann zur Verwendung, wenn die ganze Binde abgewickelt ist. Es mag das mancher für eine ganz nebensächliche Kleinigkeit halten, dennoch wissen Arzt und Publikum solche zu würdigen.

b) Schlauchförmig gewebt.

Die fabrikmässige Herstellung dieser Binden habe ich unter Trikotschlauch ausführlich beschrieben. Im Grossen werden sie nur nach Gewicht gehandelt. Bei der Besprechung der Fabrikation habe ich schon darauf aufmerksam gemacht, dass infolge des Verkaufs nach Gewicht auf künstliche Beschwerung, wobei Feuchtigkeit besonders in Betracht kommt, aufmerksam zu fahnden ist. Breite und Länge dieser Binden sind in gedehntem Zustande zu messen. Dispensirt werden sie fast nur mit Bändern, und gilt über die Konfektion dasselbe wie bei den vorigen.

c) Maschinell aus Rollenwaare geschnitten.

Sie werden auf eigens konstruirten Maschinen, deren es verschiedene Systeme giebt, geschnitten und gleichzeitig gerollt. Die nachstehende Skizze veranschaulicht eine derartige Maschine für grösste Massenfabrikation.

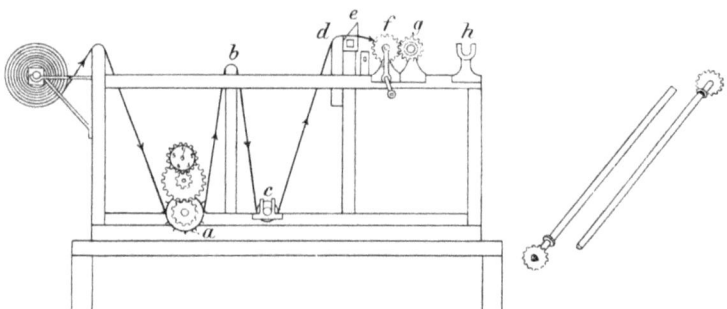

Fig. 13. Binden-Schneide- und Wickel-Maschine.

Von der Stoffrolle linker Hand läuft der Stoff über die abgerundete Seitenkante eines hölzernen Kastens, welcher alle Maschinentheile aufnimmt, um die hölzerne, in festen Bronzelagern laufende Messwalze a. Sie hat genau 500 mm Umfang und ist auf demselben mit kleinen Dornen versehen, damit der Stoff nicht, ohne die Walze zu drehen, gleiten kann. Mit der Zählwalze steht ein Räderwerk in Verbindung, das nach mehrfacher Uebertragung einen Zeiger dreht, der sich genau einmal um seine Axe dreht, wenn die Zählwalze 10 Umdrehungen macht, also 5 m Stoff vorwärts bewegt. Der Zeiger markirt auf einem Zifferblatt jedes halbe Meter, das die Zählwalze zurücklegt und zeigt, indem er den hebelartigen Klöppel einer Glocke auslöst, durch ein Glockenzeichen an, wenn 5 m Stoff abgerollt sind. Von der Zählwalze läuft der Stoff über den Breithalter b, einen oben abgerundeten Hartholzbalken, der von der Mitte ausgehend, nach vorwärts und beiden Seiten hin geriffelt ist. Dadurch wird der Stoff angewiesen, auf seinem ferneren Wege sich nach aussen zu ziehen. Er passirt nun die Spannwalze c, eine polirte Eisenwelle oder mit polirtem Eisenmantel überzogene Holzwalze. Sie ist in offenen, hohen Lagern auf und ab beweglich und regulirt durch ihre Eigenschwere die gleichmässige Spannung des Stoffes in der Längsrichtung. Ueber eine Führungsleiste d gelangt er vor die verstellbaren Messer e, wird von ihnen getrennt und nun von der aus zwei Wickelstäben, ähnlich denen der Watte-Wickelmaschine, bestehenden Welle g aufgewickelt. Sie ist mit dem Drehling f durch Zahnrad-Uebertragung und ausserdem mit einem grossen Schwungrad verbunden. Letzteres erleichtert und regulirt den Gang der Maschine. — Sobald die gewünschte Länge Binden geschnitten und aufgewickelt ist, werden die bisherigen Wickelstäbe ausgeschaltet, indem sie auf das letzte Lager h, rechts, gelegt werden; der Stoff wird dann zwischen ein Paar Reservewickelstäbe geklemmt, dadurch, dass man den einen von links unter, den andern von rechts über den Stoff hin in die ersten Lager legt. Bei elastischem Stoff, wie appretirter Gaze, wird jede Bindenrolle nun provisorisch mit einer Stecknadel geheftet, bei weichen Stoffen ist das nicht nöthig, da die Binde sich nach der Trennung vom Stoff nicht von selbst aufrollt; dann trennt man die gerollten Binden mit einem Scheerenschnitt zwischen den beiden Paaren Wickelstäben und zieht diese nach beiden Seiten hin heraus.

Die Schnittflächen der Binden sind wohl sehr scharf und glatt, trotzdem müssen sie nachgeputzt werden. Es lockern sich die äussersten Kettfäden und sie laufen von einer Bindentour in die andere. Je schärfer die Messer der Maschine, umso weniger ist nachträglich an den Binden zu putzen; appretirte Gazebinden bedürfen selbstredend gar keiner Nachhilfe, da Schuss und Kette mit einander verkleistert sind, die Kette sich also nicht lösen kann. Sehr wenig Nacharbeit erfordern Kambricbinden und sehr dichte Mullbinden: mehr die Mittelsorten und sehr sorgfältige die lockeren Gewebe. Das Putzen kann gar nicht sorgfältig genug ausgeführt werden; nichts ist unangenehmer, als wenn sich beim Gebrauch der Binden die Aussenfäden verwirren und das weitere Abrollen erschweren; bei ordnungsmässig vorgerichteten Binden darf das nicht vorkommen. Sie sauber zu putzen, ohne mehr Fäden als unbedingt nöthig ist, zu beseitigen, erfordert grosse Uebung. Auch bei diesen maschinell geschnittenen Binden werden die Enden eingeschlagen und mit einer oder zwei Stecknadeln oder mit einer kleinen Sicherheitsnadel befestigt. — Imprägnirte Binden, zu denen immer maschinell geschnittene, geputzte und lang gelegte Binden genommen werden sollten, werden nicht vollständig getrocknet, sondern noch etwas feucht mit der kleinen Wickelmaschine gerollt, an den Enden eingeschlagen, aber nicht mit Nadeln geheftet, sondern sofort einzeln in Wachspapier oder Seidenpapier eingeschlagen. Ueber ihre Aufbewahrung gilt dasselbe, was bei den betreffenden Gazen gesagt ist.

d. Mit der Hand vom Stück gerissen.

Im Grossbetriebe sucht man möglichst alle Binden maschinell zu schneiden, weil die Schnittfläche stets sauberer ist, als die Reissfläche, und die Wickelung der Schneide- und Wickelmaschine gleichmässiger ausfällt, als die von der Hand und vor Allem auch wegen der grossen Zeitersparniss. Einzelne Bindenstoffe werden indessen nicht in Rollenwaare, sondern nur in Stücken von 40—60 m fabricirt und es lohnt sich nicht, dieselben erst aufzurollen; ausserdem ist auch der Verbrauch mancher Binden ein verhältnissmässig geringer und ihre Massenfabrikation ausgeschlossen. So sind es denn im Grossbetriebe hauptsächlich nur Flanellbinden, welche noch gerissen werden. Sie lassen sich leicht und gut reissen, brauchen nicht nachgeputzt zu werden und sind mit der kleinen Handwickelmaschine zu rollen. — Battist-, extradichte und die gangbarsten Mull- oder Kalikobinden zu reissen, gelingt nach einiger Uebung, weniger dichte Binden dieser Art gut zu reissen, erfordert schon recht viel Uebung und Geschicklichkeit, und mullartige Gewebe, die weniger als 12×10 Fäden im Quadratcentimeter enthalten, sind nicht mehr zu reissen. Wie bei allen Handfertigkeiten, giebt es auch hier kleine Kunstgriffe, unter deren Benutzung die Arbeit leichter von Statten geht. Zunächst schneide man mit der Scheere die ganze Breite des Stoffes nach der Breite der Binden ein, und zwar seien die Schnitte so tief, dass man die einzelnen Abtheilungen mit den vollen Händen fassen kann. Sodann reisse man nicht von links nach rechts oder umgekehrt eine Binde nach der anderen herunter, sondern man trenne den Stoff jedesmal in der Mitte, so dass man stets in der linken Hand soviel Stoff zu fassen hat, als in der rechten und ferner müssen beide Hände immer in gleicher Entfernung von dem Punkte, wo der Stoff reisst, sein. — Arbeitet man so, dann wird man sicher tadellose Binden erzielen und nicht viel nachzuputzen haben, und die Fransen werden auf das kürzeste Maass beschränkt bleiben. — Alle gerissenen Binden werden wie die geschnittenen konfektionirt. — Appretirte Gazebinden lassen sich in gerolltem Zustande ohne Weiteres mit einem scharfen Messer theilen.

Imprägnirte Binden sollten niemals durch Reissen aus imprägnirten Stoffen hergestellt werden, sondern stets durch Imprägniren geschnittener, geputzter und gelegter oder gar festkantiger Binden. Getränkte Gewebe erleiden beim nachträglichen Reissen stets Einbusse an Chemikalien. Wenn auch zugegeben werden muss, dass dieser Verlust nur gering ist, so lange die Stoffe noch etwas feucht sind, so dürfen sie doch andererseits auch nicht zu feucht sein, da sie sich dann nicht reissen lassen, und die Grenze, wo sie nicht mehr zu nass und noch nicht zu trocken sind, ist sehr schwer einzuhalten, bei Stoffen, die mit ätherischen, oder ätherweingeistigen Lösungen getränkt sind, überhaupt nicht. Ausserdem wäre eine ununterbrochene Berührung der fertigen Fabrikate mit den Händen der Arbeiter die Folge, Uebelstände, die dadurch leicht vermieden werden können, dass man eben fertige Binden imprägnirt (siehe auch den vorhergehenden Artikel!).

6. Fingerlinge.

Im Gebrauch sind Fingerbinden aus Patentgummi, aus gelbem oder schwarzem Leder und solche aus meist gefärbtem Trikotstoff, Strumpfschlauch. Die ersteren sind verhältnissmässig theuer, bei längerer und nicht sehr sorgfältiger Aufbewahrung dem Verderben unterworfen; sie haben ferner den Uebelstand, dass sich unter ihnen der Verband wegen vollständigen Luftabschlusses sehr erhitzt. Besonders aus diesem Grunde werden sie vielfach zurückgewiesen und Lederfingerlinge vorgezogen; doch haben sie wieder den Fehler, wenig elastisch zu sein. In dieser Beziehung sind ihnen die ausserdem billigeren Tricot-Fingerlinge sehr überlegen, die man sich im Nothfalle aus 2—3—4 cm breitem Strumpfschlauch selbst herstellen kann. — Sehr praktisch sind die ebenfalls aus Strumpfschlauch gefertigten

7. Fingerbinden.

Sie bestehen aus 2—4 cm breitem und 30—40 cm langem Schlauch und sind an einem Ende geschlossen. In einem Abstande von 6—12 cm von demselben haben sie einen Querschlitz, durch welchen der Finger gesteckt wird. Während also das kurze Ende des Tricotschlauches als Fingerling dient, ist das längere Ende als Binde bestimmt. Es schliesst sich um das Handgelenk und dient als Ersatz für die leicht einschnürenden Bindebänder der gewöhnlichen Fingerlinge. Diese Binde steht unter Gebrauchsmusterschutz.

8. Kopfbinden.

Eine gleichfalls sehr praktische, patentamtlich geschützte Kopfbinde desselben Fabrikanten stellt einen 5—8 cm breiten und 10—15 cm langen Strumpfschlauch vor, an welchen sich nach beiden Enden zu je zwei allmählich an Breite abnehmende, 15—20 cm lange ebensolche Schläuche anschliessen. Je zwei von ihnen tragen Klammern. Das Ganze ist aus einem Stück gearbeitet.

Einfach in der Herstellung und sehr zweckmässig im Gebrauch ist die folgende Kopfbinde. Es lassen sich hierzu sonst werthlose Rester von Schlauchbinden vortheilhaft verwenden. Ein 5—8—10 cm breites 10 bis 15 cm langes Stückchen Strumpfschlauch wird an den Enden ein wenig nach innen eingeschlagen und mit kräftigem Faden etwas eingekräuselt, nachdem man zuvor ein 5—10 cm langes, nicht zu schmales und weiches Band, von Kante zu Kante gehend, eingelegt. Auf beiden Henkeln gleitet in einer Oese je ein etwa 20 cm langes Band. Die Binde wird so angelegt, dass durch einen der beiden Henkel stets ein Ohr gesteckt wird, wodurch die Binde den erforderlichen Halt am Kopfe bekommt. Die Bänder werden hinter irgend einem Vorsprunge des Kopfes, der sich stets erreichen lässt, weil die Bänder auf den Henkeln verschiebbar sind, zusammen gebunden.

9. Augenbinden (Schmissbinden).

Schutzdecken aus schwarzer Seide oder Halbseide mit weicher Flanelleinlage. Sie sind 6—12 cm lang und 3—6 cm breit, die Ecken abgerundet und die Langseiten ein wenig auswärts gebogen. Zur Befestigung dient entweder ein von Mitte zu Mitte der kurzen Seiten gehendes, geschlossenes Gummiband oder dort angenähte Bänder. — Es ist darauf zu achten, dass die Farbe des Stoffes echt ist, damit sie bei nassen Verbänden nicht abfärbt.

10. Augenklappen.

Sie dienen, gleich den Augenbinden, als Schutzmantel für den eigentlichen Verband, unterscheiden sich aber von jenen dadurch, dass sie steif sind, gewölbt und oval, und eine schwache Einbuchtung für das Nasenbein aufweisen. Sie müssen demnach links- und rechtsseitig sein. — Im Grossen werden sie hergestellt, indem man mit einer Präge- und Stanzpresse aus gedämpfter Pappe gleichzeitig die Form presst und schneidet. Nachdem sie erkaltet und getrocknet, wird sie beiderseits mit einer heissen und dicken Leimlösung bis nahe zum Rande möglichst dünn bestrichen, auf der Innenseite mit einem entsprechend grossen Läppchen aus meist grüner, auf der Aussenseite mit schwarzer Seide oder Halbseide belegt und einen Augenblick in der Presse schwach gepresst. Der Stoff wird dem Pappenmodell entsprechend beschnitten; die überstehenden Ränder werden eingeschlagen und, nach Einlegen der Bänder, mit überwendlicher Naht vereinigt. — Im Kleinen und wenn man keine Präge und Stanze zur Verfügung hat, kann man sich sehr gut helfen, indem man sich die Form aus einem Visitenkarten-Karton ausschneidet. Durch die Mitte a desselben zieht man eine Wagerechte b a c, dass die Abschnitte b a und a c je 3,25 cm lang sind, und eine Senkrechte d a e, deren Theile d a und a e je 2,5 cm Länge haben. Man verbindet b-d-c-e durch eine Bogenlinie, e-b durch eine gerade Linie, schneidet den Umriss aus und die Linie d-a ein. Dann zieht man die Hälfte c-d um den Punkt a etwa 3 mm über die Hälfte d-b und verklebt den Karton in dieser Lage. Man hat nun eine gewölbte ovale Form mit einem Ausschnitt für die Nasenwurzel. Man bestreicht das Modell innen und aussen bis fast zum Rande recht dünn mit Leim, lässt etwas trocknen und legt den Stoff auf. Durch Andrücken mit den Fingern wird er vollends befestigt und geglättet. Die weitere Arbeit ist dieselbe, wie vorhin beschrieben. — Auch bei den Augenklappen ist darauf achten, dass der Stoff nicht abfärbt; ganz besonders gilt das von der Innenseite.

11. Umschläge (nach Priessnitz).

Sie bestehen aus Schwammfilz, Gummistoff und Flanell. Man fertigt aus diesen Zuthaten Hals-, Brust- und Leib-Umschläge für Kinder und Erwachsene. — Der Schwammfilz, dem Körper direkt aufliegend, dient zum Aufsaugen und Zurückhalten des heissen Wassers und soll von grosser Saugfähigkeit und Wasserhaltungsvermögen sein. Auf den Filz folgt ein für Wasser undurchlässiges, gummirtes, schmiegsames Gewebe, in der Regel Macintosh. Er soll vorzüglich verhindern, dass die Feuchtigkeit verdunstet, daneben auch, dass die Wäsche durchnässt wird; er muss deshalb den Schwammfilz auf allen Seiten überragen. Bei den kleineren Umschlägen genügt es, wenn der Macintosh allerseits um 0,5—0,75 cm über den Schwammfilz hinausragt; bei den Leib- und Brust-Umschlägen rechnet man hierfür 1—1,5 cm. Die Flanellbinde soll die Wärme zusammenhalten; sie muss also wieder grösser als die Gummieinlage sein: an Länge rechnet man allgemein soviel, dass die Binde bei Halsumschlägen zweimal, bei Leib- und Brustumschlägen, weil diese ohnedies geschützter sind, einmal den Körpertheil umschlingt. Die Bindebänder zum Befestigen des Umschlages sollen denselben zweimal umspannen und sich dann noch bequem durch eine Doppelschleife binden lassen.

Auf einen Halsumschlag rechnet man einen viereckigen Streifen Schwammfilz, für Kinder, von 3—4,5 cm Breite und 16—24 cm Länge,
für Erwachsene, „ 5—6 cm „ „ 25—36 cm „
Der Macintosh-Streifen hat folgende Maasse:
für Kinder, von 4,0—5,5 cm Breite und 17,0—25,0 cm Länge,
für Erwachsene, „ 6,5—7,5 cm „ „ 26,5—37,5 cm „
An dickem, reinwollenem Flanell hat man nöthig
bei Kindern 5—6,5 cm : 50—75 cm und
bei Erwachsenen 8—9 cm : 85—110 cm.

Bei den Leibumschlägen werden die Breitseiten geradlinig, die Längsseiten gebogen zugeschnitten; die Maasse sind für den Schwammfilz bei Leibumschlägen
für Kinder, Länge 15—20 cm, Breite aussen 8—13 cm, in der Mitte 12 bis 18 cm,
für Erwachsene, Länge 22—30 cm, Breite aussen 15—17 cm, in der Mitte 20—22 cm.

Der Macintosh müsste folgende Dimensionen aufweisen:
Länge 17—22 cm, Breite aussen 10—15 cm, in der Mitte 14—20 cm,
resp. „ 24—32 cm, „ „ 17—19 cm, „ „ „ 22—24 cm.

Die Flanellbinde beginnt schon etwa 10 cm, bei kleinen Kinderumschlägen 5 cm, vor dem Macintosh und hat hier einen senkrechten, fast den ganzen Durchmesser der Binde einnehmenden und mit Band eingefassten Schlitz, durch welchen, im Gebrauch, das andere Ende der Flanellbinde durchgesteckt wird. Ueber dem Macintosh nimmt der Flanell die Form desselben an, überragt ihn indessen an den Längsseiten um 1 cm, und weiterhin verläuft er in einen Bindenstreifen

von 10—15 cm Breite und 75—100 cm Länge, resp.
„ 17—19 cm   „   „ 110—150 cm   „

Zu den Brustumschlägen schneidet man den Schwammfilz zunächst viereckig zu und macht dann nicht zu kleine, abgerundete Ausschnitte für den Arm, so dass zwei Drittel der oberen Längsseite und je zwei Drittel der Breitseiten zurückbleiben. — Es wäre an Schwammfilz erforderlich

für Kinder   ein Stück von 12—15 cm Breite und 18—22,5 cm Länge,
für Erwachsene „   „   „ 20—25 cm   „   „ 30—40 cm   „

Nach diesem Filzmodell ist, nachdem die Armausschnitte angebracht, der Macintosh zuzuschneiden, dass er nach allen Seiten 1 cm grösser als der Filz ist. In gleicher Weise wird nach dem Macintosh der Flanell zugeschnitten, doch wird er nach beiden Seiten des Umschlages verlängert, — nach der einen Seite zu einem 5—10 cm langen, mit Schlitz zum Durchstecken der Binde versehenen Fortsatz, nach der entgegengesetzten Richtung zu einer Binde

von 12—14 cm Breite und 60—75 cm Länge, resp.
„ 19,5—21 cm   „   „ 100—130 cm   „

Bei allen Umschlägen werden die Enden der Flanellbinden zu einer Spitze umgelegt und diese mit zwei breiten Bändern benäht. Bei Halsumschlägen für Kinder rechnet man 25—35 cm, für Erwachsene 40—60 cm lange Bänder, bei Leib- und Brustumschlägen Bänder von 40—50 resp. 60—80 cm Länge.

Die Befestigung der einzelnen Theile übereinander geschieht durch Kautschuklösung, siehe IV. Abschnitt, Nachtrag unter a, II, als Klebestoff. Man bestreicht die gummirte Seite des Macintosh mit der Kautschuklösung und legt sie, ehe der Gummi eintrocknet, auf den Flanell und presst einige Zeit zwischen dicken Papierlagen unter mässiger Beschwerung. Dann gummirt man auch die mit Guttapercha belegte Seite des Schwammfilzes, legt sie auf den Macintosh und presst wie vorher (durch die Kautschuklösung entstandene Flecken sind mit Benzin sehr leicht zu entfernen); hat man keinen solchen Klebestoff und keinen gummirten Schwammfilz zur Verfügung, so kann man auch gewöhnlichen Schwammfilz nehmen und diesen unter der Nähmaschine mit dem Macintosh und der Flanelldecke durch eine Naht befestigen; es ist nicht nöthig, den Schwammfilz auf den Macintosh und diesen auf den Flanell durch je eine besondere Naht aufzunähen.

Die Umschläge werden gerollt, die Bänder aussen umgeschlungen und in Kartons mit Gebrauchsanweisung abgegeben.

C. Kombinirte Watte- und Stoff-Fabrikate.

1. Kompressen-Stoff.

Mit diesem wenig bezeichnenden Namen hat man Kompressen aus hydrophilem Verbandmull mit einer Einlage von Verbandwatte belegt. Die obige Bezeichnuug ist nicht nur nicht weitgehend genug, sondern auch direkt irreführend, indem sich wohl jedermann darunter ein bestimmtes, in Läppchen zu verwerthendes Gewebe vorstellen dürfte, und die Verwechslung mit Kompressen-Mull oder Kompressen-Gaze eine sehr naheliegende ist. Und da letztere identisch mit Verbandmull, dieser wieder Verbandstoff oder schlankweg Gaze genannt wird, man andererseits in vielen Gegenden unseres Vaterlandes die appretirte Gaze kurz Gaze nennt, so ist die Konfusion unter den Bezeichnungen Gaze, Mull und Stoff nunmehr glücklich bis zum äussersten gediehen. Der Name Stoff oder Verbandstoff hat unstreitig für eine bestimmte Art von Gewebe, da alle Gewebe Stoffe, und alle zu Verbandzwecken brauchbare Stoffe Verbandstoffe sind oder sein können, ebenso wenig Berechtigung wie der Name Kompressen-Stoff für die Kombination eines Gespinnstes mit einem Gewebe. Die Bezeichnung „Kompressen-Watte" wäre jedenfalls gerechtfertigter, denn ohne Mull-Unterlage wird heute keine Watte zu Kompressen benutzt. Die Namen Gaze kurzweg für appretirte Gaze und Mull für weiche Gaze wären gewiss vorzuziehen, liegt doch schon in dem Ausdruck Gaze etwas hartes (notabene wenn man das a als a ausspricht!), in dem Worte Mull etwas weiches, aber Benennungen wie Jodoform-Gaze, Sublimat-Gaze etc. auszumerzen und an deren Stelle, wie das ja allerdings schon in den Listen einiger Verbandstoff-Fabriken zu lesen ist, die Namen Jodoform-Mull, Sublimat-Mull etc. einzubürgern, dürfte schwerlich mehr gelingen, — dazu sind letztere schon zu sehr Gemeingut geworden. Man bediene sich aber wenigstens nicht der Bezeichnung Stoff für ein bestimmtes Gewebe, wende sie nur in der Allgemeinheit an und nenne alle weichen Gazen mit dem kurzen Namen Gaze oder Stoff, ganz nach Belieben, und alle appretirte Gazen — Steifgazen. Die Zeit, die kleine Silbe „Steif" zu schreiben, — und wie selten ist das verhältnissmässig nöthig, — kann doch beim Aufgeben einer Bestellung nicht in Betracht kommen. Und wieviel kostbare Zeit, unangenehme Schreiberei und wieviel unnützes Porto würde durch solche niemals missverständliche Namengebung erspart!

Zur Bereitung der Kompressenwatte, Mull mit Verbandwatte-Einlage, hält man sich im Grossen einen Kompressenmull, d. h. einen Verbandmull, der 12 × 10 Fäden im Quadratcentimeter enthält, von der Breite der Verbandwatte-Vliese. Es wird wohl auch hier und dort ein dichteres oder lockeres Gewebe genommen oder verlangt, doch ist im allgemeinen die obige Fadenstellung zu diesem Zweck die gebräuchlichste. Man reisst den Mull in Vlies-Längen und legt ihn glatt auf beide Seiten der Watte, dass Mull- und Watte-Säume sich überall mit einander decken. Man schichtet viele solcher Lagen übereinander und presst sie eine Nacht unter ziemlich starkem Drucke. — Hat man nun eine genügend grosse Schneidemaschine mit senkrechter oder noch besser mit diagonaler Messerführung für Zugschnitt und mit Handpressung oder Selbstpressung, zum Festlegen der Vliese, so ist die Theilung derselben in einzelne Wattekompressen leicht, schnell und elegant auszuführen. Man kann mit solcher Maschine, je nach der Einsatzhöhe, der Hubhöhe, mit einem Schnitt bis 20 Vliese glatt durchschneiden. Ein Zusammenkleben der Schnittflächen ist wegen des abwechselnd verschiedenartigen Materials und auch dort, wo zwei Lagen Stoff sich berühren, ausgeschlossen, wenn durch vorheriges Pressen das Gewebe mit den Wattefasern verbunden wurde. — Steht eine Schneidemaschine nicht zur Disposition, so bleibt nur die Theilung von Hand, durch die Scheere, übrig. — Gewöhnlich theilt man in quadratische Stücke von 10 × 10, 15 × 15, 20 × 20 etc. etc. cm. —

Die Werthschätzung richtet sich nach der Dichte des Gewebes, nach der Qualität der Verbandwatte und der Stärke des Vlieses. Je nachdem nun die Kompressenwatte oder vielmehr die Watte-Kompressen (— erstere dürfte wohl ausschliesslich nach Gewicht gekauft werden —) nach Gewicht oder Maass gehandelt werden, ist der Gesichtspunkt, von welchem aus die Bewerthung zu geschehen hat, ein anderer. Bei gleichen Zuthaten in der Qualität und gleichen Preisen werden diejenigen Watte-Kompressen, welche eine stärkere Watteeinlage haben, die vortheilhafteren im Bezuge sein, wenn sie nach der Grösse, dagegen die theureren, wenn sie nach Gewicht gekauft werden. Denn allemal hat der hydrophile Mull, selbt der loseste, einen höheren Gewichtspreis als hydrophile Watte. Ein einfaches Rechenexempel stellt das sofort klar. —

Ein Vlies Verbandwatte von 70 cm Breite und 180 cm Länge, im Gewichte von 500 g, erfordert 3,6 m hydrophilen Mull von 70 cm Breite. Von diesem dürfte das Stück von 40 m, bei einer Fadenstellung von 11 × 8 Fäden im Quadratcentimeter, etwa Mk. 3,20 kosten. Die erforderlichen 3,6 m wären demnach mit 29 Pf. in Anrechnung zu bringen. Sie dürften genau 60,0 g wiegen. —

Ein Vlies Verbandwatte von 250 g Gewicht und denselben Dimensionen erfordert die gleiche Menge Mull.

Angenommen das Vlies Watte
von 500,0 g kostete M. —,65 od. M. —,80,
so kämen dazu 60,0 „ = 3,6 m Mull mit „ —,29 „ —,29,
und es würden erhalten 560,0 Krompressenwatte zu M. —,94 od. M. 1,09.
Der Preis für 1000,0 „ stellte sich „ „ 1,68 „ „ 1,77.

Wäre das Vlies Verbandwatte nur 250,0 g schwer, so stellte sich die Rechnung folgendermassen:

   250,0 Watte   M. —,33 od. M. —,40
 dazu 60,0 = 3,6 m Mull „ —,29 „ „ —,29
   310,0 Kompressenwatte M. —,62 od. M. —,69
 oder 1000,0 „   „ 2,— „ „ 2,23.

Es verhalten sich also die Materialkosten bei Kompressenwatte mit einer Einlage
  von 500,0 Watte zu solcher mit 250,0 Einlage
   wie 168 : 200,
   resp. 177 : 223,
d. h. die Unkosten für Materialien sind im Durchschnitt bei der letzteren um 12,25 % höher als bei der ersteren.

2. Watte-Mullbinden.

Verbandwatte in ganzen Tafeln von 250 g wird glatt ausgebreitet und einseitig mit Kompressenmull bedeckt. (Siehe das vorhergehende Kapitel!) Sollen die Binden länger als eine Vlieslänge sein, so wird das Ende des ersten und der Anfang des folgenden Vlieses nicht zu kurz abgeschrägt und über einander gelegt; dasselbe geschieht mit dem Schluss des zweiten und dem Beginn des dritten Vlieses, und nur die Mulldecke besteht in der ganzen Länge aus einem Stück. Stärkere Tafeln Verbandwatte werden in der Regel nicht verarbeitet. Man rollt die mit Stoff einseitig bedeckte und gepresste Watte mit der Watte-Wickelmaschine und schneidet mit dem Kreismesser in beliebig breite Binden. (Siehe unter Watte in Pressrollen!) Muss die Arbeit ohne Watte-Schneidemaschine ausgeführt werden, so deckt man die in oben genannter Weise aneinander gelegte Watte mit geschnittenen oder gerissenen Mullbinden von erforderlicher Breite, theilt, am Bindensaume entlang gehend, die Watte mit der Scheere und rollt mit der kleinen Binden-Wickelmaschine. —

Die Bewerthung ist, da die Watte-Mullbinden nur nach Maass gekauft werden, abhängig von der Qualität des Mulls, derjenigen der Watte und vom Gewicht. Je dichter der erstere, je reiner und langfaseriger und je dicker die zweite, umso werthvoller die Binde.

3. Bäusche.

Lockere, 1,5 und 2,5 g schwere, mit hydrophilem Mull umwickelte und mit einem kräftigen, weissen, 10 cm frei bleibendem Faden verschnürte Wattekugeln. Sie entfalten als Einlage entweder beste, hydrophile Verbandwatte oder Salicylsäure-Watte, 4% oder 10%, oder Jodoform-Watte, 5% oder 10%, seltener anders imprägnirte Watte. Ihre Herstellung ist einfach und bedarf keiner Erläuterung. —

Wo sie nicht selbst gearbeitet werden, ist vor allen Dingen durch Stichproben festzustellen, dass nicht minderwerthige Materialien, wie geringere Watteabgänge oder minderprocentig imprägnirte oder durch langes Lagern im Procentgehalt zurückgegangene Einlagen genommen wurden. Denn auch sie kommen, wie die Tampons, häufig zu so niedrigen Preisen auf den Markt, dass man sie, auch im Grossen, lieber kaufen als selbst fabriciren möchte. —

4. Augen-Kompressen.

Aus hydrophiler Verbandwatte und Mull geschnittene, wenn einäugig, aus einem Oval von 3,5 und 5 cm Durchmesser, wenn zweiäugig, aus zwei solchen, stegförmig verbundenen Ovalen bestehende Kompressen. Es wird allgemein nicht der gewöhnliche Kompressenmull, sondern ein weit dichteres Gewebe, extradichter Mull oder Battist und die beste Verbandwatte, mit langem Stapel, verarbeitet. Im Grossbetriebe werden die Kompressen ausgestanzt, aus nach Art der Kompressenwatte beiderseits mit Stoff belegten und gepressten Vliesen. Zwischen je zwei Lagen Kompressenwatte wird glattes, dünnes, auffallend gefärbtes Papier von gleicher Grösse gelegt, dann gepresst und gestanzt. Die ausgestanzten Kompressen werden mit der Papier-Zwischenlage gebündelt und in Kartons dispensirt. –

5. Damen-Binden (Monats-Binden, Schutzkissen).

Bis zur Einführung der antiseptischen Verbandmittel und der fabrikmässigen Herstellung derselben in besonderen Betrieben benutzte man, aus Gründen der Reinlichkeit, aus altem, weichem Leinen eigenhändig genähte Binden als Monats-Verband. Sie hatten den Uebelstand, dass sie wenig saugfähig waren und infolgedessen häufiger ausgewechselt werden mussten. Das Blut trocknete an ihrer Oberfläche ein, sie wurden hart und rieben wund. Ihr grösster Fehler jedoch war, dass sie zu theuer waren, um nach dem einmaligen Gebrauche leichten Herzens vernichtet, verbrannt zu werden; sie wurden mit der anderen schmutzigen Wäsche aufbewahrt, bis sie bei der nächsten Wäsche gewaschen wurden. Eine grade nicht angenehme Wäsche! — eine Wäsche, die nicht selten von den dienstbaren Geistern verwünscht, und deren Ausbleiben, wenn die Verwünschungen eingetroffen, unter reger Inanspruchnahme der kühnsten Phantasien mit passenden und unpassenden Randbemerkungen glossirt wurde. Nahmen diese primitiven Binden, wie gesagt, das Blut nur langsam und in geringer Menge auf und erfüllten sie auch ihren Zweck, die Wäsche vor Beschmutzung zu schützen, nur gering, so konnten sie insofern sogar oft von schädlicher Wirkung sein, als sie, wenig schmiegsam, stets feucht und kühl, den Unterleib der Erkältungsgefahr aussetzen. Der Sinn für Reinlichkeit war der Beweggrund, sie anzulegen und darunter gefährdet wurde die Gesundheit! — Man kannte und hatte eben bis dahin nichts anderes, besseres, und nahm das Unvermeidliche mit in den Kauf. Heute indessen ist das anders! Nach Einführung der antiseptischen Wundbehandlung bemächtigten sich gar bald die entstandenen Verbandstoff-Fabriken, unter der Leitung erfahrener Apotheker, dieses Schmerzenskindes und modelten daraus, mit Zugrundlegung eines sehr weichen, saugkräftigen und antiseptischen Materials, einen Monats-Verband, der wirklich nichts zu wünschen übrig lässt. Er vermag selbst reichliche und stückige Ausflüsse rasch und in grosser Menge aufzunehmen und, wenn lege artis imprägnirt, sofort geruchlos zu machen, eine Errungenschaft, die vom ästhetischen Standpunkte aus nicht genug gewürdigt werden kann! Beim Tragen der antiseptischen Schutzkissen wird und darf sich niemals der sonst so unangenehme, süssliche Geruch von fauligem Blute bemerkbar machen. Sie sind weich und schmiegsam, halten den Unterleib warm und — sind sehr billig. Infolgedessen hat der neue, antiseptische Monats-Verband schnell Eingang in die weitesten Kreise gefunden, aber immerhin ist er noch lange nicht so eingeführt, wie er es verdient. Er müsste in Wahrheit ein unentbehrliches Gemeingut aller Damen sein. Unkenntniss, Trägheit und die Liebe zu dem Altgewohnten dürften einzig und allein es verschuldet haben; denn wer einmal die Binde getragen, wird sich ohne dieselbe nicht mehr behelfen, oder er müsste denn Fabrikate in die Hände bekommen haben, wie sie allerdings in letzter Zeit vielfach auf dem Markt zu haben waren. — Sollen die Damenbinden, wie man so sagt, in keiner Familie fehlen, so ist es dringend wünschenswerth, dass sie so billig detaillirt werden, dass keinem Menschen auch nur im Entferntesten sich der Gedanke aufdrängt, „wie schade, die Binde nicht waschen zu können"; dieser Wunsch liegt nur im Interesse einer vernünftigen Volkshygiëne, und es ist hoch anzuerkennen, dass sich das Bestreben immer mehr bemerkbar macht, diesen Artikel so billig wie möglich herzustellen und ihm durch seine Billigkeit Eingang in die breitesten Schichten des Volkes zu verschaffen. Aber das sollte nicht auf Kosten der Qualität, auf die Gefahr der Unverwendbarkeit hin geschehen! Meines Erachtens liegt die Schuld an solchen minderwerthigen oder werthlosen, oft sogar noch mit einem anderen Namen zu bezeichnenden Fabrikaten weniger am Fabrikanten als an den Zwischenhändlern, die in den weitaus meisten Fällen von der Hygiene des Weibes nicht die blasseste Ahnung haben; und es ist tief bedauerlich, dass dieser Artikel in den berufensten Geschäften für deren Vertrieb, — wen ich meine, ist wohl überflüssig zu sagen, — so wenig gepflegt wird. Was für ein Absatz könnte darin erzielt werden! Vorausgesetzt, dass man sich, wie das bei einem solchen Massenartikel nicht anders sein dürfte, mit einem bescheidenen Nutzen begnügte! Die Binde können heute, bei besten Materialien und exakter Ausführung, recht gut mit 6 Pf. pro Stück detaillirt werden, also zu einem Preise, der wohl nicht die Wäschekosten einer Binde alten Stils überschreitet!

Aus welchen Materialien sind denn solche Binden, denen so das Lob gesungen wird, hergestellt resp. herzustellen?

Zunächst und vor allem müssen sie, gleichviel aus welchem Stoffe, antiseptische Eigenschaften haben. Diese ihnen zu ertheilen, eignet sich kein chemischer Körper so gut wie das Quecksilberchlorid. Es ist das energischste, farb- und geruchlose Desinfektionsmittel, das wir besitzen; alle gefärbten, die Wäsche beschmutzenden sind unverwendbar und ebenfalls eo ipso ausgeschlossen sind alle riechenden, „nach der Apotheke" riechenden Mittel, die die Aufmerksamkeit der Umgebung auf sich lenken. — Die Imprägnirung mit Sublimat ist auch billig, jedenfalls giebt es keine billigere. Die Giftigkeit des Quecksilberchlorids kommt nicht in Betracht, da bei halbprocentiger Imprägnirung, wie sie erforderlich ist, von einer Giftigkeit des Monats-Verbandes nicht gut mehr die Rede sein kann. — Genannter Procentsatz Sublimat genügt, die Materialien unter allen Umständen steril zu machen, und es verbleibt, bei vorsichtiger Aufbewahrung, ein hinreichender Ueberschuss, sei es an Quecksilberchlorid, sei es an durch Zersetzung mit den organischen Stoffen neu entstandenen Quecksilberverbindungen, die blutigen Sekrate zu desinficiren und zu desodoriren. — Eine Nachprüfung der Damenbinden mit Jodkalium sollte niemals unterbleiben, denn ein grosser Theil der im Handel befindlichen Binden ist nicht imprägnirt, und die Untersuchung sollte sich nicht nur auf die Umhüllung, sondern auch auf die Einlage erstrecken. — Zur Umhüllung benutzt man durchweg Sublimat-Gaze. Sie ist hydrophil, weich und leicht und daher in der That das zweckmässigste Gewebe. Da sie nur den Zweck hat, die Füllung dauerhaft zusammenzuhalten, so kann sie im allgemeinen sehr locker sein; nur wenn reine Holzwolle als Füllmaterial dient, muss die Gaze dichter sein, um ein Ausstreuen zu verhüten. — Als Einlage wird vielfach Sublimat-Watte verwendet; sie ist jedoch ein wenig zweckmässiges Füllmaterial. Eine solche Binde sieht zwar schön weiss und zart aus, sie ist auch sehr weich und deshalb angenehm zu tragen, vermag aber dickflüssige, noch dazu oft klumpige Sekrete weder schnell noch reichlich aufzunehmen. Es werden durch dieselben die äusseren Lagen verklebt und in die inneren vermag dann nichts mehr einzudringen. — Ein anderes Füllmittel ist Sublimat-Holzwolle. Die gewöhnliche, kurzfaserige Holzwolle, welche zum Stopfen der billigsten Damenbinden sehr viel gebraucht wird, ist, selbst in gut gesiebtem Zustande, also nach Entfernung aller staubigen und der gröberen Antheile, und sorgfältiger Imprägnirung, wobei das Glycerin eine sehr wichtige Rolle spielt, von zu geringem Halt. Sie saugt wohl gut und schnell, verändert jedoch ihre Lage bei jeder Bewegung, sie schiebt sich nach den tieferen Partien der Binde hin, und in den höher hängenden bleibt nichts zurück als die blosse dünne Mullhülle; sie ballt sich zusammen, und durch die beständige Veränderung ihrer Lage drücken sich die Faserchen durch die Maschen der Umhüllung und reizen die Haut, — und was der Unannehmlichkeiten mehr sind. Dass dieselben bei unimprägnirter, nicht gesiebter Holzwolle sich noch weit mehr bemerkbar machen und das Tragen so gefüllter Binden unmöglich machen können, jedenfalls aber als keine Annehmlichkeit, vielmehr als eine Last erscheinen lassen, dürfte sicher sein. — Wesentlich besser in dieser Beziehung ist die zarte, weiche, faserig-filzige Patent-Holzwolle, die stets einen gewissen Znsammenhalt behält, nicht klumpt und zusammenballt. Sie ist bei genügend dichter Schutzhülle als brauchbares Füllmaterial für billigere Binden anzusehen. — Ein geradezu ideales Füllungsmaterial für Damenbinden ist die Holzwollwatte, natürlich im imprägnirten Zustande. Sie saugt schnell und massenhaft, gleichviel, ob düun- oder dickflüssige Materien; sie ist locker und weich, hält zusammen und verschiebt sich nicht; sie streut nicht aus und belästigt auch nicht die Haut. Dieses Zeugniss kommt jedoch **nur** der durch Verkrempeln von Holzwolle mit Baumwolle hergestellten Holzwollwatte zu. Diejenige, welche durch Einstreuen resp. Einsieben von Holzwolle in den auf die Krempeltrommel sich aufwickelnden Baumwolleflor erhalten wurde, (siehe unter Holzwollwatte!) ist fester, schwerer und streut gewöhnlich mehr oder weniger, saugt aber, wenn ungedeckt, recht gut. Die aus dieser hergestellten Binden haben gewöhnlich ein graugelbes Aussehen, von dem in übergrossen Mengen eingearbeiteten Holzschliff. Hat solche Holzwollwatte hingegen eine dicke, weisse Baumwolledecke, so ist sie nicht durchlässiger wie gewöhnliche Verbandwatte und zur Verwendung zu Damenbinden wenig geeignet. — Ein ganz minderwerthiges Füllmaterial, das bei den billigsten Damenbinden in letzter Zeit sehr viel und leider! verarbeitet wird, auf das die Bezeichnung „billig und schlecht" wie kaum auf etwas anderes passt, wird aus ordinärer Holzwolle durch einfaches Einwickeln in Verbandwatte, und noch dazu meist sehr kurze und unreine, gewonnen. Was hier die Holzwolle bezwecken soll? Sie kann kaum einen anderen Zweck haben, als den, die Binden aufzubauschen und über ihren Inhalt zu täuschen, denselben als nur aus Verbandwatte bestehend hinzustellen und durch die schöne, weisse Baumwollehülle den Laien zu bestechen; denn solche Binde sieht äusserlich sehr ansprechend aus, und das ist wohl die einzige gute Eigenschaft, die sie aufzuweisen hat. Sie saugt nicht besser als reine Verbandwatte, und dass diese kein Saugmaterial für dicke Sekrete ist, habe ich des öfteren betont. Letztere sind garnicht im Stande, bis zur Holzwolle hindurch zu dringen. Ein Ersatz für Holzwollwatte kann diese Zusammenstellung von Holzwolle und Watte niemals genannt werden. Daraus gefertigte Binden zeigen neben den Schattenseiten reiner Verbandwatte alle Untugenden der reinen Holzwolle. Und gerade bei diesen Binden habe ich zum Ueberfluss noch häufig gefunden, dass sie nicht antiseptisch imprägnirt waren. Bei den nur mit ordinärer Holzwolle gefüllten Binden sieht der Laie wenigstens auf den ersten Blick, was für ein Fabrikat er vor sich hat; wo aber die Holzwolle durch eine Wattelage den Blicken entzogen wird, da merkt er erst beim Gebrauche, mit wessen

Geistes Kind er es zu thun hat, — oder merkt es auch vielleicht, wenn er nicht schon bessere Binden gebraucht hat, garnicht; er ist damit zufrieden, weil er nichts besseres kennt, aber schwärmt auch nicht für sie. Und darum sind es besonders diese Binden, welche den ganzen Artikel in Misskredit bringen oder doch ihre allgemeine Verbreitung verzögern oder hindern. — Eine recht gute Füllung giebt ferner sublimatisirte Jute-Watte, wenn die Jute in nicht zu hohem Procentsatz mit der Baumwolle verkrempelt wurde. Ein Zusatz von 25 % Jute dürfte das äusserste sein, denn Jute selbst ist verhältnissmässig wenig hydrophil, sie setzt daher die Saugfähigkeit der Watte im allgemeinen nur herab, erhöht dagegen durch Zwischenlagerung ganz wesentlich die Aufnahmefähigkeit der Watte für dickflüssige Materien. Jute-Watte stäubt nicht, ist sehr weich und elastisch und aus diesem Grunde sehr empfehlenswerth. — Auch Moos und Moos-Watte sind als Füllmittel sehr gebräuchlich, aber nur dann brauchbar, wenn das Moos sehr sorgfältig verlesen und von allen härteren Theilen gereinigt wurde. Ein grosser Uebelstand desselben ist, dass es seine vorzügliche Saugkraft erst im feuchten Zustande ganz zur Entfaltung gelangen lässt, dass also die Anfangs-Saugfähigkeit eine verhältnissmässig geringe ist. Doch ist diesem Mangel durch Glyceriniren abzuhelfen. —

Der die Füllung einschliessende Mullmantel kann in mannigfacher Weise zugerichtet werden.

1. Die locker zusammengerollte Holzwollwatte etc. wird mehrmals, mindestens jedoch zweimal mit einem der in Posten von der erforderlichen Grösse zugeschnittenen Mull-Läppchen umhüllt; dann ist eine Längsnaht überflüssig, da die Füllung aus der doppelten Schutzdecke nicht herausfallen kann. Bei Holzwolle ist selbstredend diese Art der Umhüllung nicht angebracht, sie könnte sich auch zwischen die Mull-Lagen hindurch drücken und nach aussen fallen.

2. Es werden die zugeschnittenen Läppchen durch eine oder je nachdem beiderseitig durch eine Längsnaht in einen Schlauch übergeführt, gewendet, so dass die Naht nach innen kommt und dann gefüllt. Hierbei wird natürlich, im Vergleich zur ersten Methode, an Stoff gespart, da er nur einmal die Watte zu umgeben braucht. Auch lässt sich die gewöhnliche Holzwolle in dieser Art verpacken. Letztere wird mit einem Trichter eingefüllt, nachdem man das eine Ende des Schlauches ein wenig umgeschlagen und mit einer Nadel zugesteckt hat. Die Watte und dergleichen Material rollt man in eine einfache Lage glattes Papier, dünnes Aktendeckel-Papier, zieht den Schlauch darüber, hält mit zwei Fingern der linken Hand diesen mit der Watte fest und zieht mit der rechten Hand die Papierhülse heraus.

3. Man näht sich nicht erst den Schlauch aus Läppchen, sondern verwendet fertigen, gewebten Mullschlauch und spart wiederum die Längsnaht resp. Nähte. Das Füllen wird in derselben Weise wie eben beschrieben ausgeführt.

4. Als Ersatz für die immerhin zu diesem Zwecke etwas theuren, schlauchförmigen Mullbinden kommt ein Gewebe von 100—120 cm Breite und 120—240 m Länge als Rollenwaare in den Handel, die in der Breite aus 10—12, mit den Leisten zusammenhängenden Schlauchbinden besteht, und etwa so −◌−◌−◌−◌−◌− gestaltet ist. Das Gewebe ist, am besten auf der Bindenschneidemaschine in der Mitte der Leisten zu trennen, von Hand lässt es sich nicht sicher reissen. Die zugeschnittenen Schläuche werden gewendet, dass der Saum nach innen kommt und gestopft wie die früheren.

Die überwiegend grösste Zahl aller Damenbinden hat nur die bislang erwähnte Mullhülle und nur ein verschwindend kleiner Procentsatz ist es, der noch ausserdem auf der Unterseite eine undurchlässige Schutzdecke erhält. Sie kann sich im Innern oder Aeussern der Binde befinden und nimmt stets nur die Mitte der Unterseite auf zwei Drittel der Bindenlänge ein, je ein Sechstel an den Enden freilassend. Sie ist jedenfalls dort sehr angebracht, wo das Schutzkissen bei sehr starken und plötzlich heftiger auftretenden Blutergüssen in Verwendung kommen soll. Für gewöhnlich ist solche, die Binde vertheuernde Zwischenlage oder Unterlage nicht erforderlich. Kommt das undurchlässige Material als Einlage in Verwendung, so besteht es gewöhnlich und hinreichend, da es durch den Müllüberzug vor dem Zerreissen geschützt wird, aus glycerinirtem (aber des Geruches wegen nicht karbolisirtem) Pergamentpapier und ist zwischen Füllung und Mull eingeschoben. Soll der Schutzmantel aussen angebracht werden, so muss ein widerstandsfähigeres Material genommen werden und man verwendet dann am besten den verhältnissmässig dünnen und schmiegsamen Macintosh und arbeitet die Mullhülle nach der zweiten Methode und zwar aus Ober- und Untertheil, zwischen welche der Macintosh gelegt wird. Man macht zwei Längsnähte, wendet und füllt in bekannter Weise.

Bis dahin ist die Ausführung aller Formen von Damenbinden die gleiche; von nun ab richtet sich die weitere Arbeit nach der Gestalt, welche ihnen gegeben werden soll. Man unterscheidet zwischen der deutschen und der englischen Form und kennt in beiden wieder je zwei Unterabtheilungen. Der Unterschied zwischen beiden Systemen ist ein grundsätzlicher und beruht auf der verschiedenen Befestigung am Traggürtel, wodurch wiederum die beiden ein ganz verschiedenes Aussehen erhalten. Die Unterabtheilungen jedes Systems unterscheiden sich nur wenig im Aeussern. — Welche Bedingungen hat denn jede Befestigungsart der Damenbinden unter allen Umständen zu erfüllen? Sie muss vor Allem eine absolut zuverläsige sein und sie muss ermöglichen, dass die Binde, auch bei voller Bekleidung, ausgewechselt werden kann: je leichter dies ausführbar, je weniger Umstände es verursacht, um so praktischer das System.

Bei der deutschen Damenbinde reicht der Mullschlauch etwa fingerbreit beiderseits über die Füllung hervor. Er wird eingeschlagen oder zurückgelegt und durch einige Nähte geschlossen, derartig, dass die Nadel auch den Anfang der Watte fasst. Dadurch wird sowohl diese in ihrer Lage fixirt, als auch der Bindenschluss verstärkt. Mit dem Nähen des letzteren verbindet man zugleich die Befestigung der Aufhänger. Sie sind entweder von Ecke zu Ecke der Binde reichende Henkel aus schmalem, etwa 8 cm langem Baumwolleband oder in der Mitte der Stirnseiten angebrachte, kleine Oesen aus schmalem Gummiband. — Die mit Henkel gearbeiteten Schutzkissen werden an einem Gürtel frei hängend getragen. Derselbe muss verstellbar, d. h. so eingerichtet sein, dass an ihm, gleichviel, ob ihn eine grosse oder kleine Person trägt, die Binde, an deren Länge nichts zu ändern ist, befestigt werden kann.

Die mit Oese besetzten deutschen Schutzkissen, werden in einem Steg getragen und hierin an Knöpfen befestigt.

Bei den englischen Damenbinden ist der Verbrauch an Gewebe ein grösserer, dagegen die Näharbeit einfacher und werden die Aufhängebänder gespart.

1. Der Mullschlauch muss an beiden Seiten die Füllung um etwa 10 cm überragen. Diese Enden werden zunächst knapp eingeschlagen und dann bis zum Beginn der Watte zurückgenommen und auf derselben mit einer Quernaht befestigt. Auf diese Weise entsteht beiderseits ein von Mullschlauch gebildeter Henkel. Bei besseren Fabrikaten werden wohl 2 oder 3 Henkel vor einander angebracht. Man lässt dann den Schlauch je 20 oder 30 cm über der Füllung vorstehen, schlägt ihn vorerst wieder etwas ein und näht ihn, bis zur Füllung zurückgeschlagen, hier fest. Den entstandenen Henkel theilt man dann durch eine resp. zwei Quernähte in zwei oder drei Abtheilungen, deren jede als kürzerer oder längerer Henkel benutzt werden kann.

2. Die Henkel werden von einem besonderen, meist aus Kambric in Breite des Schutzkissens bestehenden Stoffstreifen gebildet. Er muss 20—40—60 cm länger sein als die Füllung, je nachdem jederseits 1, 2, oder 3 Henkel vorhanden sein sollen. Das Kissen, von gewöhnlicher Form, ohne verlängerten Mullschlauch, wird auf die Mitte des Kambricbandes gelegt; die Enden des Bandes werden ein wenig umgeschlagen und beiderseits über dem Anfang der Kissenfüllung befestigt und eventuell der so gebildete Henkel, wenn er eine Länge von 10 oder 15 cm hat, durch 1 oder 2 Nähte wie oben getheilt.

Die Schutzkissen werden in verschiedenen Grössen angefertigt; ihre Breite schwankt zwischen 5 und 10 cm und ihre Länge zwischen 20 und 30 cm; die längeren sind breiter und stärker, die kürzeren schmaler und dünner. Sie werden zu 6, 10 und 12 Stück in Papier oder Kartons verpackt und sind vor allem trocken aufzubewahren.

Als Träger des Schutzkissens dient ein um die Taille gelegter Gürtel, an welchem dasselbe in mehr oder weniger komplicirter Weise befestigt wird. — Ein einfacher, billiger und praktischer Traggürtel besteht aus einem nicht zu schmalen, weichen, mit Schnalle zu schliessendem Gurtband, von welchem, hinten und vorne, verschiebbar, kräftige, 10—15 cm lange Gummibänder herabhängen. Sie sind in verschiedener Höhe recht dauerhaft mit Beinknöpfen besetzt, um welche die Aufhängebänder der Kissen geschlungen werden. — Diesem Repräsentanten eines Damengürtels für freihängende Schutzkissen stehen die Gürtel gegenüber, welche in einem besonderen, entweder flachen oder kahnförmigen Steg die Kissen aufnehmen. Diese Gürtel haben verschiedene Form; bald sind sie einer Leibbinde, bald einer Badehose ähnlich.

6. Wochenbett-Kissen.

Quadratische Kissen, von 30—40 cm Durchmesser, mit Einlage von sublimatisirter Holzwollwatte und Sublimat-Gaze-Hülle. Sie sollen während und nach der Entbindung als antiseptische Schutz-Unterlage dienen, ein weiches Lager bieten und möglichst viel und schnell saugen. Sie sollen das Bett vor Beschmutzung schützen, sind deshalb dick zu polstern und auf der Unterseite, zwischen Hülle und Saugmaterial, mit einer Lage Verbandpergamentpapier wasserdicht zu machen.

7. Gonorrhoe-Beutel (Tripper-Taschen).

Säckchen aus Sublimat-Holzwollwatte, innen und aussen mit Sublimat-Gaze überzogen, von 5 : 8 cm Breite und Länge. Sie tragen am offenen Ende zwei kurze Bändchen, womit sie am Suspensorium befestigt werden können. Sie haben nur den Zweck, die Wäsche vor Beschmutzung zu bewahren.

8. Impf-Polster.

Es sind 6 cm lange und 8 cm breite, wie die vorigen gefüllte und umhüllte Kissen. Sie sollen die Impf-Stellen vor Staub und Schmutz bewahren, verhüten, dass die Kleider sie scheuern und vor allem verhindern, dass die Kinder sich an diesen Stellen kratzen können. Sie müssen den Aermchen fest und nicht verschiebbar anliegen und sind deshalb besetzt mit zwei 1 cm breiten und ca. 20 cm langen Streifen festkantiger Mullbinde, mit welchen das Kissen, oben und unten, auf dem Arm festgebunden wird, und mit zwei längeren, ebensolchen Bindenstreifen, welche um den Hals geschlungen werden.

Zweiter Theil.
Die Verpackung der Verbandstoff-Materialien.

Einleitung.

Welche Rücksichten sind bei der Verpackung der Verbandstoff-Materialien zu nehmen?

In erster Linie massgebend sind alle diejenigen, welche für die ordnungsmässige Aufbewahrung der Verbandstoffe überhaupt in Betracht kommen. Sie müssen dauerhaft verpackt und verschnürt, sowie deutlich lesbar etikettirt sein. —

In zweiter Reihe ist die Natur der einzelnen Verbandstoffe zu berücksichtigen. Machen einzelne, wie z. B. reine Verbandwatte, Borsäure-Gaze, sehr geringe Ansprüche an eine zweckentsprechende Umhüllung, indem sie in jedes beliebige neutrale, haltbare und saubere Papier eingeschlagen werden können, so erfordern andere, wie gefettete Eukalyptusöl-Gaze fettdichtes Einschlagpapier, Karbolsäure-Watte Pergamentpapier, Sublimat-Verbandstoffe schwarzes Papier etc. etc. Die sterilisirten Verbandstoffe, die Gips-Binden und andere machen Anspruch auf eine luftdichte Verpackung und Jod-Watte will in Glas verpackt sein. —

Die Rücksicht auf den Handel bedingt, dass für den Export bestimmte Verbandstoffe zur besseren Ausnutzung der Seefracht, die nicht nach Gewicht, sondern nach Raum bezahlt wird, bedeutend fester gepackt werden, als solche, die nicht mit Schiffen verschickt werden.

Die weitgehendsten Koncessionen sind dem Geschmack und den Wünschen des Publikums im internationalen Verkehr entgegenzubringen und nationale Eigenheiten zu schonen. Wenn schon es hie und da Anstoss erregt, nach Bayern schwarzweiss geschnürte Packete zu versenden, so sollte man noch weniger schwarzweissrothe Etiketten den Franzosen zumuthen oder den Türken solche mit deutschem Texte. —

Die Verwendbarkeit der Verbandstoffe kann durch die Verpackung erleichtert, aber auch beeinträchtigt werden. Sie soll stets so zweckentsprechend wie nur irgend möglich sein und gestatten, die Verbandmaterialien der Umhüllung in vollständig oder doch annähernd gebrauchsfertigem Zustande zu entnehmen. —

Endlich soll die Verpackung einer gewissen Eleganz nicht entbehren, niemals dann, wenn sie ohne Vertheuerung der Waare zu erreichen ist. Denn ein ansprechendes Aeussere ist niemals ein Nachtheil, wohl aber eine Empfehlung, die meist dem Ganzen zu gute kommt.

A. Die Papier-Verpackung.

Ehe das Verpacken von statten gehen kann, müssen die Materialien gewogen oder vermessen, vorgerichtet und gelegt werden. — Die Watten, gleichviel ob unimprägnirt oder imprägnirt, in diesem Falle besonders vorsichtig, werden breit auseinander gefaltet, und alles, was von Unreinigkeiten und Ungleichmässigkeiten zu sehen ist, wird abgezupft. Es folgt die Theilung der Vliese mit der Scheere in der Quere, durch Reissen in der Längsrichtung oder mit der Schneidemaschine; sie arbeitet, wie leicht begreiflich, schneller und sauberer und ermöglicht ein so sicheres Abtheilen, dass beim darauffolgenden Wägen selten etwas dazu gelegt oder davongenommen zu werden braucht. Grosse Fabriken haben hier die Handarbeit vollständig durch Maschinen ersetzt. Es beginnt nun das eigentliche Verpacken, wobei man leider der Hände Arbeit noch nicht vollständig entbehren kann. Um von einer bestimmten Gewichtsmenge Watte etc. stets genau gleich grosse, gleich geformte und scharf gekantete Packete zu erhalten, wird mit einer Packform gepackt, deren Einrichtung und Handhabung aus den nebenstehenden Zeichnungen S. 245 hervorgeht.

Mit der Hand geformte Packete lassen sich, bei sehr langer Uebung und viel Geschick, wohl gleich oder doch annähernd gleich gross herstellen, niemals aber mit scharfen Rändern und Kniffen, — das ist nur mit der Packform möglich. Sie dient also unter gewöhnlichen Umständen nicht dazu, die Watte zu pressen. Sie kann indessen in denselben gepresst werden, auch in den kleineren, noch mehr in den grösseren, in denen Packete von 250 g und darüber gepackt und durch den Excenter gelinde gepresst werden; doch dient auch hier der Druck immer nur zur gleichmässigen Vertheilung der Watte in der Form, nicht zum Komprimiren. — Um die zusammengefaltete Watte wird das Einschlagpapier gelegt, dass eine offene, lockere Rolle gebildet wird. Diese wird so in die Form gelegt, dass die Enden hüben und drüben gleich weit vorstehen, und dass der Papierschluss oben liegt und mindestens zwei Drittel der Oberseite einnimmt, damit beim folgenden Schnüren das Papierende vom Bindfaden gefasst und niedergedrückt wird. Vorher jedoch wird der Deckel der Form aufgelegt, niedergedrückt und durch das Querholz (bei der kleineren Form) oder den Hebel (bei der grösseren Form) in dieser Lage befestigt. Nun werden die Kopfseiten des Einschlagpapiers in bekannter Weise scharf eingeschlagen, das Packet der Form entnommen und geschnürt. Etikettirt wird erst bei Bedarf. Um nun die unsignirten Packete stets, leicht und mit absoluter Zuverlässigkeit, nach ihrem Inhalt unterscheiden zu können, sind verschieden gefärbte Packpapiere und solche aus verschiedenem Material, glatte geleimte und Pergamentpapiere, im Gebrauch. Sie allein indessen würden nicht genügen, die unimprägnirten von den imprägnirten, diese wieder untereinander und die verschiedenen Qualitäten und Procentsätze zu unterscheiden; man schnürt deshalb auch die Packete verschiedenartig, bald mit Band in verschiedenen Farben, bald mit Bindfaden, einfarbigem schwarzem, weissem, rothem etc., oder zweifarbigem, schwarzweissem, blauweissem, grünweissem etc. Durch diese Kombination gelingt es, alle Packungen deutlich wahrnehmbar unterschiedlich zu machen.

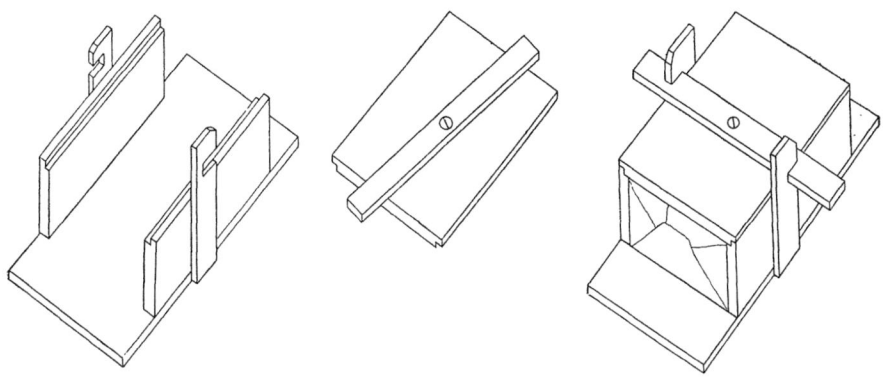

Fig. 14.
Kleine Watte-Packform, geöffnet.

Fig. 15.
Kleine Watte-Packform, gefüllt.

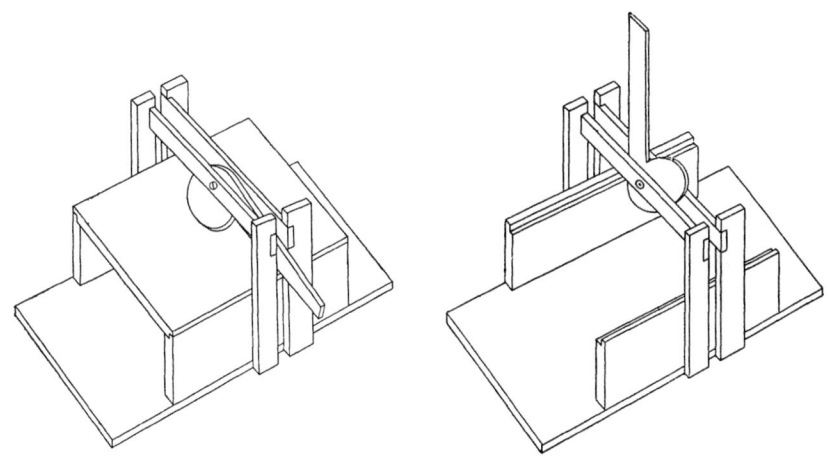

Fig. 16.
Grosse Watte-Packform, geschlossen und geöffnet.

Das ist natürlich zunächst nur eine intern gültige und verständliche Bezeichnung, die jedoch bei strikter Durchführung an Zuverlässigkeit die sofortige Signirung in gleichartiges, gleichgefärbtes Papier gepackter und mit gleich-gefärbtem, übereinstimmendem Band geschnürter Packete bei weitem übertrifft. Sie gestattet das Sehen der Unterschiede auf weite

Entfernungen, die Etikettirung dagegen erfordert das deutliche Lesen, infolgedessen ermöglicht das erstere ein schnelleres Arbeiten beim Etikettiren, beim Zusammenstellen der Post- und Bahn-Packete, beim Kontrolliren. — Es ist indessen nicht nur freier Wille, die Packete erst bei Bedarf zu etikettiren, meistens ist es sogar Zwang und zwar dann, wenn, was heute das gewöhnliche ist, die Etiketten die Firma des Auftraggebers oder eine sonstige, nur nicht diejenige des Fabrikanten, tragen sollen. Und wie man die Packete für den blossen Blick bestimmbar macht, so geschieht das jetzt auch fast allgemein mit den Etiketten. Auch sie brauchen nicht mehr gelesen, sondern nur gesehen zu werden. Es ist sehr schwer, unter hundert in Farbe und Zeichnung übereinstimmenden Etiketten mit dem Aufdruck 5% Jodoform-Gaze eine dazwischen gerathene Etikette für 50% Jodoform-Gaze zu entdecken, selbst wenn man von dem stattgefundenen Versehen Kenntniss hat; in den seltensten Fällen aber dürfte der Fehler bemerkt werden, wenn ein solcher Verdacht garnicht vorliegt. Dann wird die 5% Jodoform-Gaze als 50procentige etikettirt und natürlich auch verkauft werden. Das ist ganz und gar ausgeschlossen, wenn sich beide Etiketten in der Färbung unterscheiden, und es genügt vollständig, um die Einheitlichkeit einer Etikette für eine bestimmte Imprägnirung nicht zu stören, die verschiedenen Procentsätze durch eine verschiedene Tönung des Untergrundes des Schildes zu markiren. Das Fehlen oder Vorhandensein einer Null, wie im angeführten Beispiel, macht sich nicht so bemerkbar als eine, sagen wir rosagefärbte Etikette unter hundert mattgrünen. Das fällt sofort auf! — Solche äusseren Merkmale kommen nicht weniger dem Detaillisten zu gute, allerdings nur dann, wenn er Sicherheit hat, dass solche Aeusserlichkeiten einen ganz bestimmten Zweck haben und konstant sind. — Das Einschlagpapier soll glatt und in der Farbe möglichst lichtbeständig sein; ein vollständig lichtechtes Papier stellt sich im Preise meistens zu hoch und ist auch nicht erforderlich, da Verbandstoffe dem direkten Sonnenlicht nicht ausgesetzt werden sollen. Das Papier sei haltbar, aber nicht zu stark, man nimmt für kleinere Packungen gerne eine schwächere, für grosse eine stärkere Qualität. Es liegt das nur im allseitigen Interesse, zumeist in dem des Zwischenhandels, denn das stärkere Papier ist nicht immer das theurere, erhöht dagegen stets das Gewicht der Emballage, und es ist für den Abnehmer, der doch in letzter Linie, auch wenn er portofreie Zusendung erhält, die Portokosten zu bezahlen hat, ein grosser Unterschied, ob von einer bestimmten Packung 90—95 oder 110—115 Packete auf ein Postpacket von 5 kg gehen. Er muss dann eben zehnmal statt neunmal beziehen, um seinen Bedarf zu decken, und zehnmal statt neunmal seine Bestellung aufgeben. —

In gewöhnliches Papier können verpackt werden alle unimprägnirten Verbandmaterialien und von den imprägnirten alle diejenigen, die weder hygroskopische, noch zersetzliche oder flüchtige oder korrodirende Chemikalien enthalten. Selbstredend gilt das nur als allgemeine Richtschnur und man wird davon Ausnahmen machen müssen, wenn auch nur entfernt Umstände vorhanden sind oder eintreten können, die das Aufbewahren in gewöhnlichem Papier nicht räthlich erscheinen lassen, z. B. wenn die Aufbewahrungsräume nicht ganz einwandfrei sind, oder wenn voraussichtlich eine längere Aufbewahrung eintreten wird, wie bei wenig gangbaren Artikeln, oder wenn die Waare für die Tropen bestimmt ist oder dieselben zu kreuzen hat.

Imprägnirte Verbandstoffe, die vielfach in gewöhnlichem Papier dispensirt werden, sind solche mit Benzoesäure, Borsäure, Ichthyol, Pyoktanin, Salicylsäure, Theer, Thonerde- und Zink-Verbindungen, auch die sublimatisirten Jute-, Holzwolle- und Holzwollewatte-Präparate. Letztere werden dann häufig, um sie als mit einem sehr giftigen Stoff präparirt auffallend zu kennzeichnen, in schwarzes Papier gepackt. — Befürworten möchte ich es indessen keineswegs, imprägnirte Verbandstoffe in dieser Art abzugeben; richtiger ist es jedenfalls, solche Verpackung nur auf unimprägnirte Artikel anzuwenden und alle imprägnirten in Pergamentpapier zu hüllen.

Verbandstoffe mit flüchtigen, an der Luft und am Licht zersetzlichen Ingredienzien werden in Pergamentpapier verpackt, vorausgesetzt, dass auch dieses genügt und selbst nicht angegriffen wird, und zwar die lichtempfindlichen Fabrikate in schwarzes. Weisses Pergamentpapier wird gewöhnlich verwendet für solche mit Karbolsäure, Kreolin, Lysol und ähnlichen Präparaten, mit Salol, Sanoform, Thymol, Naphtalin, Perubalsam etc. imprägnirten, und in schwarzes Pergamentpapier werden die jodhaltigen und alle Silber- und Quecksilber-Fabrikate eingeschlagen. In Pergamentpapier können nicht aufbewahrt werden Jodwatte und Eisenchlorid-Präparate, nur kurze Zeit gelagert werden die mit trocknem, gebranntem Gips eingestreuten Binden und Watten. Erstere werden in weithalsigen Gläsern mit Korkstopfen, ordnungsmässig tektirt, abgegeben, letztere gewöhnlich in Blechdosen. —

Wenn ich vorher sagte, die Packformen gelten nur zum Formen, nicht zum Pressen der Wattepackete, so hat das nur auf ihre gewöhnliche Verwendung Bezug. Es ist sehr wohl möglich, mit den Formen scharf gepresste Packete herzustellen und man benutzt sie in dieser Beziehung zum Packen von Watte für den Export. In entsprechender Weise abgeändert, dienen sie auch zur Herstellung der in Frankreich und der Levante bevorzugten Packungen in Cylinderform. — Grössere Presspackete, von 250 g und mehr, formt man in den sogenannten Garnbündel-Pressen. Sie sind für sehr starken Druck eingerichtet und gestatten, die gepresste Watte in der Presse zu schnüren, damit sie die erhaltene Form behält. Das Einschlagen in Papier erfolgt dann ausserhalb der Presse. —

Leinen- und Baumwolle-Charpie, loses Verbandmoos, auch sublimatisirtes, lässt sich sehr gut in den Garnbündel-Pressen komprimiren und verschnüren. Die Verpackung ist handlich und durchaus nicht mehr so voluminös und der gewöhnlichen Unterbringung in Papierbeutel in vielfacher Hinsicht vorzuziehen. Flüchtige Imprägnirmittel werden zusammengehalten, der Luft ist eine geringe Angriffsfläche geboten, ein Hin- und Herreiben der einzelnen Theile und dadurch bewirktes Zerfallen derselben zu Pulver wird vermieden etc. etc. —

Für Pattison's Gichtwatte ist eine besondere Packung eingeführt. Sie wird nicht geschnürt, sondern an den Stirnseiten gesiegelt und nicht in viereckigen Packeten, sondern flach-ovalen Rollen abgegeben. —

Watte in Rollenform, Watte- und Wattemullbinden werden vortheilhaft in Beuteln mit ⨯-förmigem Boden dispensirt. Diese Verpackung ist billig und im Gebrauch sehr bequem; sie ermöglicht es, die Binden in der Umhüllung abzurollen, ohne dass man sie weiter als am Zugende mit den Fingern berührt. —

In solchen aus Pergamentpapier mit dampffestem Leim hergestellten Beuteln lassen sich alle Verbandmaterialien sehr gut sterilisiren, aufbewahren und dispensiren. Es ist das auch hier die billigste und trotzdem doch zuverlässigste Verpackung; sie hat gegenüber den hohen, runden Blech- oder Kartondosen den weiteren grossen Vortheil, dass sich Lücken, unnütze Raumverschwendung stets vermeiden lassen, dass kombinirte Verbände übersichtlicher angeordnet werden können. — Die Beutel werden in folgender Weise dampfdicht geklebt. Guten hellen Köllner Leim, in ganzen Tafeln, übergiesst man in einer flachen Schale mit kaltem Wasser und lässt ohne Umrühren einen Tag oder so lange kühl stehen, bis er zu einer gleichmässigen Masse aufgequollen ist. Diese schmilzt man, nach Entfernung des überstehenden Wassers, im kochendheissen Wasserbade und klebt kochendheiss mit recht dünnem Pinselstrich. Der Leim darf nicht gekocht werden, er wird dadurch dunkler und macht dann die Klebestelle unansehnlich und wird dadurch, ausgetrocknet, spröde. Hat er die richtige Konsistenz und eine Temperatur von 100° C, so genügt ein einmaliges Ueberstreichen mit dem Falzbein, um sofortiges und dauerhaftes Kleben zu erreichen. Man überfährt nun äusserlich mit einem in Formalin getauchten Pinsel einmal die Klebestelle, lässt abdunsten, — und die Leimung ist dampffest. — Sollen solche Beutel zur Aufnahme zusammengesetzter Verbände dienen, so werden die einzelnen Bestandtheile derselben in entgegengesetzter Reihenfolge, als wie sie Verwendung finden, — niemals regellos, — darin untergebracht. Es kommen also z. B. auf den Boden des Beutels die Binden, darüber die Watte, dann die Kompressen und obenauf die zur ersten Reinigung dienenden Tupfer. Ueber das Ganze deckt man zum Schutz etwas reine Watte oder Baumwollecharpie, wie solche beim Putzen der Mullbinden in grossen Mengen als Abfall gewonnen wird. Die Verschlussklappe des Beutels wird dann gleichfalls mit Leim bestrichen, jedoch nicht geschlossen, es wird vielmehr das Ganze im offenen Zustande sterilisirt. Ist das geschehen, so werden die Beutel, einer nach dem andern, dem Sterilisir-Apparat entnommen, die Verschlussstreifen ohne

Verzug über Dampf erweicht und erwärmt, was in einem Moment ausgeführt ist, und mit dem Falzbein andrückt. Der ungefüllte, obere Theil des Beutels wird in bekannter Weise niedergefaltet, er wird mit Band geschnürt, mit Siegeloblate etc. plombirt und etikettirt. Zum Schutz vor äusserer Verletzung ist es rathsam, die Beutel entweder noch einmal in Papier einzuschlagen oder in Kartons zu dispensiren. — Handelt es sich darum, einheitliches Material, wie sterilisirte Verbandwatte, in einfacher, billiger und doch eleganter Weise zu verpacken, so umhüllt man sie in der Packform mit gutem, weissem Filtrirpapier und schnürt mit weissem Bindfaden; man legt dann ein gleich grosses Stück weisses oder hellfarbiges, doch nicht abfärbendes, gewöhnliches Packpapier herum und bestreicht den Schluss desselben mit Leim und nach dem Trocknen mit Formalin. Die Stirnseiten bleiben zunächst offen und werden mit Watte oder Baumwollecharpie gefüttert, dann wird sterilisirt und schliesslich in der Packform die Verpackung beendet. —

Dem Verpacken der Gewebe geht bei unimprägnirten das Vermessen und Legen derselben voraus. Imprägnirte Stoffen sollen, wenn irgend möglich, vor dem Tränken vermessen und alsbald nach dem Trocknen, ehe sie völlig ausgedörrt sind, gelegt werden, gleichviel, ob sie sogleich weiter verpackt werden oder nicht. Die Gewebestücke liegen, wie sie aus der Weberei oder Appretur kommen, stets plissirt in genau 1 m langen Lagen, die sich durch scharfe Kniffe deutlich markiren. Man durchschneidet die Gewebeleiste mit der Scheere und reisst den Stoff. Steht eine Schneidemaschine, wie ich sie schon des öfteren erwähnte, zur Benutzung, so ist die Theilung in ganze und halbe Meter hiermit schneller und sauberer möglich als von der Hand. Ist die Schnittbreite der Maschine kleiner als die ganze Breite des Stoffes, so muss dieser in der Mitte glatt zusammengeklappt werden. Es wird das ganze 40-Meter-Stück unter das Messer gelegt, eingepresst, wenn keine Selbstpressung mit der Maschine verbunden ist und entweder genau in der Mitte durchschnitten, wenn man 1-Meter-Stücke, oder auf je 25 cm vom Faltenrande entfernt durchschnitten, wenn man halbe Meter erhalten will. Man hat im ersten Falle oben und unten 2 glatte halbe, und 39 ganze, in der Mitte gekniffte Meter, im letzten Falle oben und unten 2 glatte viertel, in der Mitte 40 glatte, und an den Seiten einmal 19 und einmal 20 gekniffte halbe Meter, welche durch Einschneiden und Reissen in den Brüchen, ohne weiteres Abmessen, von Hand leicht weiter zu theilen sind. — Der Stoff wird dann gleichmässig gereckt, am besten von zwei Personen; hierbei werden alle losen Fäden und sonstige locker aufliegende Unreinigkeiten sorgfältig entfernt, kleinere Maschinenflecke, die die Fäden durchsetzen, und andere Schmutzflecke ausgeschnitten; grössere machen die ganze Breite des Stoffes an dieser Stelle selbstredend unverwendbar. Solche Stücke müssen dann, nachdem die Flecke ausgeschnitten, zu Kompressen etc. verwendet werden. Nun wird der Stoff, unter stetem Strecken, gelegt, immer nach derselben Richtung, solange bis die Breitseite des herzustellenden Packets erreicht ist, dann wird lose aufgerollt oder mit der Form plissirt. Niemals soll man den Stoff regellos, bald die Länge, bald die Breite falten. In solcher Weise gelegter Stoff müsste beim Gebrauch ganz entfaltet werden, will man ihn nicht beim Anbruch total verschneiden. — Als beste Papierpackung für Gewebe hat sich ohne jeden Zweifel die flache, mit zurückgelegten Dreieckklappen am besten bewährt. Sie erfordert zwar bedeutend mehr Papier als die hohe und kurze, mit Stirnflächen ausgestattete Packetform, raubt dagegen dem Stoff nicht sein glattes und ansehnliches Aeussere. Benutzt man ausserdem den kleinen Kunstgriff, die Schlussklappen nicht nach der dem Ende des Einschlagpapiers zugelegenen Seite, wodurch sich dieses staucht, sondern nach der entgegengesetzten Seite umzulegen, was zur Folge hat, dass das Ende des Einwickelpapieres gespannt wird und nun fest anliegt, so erzielt man einen ungemein staub- und fast luftdichten Verschluss. Derselbe wird dadurch, dass nun auch die Etikette über den Papierschluss geklebt wird, noch dichter. Bei grösseren Längen verbietet sich die flache Packung von selbst. —

Es bedarf wohl kaum eines ausführlicheren Hinweises, dass ebenso wie die verschiedenen Watten auch die verschiedenen Gazen bald in gewöhnliches Papier eingehüllt werden können, bald in Pergamentpapier verpackt werden müssen, dass hier wie dort eine unterschiedliche Farbe sowohl des Papiers, wie der Schnürung angebracht, hier wie dort durch Verpacken in schwarzes Papier Lichtabschluss erforderlich ist. —

Sterilisirte Gazen werden am besten vor dem Sterilisiren plissirt. Sie werden entweder in offenen Pergamentbeuteln mit ×-Boden untergebracht, mit Watte oder Charpie bedeckt, oder sie werden, plissirt, in der Form in Filtrirpapier gepackt, weiss geschnürt, mit gewöhnlichem weissem oder hellem Papier umhüllt etc. etc., sterilisirt und genau so, wie beim Verpacken steriler Watte beschrieben ist, weiter behandelt. —

Gewöhnliche Binden werden, in der Regel zu 10 oder 12 Stück, in gewöhnliches Papier verpackt dispensirt. — Imprägnirte Binden werden zuvor stets einzeln eingehüllt. Man nimmt hierzu weisses Seidenpapier oder sogenanntes Affichenpapier. Dasselbe muss so lang sein, dass die Enden reichlich übereinander schlagen und so breit, dass es 4—5 cm beiderseits, bei längeren oder stärkeren Binden noch reichlicher, über die Binde hinausragt. Nachdem diese eingerollt, ergreift man mit beiden Händen die vorspringenden Enden der Rolle und dreht sie nach entgegengesetzter Richtung strickförmig zusammen. Die „Schwänze" werden mit der Scheere gekürzt und angedrückt. Inhaltsbezeichnung und Firma werden entweder direkt dem Einschlagpapier aufgedruckt oder einem besonderen, das Ganze umschlingenden Papierstreifen. —

B. Die Verpackung in Kartons (Faltschachteln).

Wenn ich in der Ueberschrift die Verpackung in Kartons im allgemeinen mit derjenigen in Faltschachteln identificire, so geschieht das aus dem Grunde, weil fast einzig und allein die letzteren in Frage kommen. — Es werden zwar auch Deckelkartons zum Verpacken der Verbandmaterialien verwendet, doch in der Hauptsache, wegen ihres höheren Preises, nur selten und für die pharmacia elegans. Sie schliessen meistens so gut, dass das Umkleben mit einem besonderen Verschlussstreifen sich erübrigt und eine einfache Verschnürung genügt. Ist das Innere glatt und sauber, — gewöhnlich ist es sogar mit Glanzpapier ausgefüttert, — so ist es sogar überflüssig, die Verbandstoffe zuvor in Papier einzuschlagen. — Bei den Faltschachteln dagegen muss dies stets geschehen; ihre Schlussklappen sind Staubfänger, sie schliessen niemals so dicht, dass sie das Eindringen von Staub verhindern. Ausserdem sind dieselben aus ordinärer Holz- oder Lederpappe gefertigt und höchstens aussen cachirt, mit glattem Papier bezogen, innen niemals gefüttert und rauh. Die Brüche sind entweder gepresst, was, weil reinlicher, unbedingt vorzuziehen ist, oder geritzt, gefräst und in diesem Falle durch Pappespähnchen dauernd verunreinigt. Wenn sie auch vor dem Verpacken entfernt werden, es lösen sich bei jeder Bewegung des Kartons neue und haften dann den Verbandstoffen an. Nach alledem können die Faltschachteln als Einschlagmaterial, im eigentlichem, engeren Sinne des Wortes, für jene nicht gelten. Sie können und dürfen nur eine Schutzhülle für in Papier emballirte Verbandstoffe sein. Zu dem Zweck sind sie allerdings vorzüglich geeignet. Sie sind billig, ziemlich widerstandsfähig und verlieren nicht so leicht ihre Façon, sind elegant, — aber auch sehr schwer und erhöhen aus diesem Grunde die Portokosten um ein Bedeutendes. Es ist ferner leicht, sie in allen möglichen Farben herzustellen. Da sie an sich schon den Inhalt vom Licht abschliessen, ist es unnöthig, die lichtempfindlichen Materialien vorher in dunkles Papier einzuschlagen. Man verwendet hierzu gewöhnlich dünnes Affichenpapier, formt die Packete nicht in der Presse, sondern oberflächlicher mit der Hand und schnürt sie auch nicht. — Der Verschluss der kleineren Kartons ist noch leidlich dicht und haltbar, jedoch auch nur dann, wenn er an den kleinen Stirnseiten angebracht ist, bei grösseren dagegen ist er meist recht undicht, er steht ab und springt, weil elastisch, bei seitlichem Druck auf die Kartons leicht auf. Um das zu vermeiden, werden sie entweder geschnürt, wozu sich Bindfaden, weil er die minderwerthige Holzpappe leicht durchschneidet, weniger eignet als Band, — oder es werden die Verschlüsse mit kleineren Etiketten, welche dann gewöhnlich das Gewicht oder das Maass des Inhalts angeben, verklebt, — oder sie werden verniethet, ein weniger empfehlenswerther Verschluss, da er nicht anders geöffnet werden kann, als dass die Verschlussklappe zerreisst. — Bei kleineren, gut schliessenden Kartons ist also eine besondere Fixirung des Verschlusses nicht gerade erforderlich, unbedingt aber bei grösseren. —

Alle Materialien, welche bei der einfachen Papierverpackung als Hülle Pergamentpapier verlangen, müssen dasselbe auch in den Kartons erhalten, doch darf es wegen des vorhandenen äusseren Schutzes bedeutend weniger stark sein. —

Unimprägnirte Binden und andere Artikel, welche für gewöhnlich mit der Wunde nicht in direkte Berührung kommen, überhaupt alle solche, welche nur in der Peripherie des Verbandes Verwendung finden, werden in der Regel nicht erst in Papier eingewickelt, sie werden ohne weiteres in Faltschachteln untergebracht. Imprägnirte Binden dagegen müssen vorher einzeln eingewickelt werden, es genügt nicht, dass sie allgemein nur in eine Papierhülle kommen, da sie nur in Ausnahmefällen sämmtlich auf einmal verbraucht werden. —

Was beim Verpacken der Verbandstoffe in Papier über die Annehmlichkeit und Zweckmässigkeit einer den Inhalt nach Art, Qualität und Procentuirung unterscheidenden Färbung der Einschlagpapiere, der Schnürung und Etiketten gesagt wurde, gilt in gleichem Maasse von den Faltschachteln. —

Zur Aufnahme sterilisirter Materialien können sie nur in sehr beschränktem Maasse dienen, da sie die feuchte Wärme des Sterilisirapparats nicht vertragen. Nur als Schutzhülle für die Pergamentbeutel, nachdem diese nach vollendetem Sterilisiren luftdicht verschlossen wurden, können sie in Betracht kommen. Hier sind sie sogar, weil derber, überall aufstellbar, der Papier-Emballage vorzuziehen, doch müssen Pergamentbeutel und Faltschachtel sich auf derselben Seite öffnen lassen. —

Sehr guten Schutz gewähren sie ferner den in Pergamentpapier verpackten Gips-Binden und Gips-Wattebinden.

C. Die Verpackung in Dosen.

I. Blechdosen.

Die gewöhnlichste Art der Blechdosen sind die aus dünnem verzinntem Eisenblech mit übergreifendem Deckel maschinell hergestellten, runden Dosen, deren Deckel aus einem Stück gestanzt und deren Mantel zusammengefalzt und mit dem Boden durch Falz vereinigt sind. Dosen in dieser primitiven Machart genügen indessen keinesfalls zur luft- und wasserdichten Aufbewahrung — und deswegen greift man doch eben zu den Blechdosen, — von Verbandstoffen und es ist durchaus erforderlich, dass die Falze verlöthet sind. In solcherweise fabricirte Dosen werden in der Hauptsache Gipsbinden verpackt (siehe unter Gipsbinden!), sodann kreisförmig gestanzte, lose Watte, Wattefilz und Kompressen, ferner imprägnirte Gazebinden und vor Allem Jodoform- und Karbolsäure-Gazebinden, — also die starkriechenden. Schützt diese Verpackung die Binden auch sicher vor der Einwirkung von Luft, Licht und Feuchtigkeit, so ist sie in dem besonderen Falle nicht sehr praktisch, wo der Binde nur Bruchtheile entnommen werden sollen. Denn da sie in der Dose aufrecht steht, kann sie nicht abgerollt werden und muss zum jedesmaligem Gebrauch herausgenommen werden. — Diesen Uebelstand vermeiden die Doppel-Schlitzdosen, zwei gewöhnliche Blechdosen, welche bequem in einander passen, und von denen die innere im Mantel einen senkrechten Schlitz zur Durchführung der Binde aufweist. Die äussere Dose hat nur den Zweck, das aus der inneren hervorragende Ende der Binde vor Luft, Licht, Staub etc. zu bewahren. — Auch Gazen, unimprägnirte wie imprägnirte, vielfach zusammengelegt und dann gerollt, werden gerne in dieser Art verpackt, um davon je nach Bedarf selbst Kompressen schneiden zu können.

Wegen ihrer grossen Haltbarkeit und der dadurch bewirkten Sicherheit, den Inhalt fast unbegrenzt in verändertem Zustande aufbewahren zu können, spielen die Blechdosen bei der Fabrikation und Lagerung steriler Verbandmaterialien eine sehr wichtige Rolle.

Früher wurden die Dosen, nachdem sie in gefülltem Zustande sterilisirt, von Hand gelöthet und dann noch einmal nachsterilisirt, um während des Verlöthens etwa eingedrungene Keime zu tödten. Dies Verfahren schlägt man im Kleinen noch vielfach ein und ersetzt dann das Verlöthen durch Umlegen eines Gummibandes. — Ein sehr grosser Uebelstand bei den gelötheten Dosen war der, dass sie schwierig zu öffnen waren, nur mit Hilfe geeigneter Instrumente unter Anwendung grosser Gewalt. Dem suchte man durch Einführung des Abreissstreifens zu begegnen. Man löthete, nachdem die Dosen mit Inhalt sterilisirt und die Deckel aufgesetzt waren, einen Blechstreifen mit Griffring über Deckelrand und Mantel. Doch wurde bei diesem Löthen von Hand, zumal es schnell von Statten gehen musste, sehr häufig der Blechstreifen zu fest angelöthet, dass er sich entweder nicht abreissen liess oder zerriss; das Verlöthen nahm noch längere Zeit in Anspruch als früher, wodurch nicht nur eine Vertheuerung eintrat, sondern auch die Gefahr einer erneuten Inficirung der Verbandstoffe sich vergrösserte, die Zuverlässigkeit des Sterilisirens sich verminderte.

Jetzt benutzt man allgemein Blechdosen, deren Konstruktion die folgende Zeichnung erläutert und ein Verschlussverfahren, das sich principiell von dem früheren unterscheidet.

Der oben und unten rechtwinklig umgebördelte cylindrische, — oder rechtwinkelige und dann mit abgerundeten Ecken ausgestattete Mantel C der Dose besteht aus zwei übereinandergreifenden Theilen c und d, welche äusserlich durch den aufgelötheten Blechstreifen b mit Anfassring hermetisch verbunden sind. A und B veranschaulichen die losen Deckel und Böden;

sie sind gleichfalls rechtwinkelig gebördelt und haben auf der Innenseite eine schmale Gummidichtung a. Der Cylinder C wird mit den Verbandmaterialien beschickt, und gilt über die Anordnung derselben, was Seite 248 gesagt ist. Die Enden werden mit Filtrirpapier bedeckt, das sowohl den Inhalt vor Beschmutzung, als vor dem Herausfallen schützen soll. Deckel und Boden werden vorläufig nicht aufgesetzt, jedoch gleichzeitig mit den Hülsen sterilisirt. Ist die Sterilisation beendet, so werden die Dosen im Sterilisator mit Deckel und Boden, die man nur auf der Aussenseite mit den Händen berührt, geschlossen und nochmals kurze Zeit gedämpft. Sie werden dann sofort, nach einander dem Sterilisationsapparat entnommen, mittels Falzmaschine vollends luftdicht geschlossen. Die Maschine arbeitet in der Weise, dass die Dose in eine äusserst schnelle, rotirende Bewegung gesetzt und während derselben dem oberen Bördel eine Zange genähert wird, deren Klauen je eine sich um ihre Achse horizontal drehende Scheibe bilden. Dabei legt sich das Bördel des Deckels zunächst wagerecht und fest an dasjenige der Hülse und dieses wird gegen den Gummiring gedrückt. Eine entsprechende Bewegung der Zange biegt die vereinigten Bördel etwas nieder und eine andere Rolle drückt sie endlich fest gegen die Hülse. Der absolut hermetische Verschluss hat nun das Ansehen wie es in vorstehender Figur bei D gezeichnet ist. — Ueber haltbaren Etikettenkleister für Blechdosen habe ich schon bei Gelegenheit der Gipsbinden gesprochen.

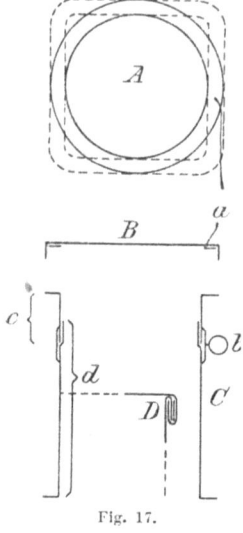

Fig. 17.

II. Blech-Karton-Dosen.

Das Streben der Verbandstoff-Fabriken in den letzten Jahren nach immer weiterer Verbilligung der Verbandstoffe richtete sich — nachdem der Verbrauch der sterilisirten eine so ungeahnte Ausdehnung genommen und die Verbandmaterialien selbst wohl auf dem denkbar niedrigsten Preis angekommen, so dass hier ein weiterer Preisnachlass ausgeschlossen war — vornehmlich gegen die eben beschriebene theure Blechverpackung. Und es muss anerkannt werden, dass es auf diesem Wege der Technik wirklich noch gelungen ist, Mittel und Wege zu finden, um billiger als bisher fabriziren zu können. Es ist unstreitig, dass durch Einführung der billigeren und hocheleganten, kombinirten Blech-Karton-Dosen den bis dahin das Gebiet der sterilen Verpackung beherrschenden Blechdosen ein gewaltiger Konkurrent erwachsen ist.

Im Aeussern unterscheiden sie sich von den Blechdosen nur durch den beiderseits gebördelten, schwach crêmefarbigen, mit dampffestem Leim geklebten Manilakarton-Mantel, der an Stelle des Blechmantels getreten, sonst aber wie dieser aus zwei übereinandergreifenden Theilen, welche durch einen Abreisszeugstreifen hermetisch und dampffest verbunden sind, besteht.

Die Blechdeckel resp. Böden, A in nebenstehender Figur, sind glatte, oder des gefälligeren Aeusseren wegen gemusterte, sonst einfache, kreisrunde Blechscheiben, die weder gebördelt sind, noch eine Gummidichtung tragen, was ihre Herstellung wesentlich vereinfacht und ihren Preis erniedrigt. Der Verschluss zwischen Deckel und Boden einerseits und Cylinder B anderseits wird wie bei den vorigen Dosen auf der Falzmaschine ausgeführt, nur dass hier die Verwendung der Zange überflüssig ist. Die Deckelränder werden nur durch einen Druck mit einer rollirenden, gekehlten Rundscheibe, von der Form C, um das Bördel des Cylinders gelegt und an diesen angedrückt. D und E der vorstehenden Zeichnung geben ein Bild von dieser Arbeitsleistung und zeigen zugleich, wie das Bördel des Pappencylinders als Dichtungsmaterial ausgenutzt wird. — In gleicher Weise lassen sich viereckige Dosen, doch nur mit abgerundeten Kanten herstellen. — Einen Nachtheil haben sie, gegenüber ganz aus Blech gefertigter Dosen, indessen doch. Lassen sich diese, unbeschadet der Haltbarkeit ihres Inhaltes, so gut wie unbegrenzt in feuchter Luft aufbewahren, so gilt das Gleiche nicht im selben Maasse von den Blech-Karton-Dosen. Sind auch Kartonmantel, Leimung und Falze wasserdicht, so wird der Karton doch in feuchter Luft feucht, zwar langsam, aber doch die ganze Masse durchdringend. Deshalb rathe ich entschieden ab, diese Dosen zur Aufbewahrung stark hygroskopischer Verbandmittel, so z. B. der Gipsbinden zu benutzen, wenn es sich um voraussichtlich längere Lagerung und solche in nicht sehr trockenen Räumen handelt.

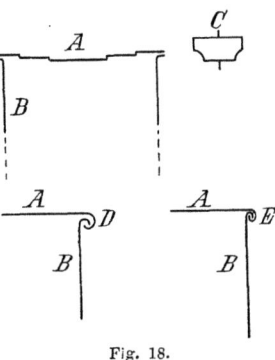

Fig. 18.

Aus gleichen Materialien lassen sich auch die früher erwähnten Doppel-Schlitzdosen anfertigen.

Werden die Dosenmäntel aus farbigen, cachirten Holzpappen gearbeitet, so werden die Dosen sehr viel zur Aufnahme nicht sterilisirter, imprägnirter wie unimprägnirter Verbandstoffe, an Stelle der Faltschachteln, in Gebrauch genommen. Doch ist die Verbindung der Deckel mit den Hülsen selten eine so exakte, wie bei den eben geschilderten, aus schmiegsamem Manilakarton hergestellten; Holzpappen lassen sich sehr schlecht oder gar nicht bördeln, sie brechen bei dieser Arbeit, und der Blechrand legt sich hier nur dem Pappencylinder von aussen an, ohne ihn soweit mitzunehmen, dass er widerstandsfähig und abdichtend zwischen zwei Blechschichten zu liegen kommt. Die Verbindung zwischen Deckel und

Cylinder ist infolgedessen eine lockerere als bei den vorigen Dosen. — Ihr Aeusseres präsentirt sich sehr vornehm, dagegen zeigen sie im Uebrigen alle die Nachtheile, welche die runde, hohe Dosenpackung überhaupt hat.

III. Karton-Dosen.

Der Versuch, die Blech-Karton-Dosen durch noch billigere, nur aus Karton gefertigte, bei denen also auch Deckel und Böden aus Karton gearbeitet sind, zu ersetzen und als Behälter für sterilisirte Verbandstoffe zu benutzen, muss bis heute als misslungen angesehen werden. Was hierin als Ersatz bisher in den Handel gekommen, kann weder die Bezeichnung „Ersatz", noch „brauchbar" beanspruchen.

In erster Linie sind das Karton-Dosen mit Deckeln und Böden aus gestanzter Lederpappe. Da sie mit der Presse in der Hitze nur gestaucht werden, gehen sie in feuchter Wärme wieder auf: der übergreifende Rand steht dann nicht mehr im rechten, sondern im stumpfen Winkel zu der Deckelfläche und er kann sich nun nicht mehr dem Mantel fest anlegen. Bei so verpackten sterilisirten Verbandstoffen sind entweder Deckel und Böden **nicht** in strömendem Wasserdampf sterilisirt, oder die Dosen sind im **geschlossenen** Zustande, nachdem Deckel und Böden dampffest aufgeleimt waren, gedämpft. Von einer Einwirkung des Dampfes auf das Innere der Dosen, von einer Sterilisation der Verbandstoffe durch strömenden Wasserdampf kann dann nie und nimmer die Rede sein. — Zum Verpacken gewöhnlicher Verbandstoffe, nicht sterilisirter, sind diese Dosen wohl zu gebrauchen.

Des Weiteren muss ich hier der Karton-Dosen Erwähnung thun, bei denen Deckel und Böden aus zwei, oder vielmehr drei Theilen bestehen, dem kreisrunden Deckelteller, dem zu demselben senkrechten Rand und einem schmalen, gerieften Blechring, welcher in der Riefe beide vereinigt, aber niemals hermetisch schliessend, — dazu ist die Druckfläche viel zu gering. Dosen mit solchen Deckeln sind gleichfalls ungeeignet zur Aufnahme steriler Verbandstoffe.

D. Die Verpackung der Nähmaterialien.

Die Verpackung der Nähmaterialien unterscheidet sich so wesentlich von derjenigen der übrigen Verbandstoffe, dass ich es für gerechtfertigt hielt, dieselbe einer besonderen Besprechung zu unterziehen.

I. Catgut.

Das rohe Catgut kommt im grossen in Fäden von 2,5—3 m Länge, vereinigt zu Ringen oder Zöpfen, in etwa 6—8 Stärken in den Handel. Im Kleinverkauf giebt man jedem einzelnen Faden die Ringform und befestigt daran ein Anhängeschild, welches die Stärke des Fadens angiebt.

Mit Sublimat oder Karbol- und Chromsäure präparirtes Catgut wird sofort nach dem Trocknen entweder auf Glas- oder Holzröllchen gespult. Letztere sind aus gutem Ahorn- oder Buchenholz gedrechselt, 3,5—4 cm lang, haben einen Durchmesser von 5—7 mm und Endscheiben mit ca. 12 mm Durchmesser. Die Glasröllchen weisen dieselben Maasse auf.

Karbolsäure-Catgut, mit Karbolöl-Emulsion bereitet, lässt man auf dem Glastrichter möglichst abtropfen und spult dann wie die vorigen. Je besser das Oel abgelaufen ist, umso weniger unsauber ist die Arbeit.

Wachholderöl-Catgut wird nach dem Verdrängen des Oels durch Glycerin gleichfalls auf dem Glastrichter ablaufen gelassen und dann gespult.

Alle genannten Catgut-Arten kommen, so aufgerollt, in die Aufbewahrungs-Flüssigkeiten, welche sich am besten in braunen, weithalsigen Glasstöpselflaschen befinden. Es sollen darin die Röllchen von der Flüssigkeit stets bedeckt sein. — Im Anfang schwimmen sie gewöhnlich, die mit trockenem Catgut umwickelten stets, obenauf, und erst in dem Maasse, wie sich Röllchen und Catgut durchtränken, sinken sie unter. — In Sublimatspiritus aufbewahrtes Catgut bekommt mit der Zeit ein eigenthümliches, milchigweisses Aussehen, und die Flüssigkeit trübt sich durch ebenso gefärbte Schleimflocken, — in losem Zusammenhalt gewesene Oberflächentheile des Catgutfadens, die durch Quellen und chemische Einwirkung des Sublimats sich lockerten, zersetzten und lösten. Diese schmierigen Partikel schlagen sich auch auf die Catgutrollen nieder, aber niemals dürfen sie in solchem Zustande zum Versand gelangen. In solchem Falle schüttet man den ganzen Inhalt des Vorrathsgefässes auf einen Glastrichter, filtrirt die abgelaufene Flüssigkeit, reinigt die Röllchen durch Hinundherrollen zwischen Filtrirpapier und giesst die klare Lösung wieder darüber. Man wiederholt diese Procedur nöthigenfalls, bis der Sublimatspiritus blank bleibt. — Beim Karbolsäure-Catgut kommen Trübungen oder Ausscheidungen nicht vor. —

Die Catgut-Rollen werden gewöhnlich einzeln, in kleinen, braunen Weithalsgläschen, die nicht grösser und weiter, als eben nothwendig ist, sind, mit der zur vollständigen Bedeckung erforderlichen Menge der klaren Aufbewahrungsflüssigkeit dispensirt. Die Verschlusskorken, vorher scharf und weich gepresst und fest eingedrückt, werden mit nassem Pergamentpapier tektirt. Eine Etikette mit genauer Bezeichnung der Imprägnirung und der Stärke des Fadens vervollständigt die Ausstattung. —

Um sterilisirtes Catgut trocken aufzubewahren, verfährt man in folgender Weise. Die Catgut-Röllchen werden bei einer nicht über 50—60° C hinausgehenden Temperatur im Trockenschrank ausgetrocknet, dann im Becherglase mit Cumol übergossen und im Sandbade auf 160° C erhitzt und eine halbe Stunde bei dieser Temperatur gehalten. Hierauf bedeckt man das Gefäss mit steriler Watte, lässt erkalten, wäscht mit Benzin das Cumol aus und bringt die feuchten Röllchen in die noch warmen, im Heissluft-Sterilisator keimfrei gemachten Gläschen; diese bleiben dann noch einige Zeit im Sterilisator bei gelinder Wärme, damit der Rest des Benzins verdunstet, und werden dann sofort mit sterilen Korken verschlossen, tektirt und etikettirt.

Eine sehr ansprechende und praktische Verpackung ist diejenige nach Dr. Vömel. Das Catgut befindet sich hier nicht auf einer Rolle, aus Holz oder Glas, sondern ist lose in auf- und absteigenden Spiralen gerollt. Vollständig bedeckt von antiseptischer Flüssigkeit steht die Rolle in einem Gläschen, das durch zwei Gummistopfen, am Beginn und Ende des Flaschenhalses, geschlossen ist. Das Ende des Catgutfadens ist durch den inneren Stopfen hindurchgeführt und mündet in den Raum zwischen beiden Gummistopfen, in antiseptischer Lösung. Beim Gebrauch wird nur der äussere Stopfen geöffnet und das Ende des Catgutfadens mit der Pincette ergriffen und vorgezogen. Man schneidet am Glasrande den Faden ab und verschliesst das Glas wieder mit dem Stopfen, so dass der nicht gebrauchte Antheil weder mit der Luft in Berührung kommt, noch seinem sterilen Medium entnommen zu werden braucht.

II. Seide und Zwirn.

Nähseide kommt in Docken von beliebiger Fadenlänge, in Stängelchen und Bobinen von 2,0 und 5,0 g in den Handel, von denen sich die beiden letzteren ohne weiteres zur Abgabe eignen. Die Stängel werden einfach in Papier dispensirt, die Bobinen am vortheilhaftesten in zweitheiligen Gelatinekapseln (capsulae operculatae). Man durchlocht dieselben an einem Ende, zieht den Faden hindurch und befestigt das Ende desselben über der Ausmündung mit einer kleinen Etikette, welche die Stärke der Seide angiebt. Hüllt man diese Kapsel in eine zweite, etwas grössere, so ist auch das Fadenende geschützt, und man hat einen äusserst billigen Aufbewahrungsbehälter, aus dem sich die Seide abrollen lässt, ohne den unverbrauchten Theil der Beschmutzung auszusetzen.

Lose Seide in Docken, sowie Zwirn, werden auf eine Garnwinde gespannt, auf Kartons gewickelt und in Papier eingeschlagen.

Die imprägnirten Seiden kommen gewöhnlich trocken, auf Holz- oder Glasröllchen, in Gläsern, wie imprägnirtes Catgut, in den Handel. Ist Seide in Bobinenform mit Antisepticis präparirt, so ist auch für sie die Gelatine-Kapsel die einfachste und billigste Verpackung, doch ist es nöthig, für lichtempfindliche Präparate, für Sublimat-Seide, gelbgefärbte Gelatine-Kapseln zu verwenden. — Desgleichen kommt die Vömel'sche Packung, die ich beim Catgut beschrieb, für Seide in Anwendung.

III. Fil de Florence (Seidenwurm-Darm).

Die Dispensation geschieht in einzelnen Ringen oder in Zöpfen von 10—12 und 25 Fäden, eingeschlagen in Papier.

E. Verband-Päckchen, -Taschen, -Schränke.

Es liegt nicht in meiner Absicht, hier eine Beschreibung aller möglichen Verband-Päckchen, -Taschen, -Kästen und -Schränke zu geben, — Inhalt, Form und Anordnung derselben bis ins Kleinste zu beschreiben, das würde ganz zwecklos sein, denn diese drei Faktoren hängen von so vielerlei Umständen ab, und nicht zum wenigsten von dem Geschmack des Auftraggebers, dass sich eine ein für allemal gültige, empfehlenswerthe oder zweckmässige Zusammenstellung, Gestalt und Ausstattung der „Verbandstoff-Apotheke" nicht geben lässt; wohl aber lassen sich allgemeine Vorschriften oder Winke geben, deren Befolgung bei der Einrichtung von Vortheil sein dürfte.

Alle Behälter sollen staubdicht schliessen; die grösseren Kästen sollen verschliessbar und mit Handhabe ausgerüstet sein, damit sie leicht und sicher transportabel sind. — Ein grosser Vortheil ist es stets, wenn sie so wenig Raum wie möglich einnehmen. Aus dem Grunde müssen alle Materialien so fest, wie es angeht, gepackt sein. Es empfehlen sich hier also von selbst Wattefilz und Wattepressrollen, nicht minder die plissirte Packung. — Alle Verbandmaterialien sollen sorgfältig emballirt und deutlich etikettirt sein. — Mehrere kleine Packete sind stets einem grösseren derselben Gattung vorzuziehen, um angerissene Päckchen nach Möglichkeit zu vermeiden. — Packete desselben Inhalts dürfen über einander geschichtet werden, fremdartige sollen sich nicht verdecken, es soll, mit anderen Worten, der Inhalt des Kastens etc. mit einem Blick übersehen werden können. Ist das nicht anders zu erreichen, so wird bei Kästen ein Theil der Verbandstoffe im Deckel haltbar untergebracht, oder es werden Schiebefächer oder dergleichen eingerichtet. — Empfehlenswerth ist die Etikettirung der einzelnen Packete auf allen Seiten. — Sind sie geschnürt, so soll der Bindfaden oder das Band nicht durch Knoten, sondern durch Schleifen mit langen Enden geschlossen sein. — In allen Verbandpäckchen etc., welche nicht nur fertig zugerichtete Verbände, sondern nebenbei oder allein nur die Materialien zu einem herzustellenden Verband enthalten, sollen alle dazu erforderlichen Hülfsmittel, als Scheere, Nähnadeln und Zwirn, Stecknadeln, Sicherheitsnadeln vorhanden sein, ja wenn möglich, auch Feuerzeug und Kerzen, da sie gewöhnlich bei plötzlichen, nächtlichen Unglücksfällen entweder nicht zur Stelle sind oder in der Aufregung nicht gefunden werden. — Seife, Handbürste und Rasirmesser sollten in keinem grösseren Verbandkasten fehlen. — Ferner sind in jedem der letzteren Art zwei Inhaltsverzeichnisse nöthig, eines alphabetisch geordnet, das andere in einen Situationsplan eingezeichnet. Es erleichtert das ganz wesentlich das Auffinden der gewöhnlichen Materialien und den Ueberblick über die überhaupt vorhandenen. — Eine kurze Gebrauchsanweisung im Inhaltsverzeichniss wird dem Laien ausserdem sehr erwünscht sein.

Würden diese, in langjähriger Praxis bewährten Regeln in Einklang mit den Zwecken gebracht, denen ein Verband-Päckchen, -Kasten oder dergleichen dienen soll, so würden davon bei Weitem weniger unzweckmässig eingerichtete und gefüllte im Handel sein. Es ist kaum glaublich, was in dieser Beziehung hergestellt wird. Undichte Kästen mit lockeren, nicht eingewickelten Lagen Watte und Mull, offenen Tampons und losen Binden, wie man sie so häufig — und in welchem Zustande nach einiger Gebrauchszeit zu Gesicht bekommt, sind doch keine Verbandkästen, enthalten doch keine brauchbaren Verbandstoffe, oder sind solche Kästen, die so vielerlei und so wenig von jedem einzelnen enthalten, dass man unwillkürlich daran denken muss, wer vieles bringt, bringt jedem etwas — oder nichts, zu etwas anderem verwendbar als zur Befriedigung einer Spielerei?! Es sind doch gewöhnlich ernstere Beweggründe, welche zur Anschaffung einer „Verbandstoff-Apotheke" Veranlassung geben! Und welches sind diese?

I. Man möchte bei kleineren Unfällen, wie sie tagtäglich im gewöhnlichen Leben vorkommen, deren Geringfügigkeit indessen die Zuziehung eines Arztes ganz überflüssig erscheinen lässt, reines, zweckmässiges Verbandmaterial in einem nur hierzu bestimmten Behälter an einem besonderen Platze beisammen haben. Man hätte wohl geeignetes Material, aus Wäscheabgängen etc. bestehend, im Hause, aber man will solches doch lieber nicht benutzen, denn man hat so oft und so viel in den Zeitungen von Wundinfektionen durch Uebertragung aus Wäsche und von Bacillen gelesen, dass man doch eigens präparirtes Verbandzeug der Sicherheit wegen vorzieht.

Nicht die Sucht zu kuriren, sondern der Sinn für Ordnung und Reinlichkeit ist hier das Motiv, welches der Einrichtung des Verbandkastens zu Grunde liegt.

Bei einer solchen Hausapotheke käme es nicht so sehr darauf an, mit dem Raume zu sparen, als vielmehr den so mannigfaltigen Bedürfnissen Rechnung zu tragen; sie müsste etwa die folgenden Sachen enthalten:

1. Einige Tampons aus 10% Borsäure-Watte, zum Reinigen der Wunden unter Beihülfe von abgekochtem Wasser.
2. Einige Viertelmeter Kompressenmull, zum Bedecken der gereinigten Wunde.
3. Einige 10-Gramm-Packete Verbandwatte oder 10% Borsäure-Watte zum Polstern des Verbandes.
4. Zwei Kalikobinden von 6 und 8 cm Breite und 5 m Länge, zum Befestigen des Verbandes.
5. Ein kleines Glas Penghawar-Djambi-Watte, zum Blutstillen, als Ersatz der leicht zersetzlichen Eisenchlorid-Watte.

6. Ein oder zwei dreieckige Tücher, von denen mindestens eins Abbildungen trägt, als Armtragetuch etc.
7. Eine Dose Gummiheftpflaster, 4 cm breit und 1 m lang, zum Befestigen kleiner Verbände.
8. Ein Kouvert Englisch Pflaster, zum direkten Verkleben kleiner Wunden.
9. Einen Topf Vaseline oder dergleichen, gegen Wundsein, Verbrennungen etc.
10. Eine Dose Streupulver, Lycopodium oder sonstiges, wenn kleine Kinder in der betreffenden Familie sind.
11. Etwas Guttapercha- oder Verbandpergamentpapier, bei nassen Verbänden oder feuchten Umschlägen als Schutzhülle zu verwenden.
12. Einige Kataplasmen zu warmen Brei-Umschlägen
13. Einen Macintosh-Eisbeutel, zum Kühlen bei Kontusionen etc.
14. Eine Scheere, ein Knäuel weisses Baumwollegarn, und auf einem Tuchstreifen unterschiedliche Näh-, Steck- und Sicherheitsnadeln.
15. Ein Inhaltsverzeichniss, eine Gebrauchsanweisung.

Eine desinficirende Flüssigkeit halte ich für unnöthig; auf alle Fälle möchte ich aber abrathen, Karbolsäure, Lysol oder Sublimatpastillen der Verband-Apotheke beizugeben. Soll dieselbe durchaus ein Antisepticum enthalten, so gebe man eine Flasche essigsaure Thonerdelösung oder eine Dose pulverisirte Borsäure, die beide wenigstens niemals Unheil stiften können.

II. Es kommt darauf an, für leichte Verletzungen, deren ordnungsmässige Abwartung aufgeschoben und gelegentlich ausgeführt werden kann einen Schutzverband und für schwerere einen Nothverband stets bei der Hand zu haben.

a) Handelt es sich hierbei, wie beim Militär, bei Jägern, und überhaupt Sportsleuten um einen Fall bei einer Person, so ist ein möglichst wenig Raum beanspruchender, fertiger Verband, der jedoch die verschiedenartigste Verwendung zulassen muss, das hauptsächlichste Erforderniss.

Je ein quadratisches Stück Sublimatgaze, Verbandwatte und Verbandpergamentpapier, 10 × 10 cm lang und breit, werden in derselben Reihenfolge übereinander gelegt und mittels einer durchgehenden Naht mit dem Anfang einer 6 cm breiten und 5 m langen Mulbinde verbunden. Eine Sicherheitsnadel verhindert das Aufrollen der Binde. Ein Röhrchen mit einigen Gramm Jodoformpulver und eine Dose 4 cm breites und 1 m langes Gummi-Heftpflaster vervollständigen den Inhalt des Verbandpäckchens, das mit Pergamentpapier, wasserdichtem Segeltuch oder Oelleinen staub- und wasserdicht umhüllt wird.

b) Soll der Bestand an Verbandmaterialien nicht nur für eine Person und einen Unglücksfall ausreichen und auch im Anbruch besser verwerthbar sein, wie das meist von Touristen gewünscht wird, so sieht man ganz von einem fertigen Verband ab und giebt dem Behälter die Taschenform, alle Theile möglichst flach packend. Der Inhalt setzt sich aus folgendem zusammen:

1 Kouvert Wattefilz, 2 Tafeln von 6 × 10 cm.
1 Kouvert Sublimat-Gazekompressen, 10 Stück von 10 × 10 cm.
1 Mullbinde, 6 cm breit und 5 m lang, gelegt, nicht gerollt.
1 dreieckiges Tuch mit Abbildungen.
1 Kouvert Penghawar-Djambi-Watte.
1 „ Gummi-Heftpflaster.
1 „ Englisches Pflaster.
1 Zinntube mit Vaseline.
1 Scheere.
1 Inhaltsverzeichniss und Gebrauchsanweisung.

(Legt man diesen Sachen einige Verbände, wie ich sie unter IIa angeführt habe, bei, so dürfte das Ganze ausreichendes Material für eine Feuerwehr-Verbandtasche darstellen).

c) Die Verbandmittel sollen zu allen möglichen Schutz- und Nothverbänden dienen, wie solche die verschiedenartigsten Verletzungen der mannigfachen gewerblichen und Verkehrs-Betriebe erforderlich erscheinen lassen. In solchen Fällen müssen die Kästen neben fertigen Verbänden, deren Zahl und Grösse, und neben allen hauptsächlichen losen Verbandmitteln, deren Qualität und Quantität von der Natur und der Grösse des Verwendungsbereiches abhängig ist, sowohl alle zur Vorrichtung der Verbandmaterialien nothwendigen Hülfsmittel als auch alle zur Ausführung einer kleineren oder grösseren Operation erforderlichen Utensilien, vor allem Nähmaterialien, Schienen, Spülkanne, Instrumentenschale etc. enthalten. Für die weitere Art der Ausrüstung ist die Natur des Betriebes massgebend, in welchem der Verbandkasten aufgestellt werden soll, denn ebenso verschieden wie solche Betriebe sind die hauptsächlichsten Berufsunfälle und die Mittel zu ihrer Linderung oder Heilung. Aus dem Grunde schreiben die einzelnen Berufsgenossenschaften und grösseren Betriebsdirektionen Form und Grösse, sowie Inhalt nach Art und Menge, und selbst die innere Einrichtung der Verband- und Rettungs-Kästen genau vor, so dass es sich erübrigt, darauf hier näher einzugehen.

Sachregister.

A.

Abdominaltyphus 176.
Abreissring-Dosen 252. 254.
Achorion Schönleinii 179.
Acidum benzoicum 85.
— boricum 86.
— carbolicum 86.
— chromicum 87.
— picrinicum 87.
— salicylicum 88.
— tannicum 88.
— tartaricum 196.
Actinomyces 179.
Actol 88.
— -Gaze 153.
— -Watte 153.
Aeroben 171.
Aether 89.
Airol 89.
— -Gaze 111.
Albumen ovi siccum 89.
Alembrothsalz(-Lösung) 99.
— -Gaze 159.
— -Pyoktanin-Gaze 159.
— -Watte 158.
Alkohol 107.
Alumnol 90.
— -Gaze 164.
Amidon 90.
Ammonium chloratum 90.
— sulfoichthyolicum 99.
Amyloform 90.
— -Gaze 121.
Amylum 90.
Anaeroben 170.
Antinosin 105.
Appretirte Gaze 22.
Appreturarbeiten 18.
Aqua destillata 91.
Argentol 91.

Argentol-Gaze 154.
Argentum 91.
Argentum chinaseptolicum 91.
— citricum 100.
— diaphtolicum 91.
— lacticum 88.
Argonin 91.
— -Gaze 154.
Aristol 92.
— -Gaze 125.
Arm-Binden 220.
— -Tragetücher 219.
Asbest 48.
Asche 48.
Augen-Binden 226.
— -Klappen 226.
— -Kompressen 219, 232.
Auramin 92.
— -Gaze 147.
— -Watte 148.
Aussatz 176.

B.

Bacillen 169.
Bacillus anthracis 175.
— botulinus 178.
— enteritides 178.
— oedematis maligni 169. 175.
— pneumoniae 179.
— pyocyaneus 177.
— tetanus 175.
Bacterium aeruginosum 177.
— coli commune 169. 176.
Badeschwämme 49.
Bäusche 231.
Bakterien 168. 169.
— -Proteine 173.
Balsamum Peruvianum 92.

Basisch dithiosalicylsaures Bismut 108.
— essigsaures Aluminium 102.
— gallussaures Bismut 95.
— — Bismutoxyjodid 89.
— gerbsaures Bismut 95.
— salpetersaures Bismut 93.
Battist 22.
— -Binden 224.
Baumwolle 5.
Baumwollene Stoffe, geölt 24.
Beely's Gyps-Schienen 207.
Benzoe 92.
Benzoesäure 85.
— -Gaze 110.
— -Jute 110.
— -Watte 110.
Bettcinlagenstoffe 55.
Billroth's Battist 24
— Jodoform-Gaze 129. 130.
Binden 220.
— -Gipsmaschine 205.
— -Mull 22.
— -Schneidemaschine 222.
— -Wickelmaschine 221.
Bismut-Amylum-Gaze 112.
— -Oxyjodid-Gaze 113.
Bismutum dithiosalicylicum 108.
— oxyjodatum 92.
— subgallicum 95.
— subnitricum 93.
— subtannicum 95.
Blattsilber 91.
Blechdosen 252.
— -Kleister 207.
Blechkartondosen 254.
Blutstillende Gaze 114. 119. 120.

Blutstillende Lint 114. 119. 120.
— Schwämme 51.
— Watte 51. 114. 118 bis 120. 247.
Borsäure 86
— -Gaze 114.
— -Lint 114.
Borsäure-Torf 48.
— -Watte 114.
Bourette 40.
Bourette-Binden 221.
Breite der Webwaaren 21
Brei-Umschläge, künstliche 202.
Bruns'Charpie-Baumwolle 9.
— Karbolsäure-Gaze 141.
Brust-Umschläge 228.
Bubonenpest 177.

C.

Cambric 22.
— -Binden 221.
Camphora 93.
Cataplasma 202.
Catgut 58. 142. 160. 256
Celluloid 12.
— -Binden 209.
Cellulose (Handelsname) 30.
—, denitrirte 39.
Cera alba 93.
Cetaceum 93.
Charpie-Baumwolle 9.
—, englische 23.
Chinagras 37.
— -Watte 37.
Chinaseptol 94.
— -Gaze 115.
Chinolinum tartaricum 94.
Chinolin-Gaze 115.
Chinosol 94.
— -Gaze 116.
Chlorammonium 90.
Chlornatrium 105.
Chlorzink 109.
Cholera-Vibrio 169. 177.
Christia 32.
Christbaum-Watte 211.
Chromogene Bakterien 173.
Chromsäure 87.
— -Catgut 142.
Citronensaures Silber 100.
Cocain-Borsäure-Watte 118.
— -Morfium-Watte 118.
Cocainum hydrochloricum 94.
Colophonium 95.
Creolinum 95.

Crepon 36.
Cumarin 95.
Cumol-Catgut 257.

D.

Damenbinden 232.
Dampf-Sterilisator 181. 186.
Dermatol 95.
Dermatol-Gaze 113.
Desinfectol 144.
Desodorirte Ichthyol-Watte 123.
— Jodoform-Gaze 129. 137.
— — -Watte 129.
Destillirtes Wasser 91.
Diaphterin 96.
— -Gaze 116.
Diaphtol 94.
— -Gaze 115.
Dijodoform 96.
— -Gaze 136.
Dijodparaphenolsulfosäure 107.
Dijodsalicylsäure - Methylester 107.
Diphtherie 177.
Diplococcus pneumoniae 170. 179.
Diplokokken 170.
Diskontinuirliche Sterilisation 194.
Dithymoldijodid 92.
Docht 24. 130.
Doppel-Schlitzdosen 253. 255.
Drains 49.
—, resorbirbare 59.
Dreiecktücher 219.

E.

Eisbeutel 210.
Eisenbakterien 169.
Eisenchlorid 97.
— -Gaze 119.
— -Lint 119.
— -Schwämme 51.
— -Watte 118. 247.
Eiterkokken 178. 179.
Eiweiss 89.
Eka-Jodoform 96.
— — -Gaze 137.
Emaillirte Gummiwaaren 56.
Englische Charpie 23.
— Mull 23.
Eosin 96.
Erysipel 178.

Essigsaure Thonerde 102.
— — -Gaze 164.
— — -Watte 164.
Etikettiren der Materialien 244. 246.
Etiketten-Kleister für Blechdosen 207.
Eukalyptusöl 105. 123.
— -Gaze 120.
Europhen 96.
— -Gaze 125.
Exportpackung der Materialien 243. 247.

F.

Fadenstärke der Webwaaren 21.
Fadenzahl der Webwaaren 21.
Färben der Bakterien 174.
— der Verbandstoffe 65. 129. 159.
Faltschachteln 251.
Favuspilz 179.
Ferripyrin (Ferropyrin) 96.
— -Gaze 120.
— -Watte 119.
Ferrostyptin 97.
— -Gaze 120.
— -Watte 120.
Ferrum sequichloratum 97.
Feuerwehr-Verbandtasche 262.
Fil de Florence 41. 258.
Filz 35. 50. 57. 216.
—, plastischer 209.
Finger-Binden 225.
Fingerlinge 225.
Fixirungsmittel 64. 113. 130.
Flachs 42.
Flanell 23. 36.
— -Binden 224.
—, elastischer 36.
Fleischgift 178.
Formalin (Formaldehyd) 97.
— -Catgut 121.
— -Gelatine 98.
— -Stärke 90.
Fuchsin 98.

G.

Gallusgerbsäure 88.
Garn-Nummerirung 6.
Gaze 22.
Geisselfäden 172.
Geleimte Watte 201.
Gerbsäure 88.

Gicht-Papier 203.
— -Watte 32. 123. 203. 248.
Gips-Binden 204.
— -Schienen 207.
— -Watte 207.
Glas-Drains 49.
— -Packung 247. 257.
— -Wolle 49.
Glutol 98.
— -Gaze 121.
Glycerin 98.
Glycerinirte Materialien 47. 69.
Gonokokken 168. 178.
Gonorrhoe 178.
— -Beutel 239.
Gram's Bakterienfärbung 174.
Gürtel zu Damenbinden 238.
Gummi-Fingerlinge 225.
— -Gewebe 53.
— -Waaren 53.
Guttapercha 56.
— -Mull 57.
— -Papier 57.
— -Schwammfilz 57.

H.

Hals-Umschläge 227.
Hanfleinen 42.
Hartgummi 54.
Hausapotheken 259.
Hede 42.
Heissluft-Sterilisator 180.
Herpes tonsurans 179.
Holz 26.
— -Charpie 29.
— -Schliff 27.
— -Theer 106.
— -Wolle 27.
— -Wollwatte 28.
Hydrargyrum bichloratum 98.
— -Zincum cyanatum 99.
Hydrophiler Verbandstoff 22.

I.

Ichthyol 99.
— -Gaze 122.
— -Watte 123.
Impf-Polster 239.
Imprägnir-Apparate 73. 76.
— -Leinen 81.
— -Räume 71.
Imprägniren der Materialien 67.

Imprägnirte Binden 63. 223. 224.
— Kompressen 219.
Influenza 179.
Irrigator-Flasche 75.
— -Spritze 75.
Isobutylkresoljodid 96.
Isolirung der Bakterien 173.
Itrol 100.
— -Gaze 154.
Izal 144.

J.

Jod 101.
— -Watte 123. 247.
Jodjodoformin 101.
Jodkalium 102.
Jodoform 100.
— -Docht 130.
— -Gaze 128. 131.
— -Gummi-Drainagen 130.
— -Perubalsam-Gaze 147.
— -Schwämme 51.
— -Seide 130.
— -Tannin-Gaze 130.
— -Torf 47.
— -Watte 128.
Jodoformal 100.
— -Gaze 137.
Jodoformin 101.
— -Gaze 138.
Jodol 101.
— -Gaze 125.
Jodoxychinolinsulfosäure 103.
Jodsalicylsäure-Methylester 107.
Juniperi-Catgut 160. 257.
Jute 32.
— -Watte 34.

K.

Kämmlinge 6.
Kaliko 20.
— -Binden 221. 224.
Kalium jodatum 102.
— sozojodolicum 107.
Kapselbakterien 169.
Karbolsäure 86.
— -Catgut 142. 257.
— -Gaze 140.
— -Gummi-Drainagen 143.
— -Jute 140.
— -Lint 141.
— -Pergamentpapier 141.
— -Schwämme 51.
— -Seide 142. 258.
— -Torf 47.

Karbolsäure-Watte 139.
— -Zwirn 142. 258.
Karton-Dosen 256.
— -Packung 256.
Kasein-Silber 91.
Kautschuk 52.
Kettenkokken 170.
Klebende Jodoform-Gaze 129.
Klebstoff für Etiketten 207.
— — Umschläge 210. 228.
Kleister-Gaze 22.
Knochendrains 59.
Koch's Bouillon 173.
— Nährgelatine 173.
Kocher's Juniperi-Catgut 160. 257.
Kochsalz 105.
Köper-Bindung 17.
Kohle 48.
Kokken 168.
Kommastäbchen 169.
Kompressen 218. 229. 232.
— -Mull 22.
— -Stoff 229.
— -Watte 229.
Kopf-Binden 225.
Kreolin 95. 144.
— -Gaze 145.
— -Watte 144.
Kresalol 102.
— -Gaze 149.
Kresole 144.
Kresoljodid 96.
Kriegsministerielle Verbandwatte 10.
Kugelbakterien 168.
Kurzstäbchen 169.

L.

Langstäbchen 169.
Largin 102.
— -Gaze 154.
Leder-Fingerlinge 225.
Leib-Umschläge 227.
Leinen 41.
— -Bindun 44. 221.
— -Bindung 15. 17.
— -Charpie 44.
Lepra 176.
Ligaturseide 39.
Lint 23.
Liquor Aluminii acetici 102.
Lister's Karbolsäure-Gaze 140.
— -Quecksilber-Zinkcyanid-Gaze 159.
Löffler's Bouillon 173.

Loretin 103.
— -Gaze 117.
Lunte 6.
Lysol 103. 144.
— -Gaze 145.
— -Watte 144.

M.

Macintosh 55.
Menstruations-Binden 232.
Metadioxybenzol 106.
Methylviolett 104.
Micrococcus tetragenus 170.
Mikrokokken 168.
Mikroskop. Untersuchung auf Bakterien 174.
Milchsaures Silber 88.
Milzbrand 175.
Militär-Verbandpäckchen 261.
Molton 23.
Monats-Verband 232.
Moos 44.
— -Filz 45.
— -Pappe 45.
— -Watte 45.
Morfinum hydrochloricum 104.
Mull, englischer 22.
—, gebleichter 22.
—, roher 20.
— -Binden 222. 224.
Mund-Tampons 216.

N.

Nähseide 39. 258.
Naphtalin 104.
— -Gaze 146.
— -Watte 146.
naphtoldisulfosaures Aluminium 90.
Natrium chloratum 105.
— -sozojodolicum 107.
Nessel 20.
—, gerauhter 23.
—, ostindischer 37.
Neuber's resorbirbare Drains 59.
Nosophen 105
— -Gaze 126.

O.

Oakum 43. 164.
Ohr-Tampons 218. 220.
Oleum Eucalypti 105.
Organdin-Gaze 22.

Orthooxybenzoesäure 88.
Oxychinaseptol 96.
— -Gaze 116.
Oxychinolinsulfophenylat 96
Oxychinolinsulfosäure 94.
Oxychinolinsulfosaures Kalium 94.
— -Silber 91.

P.

Packetkokken 170.
Papier 31.
— -Packung 244.
Para-Fäden 53.
— -Gummi 52. 53.
Paraffin 105.
Paraffinöl 106.
Paraform 106.
— -Gaze 121.
Parasiten 171.
Patent-Gummi 53.
— -Nähseide 40.
Pathogene Bakterien 171.
Pattison's Gichtwatte 203. 248.
Penghawar-Djambi 51.
— -Watte 51.
Pergamentpapier 31.
— -Packung 247. 248.
Perubalsam 92.
— -Gaze 147.
— -Jodoform-Gaze 147.
Pferde-Binden 25. 40. 221.
— -Schwämme 50.
Phenol 86.
Pigmentbakterien 173.
Pikrinsäure 87.
— -Gaze 147.
Pix liquida 106.
Plastische Binden 209.
— Filz 209.
— Pappe 208.
— Schienen 208.
Plissir-Form 215.
Plissirte Materialien 214. 250.
Pneumonie 179.
Polsterwatte 7. 201.
Pressen imprägnirter Materialien 79.
Pressrollwatte 212. 248.
Priessnitz' Umschläge 227.
Procentuirung imprägnirter Materialien 82.
Protargol 106.
— -Gaze 154.
Protectin 55.
Proteine 173.
Ptomain-Alkaloide 173.

Putzen der Rollbinden 223.
Pyoktanin, blau 104.
—, gelb 92.
— -Gaze 148.
— -Quecksilber-Gaze 159.
— -Watte 147.

Q.

Quecksilberchlorid 98.
Quecksilber-Zinkcyamid 99
— — -Gaze 159

R.

Ramé (Ramié) 37.
Rauhen der Flanelle etc. 19.
Reinzüchtung der Bakterien 173.
Resorcin 106
— -Gaze 148.
— -Jute 148.
— -Watte 148.
Resorcinol 106.
— -Gaze 138.
Rollbinden 220. 250.
Rollwatte 212. 248.
Rotz 176.
Rückfallfieber 179.

S.

Safranin 106.
Salicylsäure 88.
— -Gaze 149.
— -Jute 149.
— -Kresylester 102.
— -Lint 149.
— -Phenylester 107.
— -Thymolester 107.
— -Watte 148.
Salithymol 107.
— -Gaze 149.
Salmiak 90.
Salol 107.
— -Gaze 150.
— -Watte 150.
Salubrol 107.
— -Gaze 153.
Samariter-Binden 220.
Sand 48.
Sanoform 107.
— -Gaze 126.
Sapokarbol 144.
Saprophyten 171.
Sarcinen 170.
Schaf-Wolle 34.
Scheiden-Tampons 216.

Schienen, Beely's 207.
—, plastische 208.
Schlauch Binden 24. 221.
Schlitzdosen 253. 255.
Schmiss-Binden 226.
Schnüren der Verband-Päckchen 245. 251. 259.
Schraubenbakterien 169.
Schutzkissen 232.
Schutztaffet 41.
Schwämme, gebleichte 50.
— -imprägnirte 50-51.
— -rohe 49.
Schwammfilz 50. 57.
Schwefeläther 89.
Schwefelbakterien 169.
Schwingflachs 42.
Seide 37.
—, imprägnierte 41. 130. 142. 160.
—, künstliche 39.
Seidenabfall-Binden 221.
— -Gewebe 40.
Seidenpapier 31.
Seidenwatte 40.
Seidenwurm-Darm 41. 258.
Silber 91.
— -Gaze 154.
— -Watte 154.
Silk protectiv 41.
Solutol 144.
Solveol 144.
Sozojodol 107.
— -Gaze 126.
Spaltpilze 168.
Speichel-Tampons 217.
Spirillen 169.
Spirillum Undula 169.
Spiritus 107.
Spirochaeten 169.
Spirochaete recurrens 169.
Spital Watte, gebleichte 14.
— —, rohe 7.
Sporenbildung der Bakterien 170.
Sport-Verbandpäckchen 261.
Stäbchenbakterien 169.
Stärke 90.
Stärkebakterien 169.
Stapelziehen der Baumwolle 13.
Staphylococcus pyogenes 178. 179.
Staphylokken 170.
Sterilisation 179.
Sterilisator 180. 182. 192
Streptococcus erysipelatis 170.
— -pyogenes 178.
Streptokokken 170.

Strumpfschlauch 24.
— -Binden 24. 221. 222.
— -Fingerlinge 225.
Sublimat 98.
— -Catgut 160. 257.
— -Gaze 158.
— -Holzwolle 158.
— -Holzwollwatte 158.
— -Juniperi - Catgut 160. 257.
— -Jute 158.
— -Kochsalz-Gaze 158.
— -Kochsalz-Lösung 98.
— -Kochsalz-Watte 157.
— -Lint 158.
— -Moos 45.
— -Schwämme 51.
— -Seide 160. 258.
— -Serum-Gaze 159.
— -Serum-Lösung 99.
— -Serum-Watte 157.
— -Torf 47.
— -Watte 157.
— -Weinsäure - Materialien 196.
Suspensorienstoff 26.
Syphilis 176.

T.

Tafelkokken 170.
Tampons 216. 218. 220.
Tannin 88.
— -Jodoform-Gaze 130.
— -Schwämme 51.
Tannoform 108.
— -Gaze 121.
Tetrabromfluorescein - Kalium 96.
Tetrajodäthylen 96.
Tetrajodphenolphtalein 105.
Tetrajodpyrrol 101.
Theer 106.
— -Hanfcharpie 43.
— -Jute 163.
Thioform 108.
— -Gaze 127.
Thonerde, essigsaure 102.
— — -Gaze 165.
— — -Watte 165.
Thymol 109.
— -Gaze 165.
— -Watte 165.
Torf 45.
— -Watte 46.
Touristen - Verbandtasche 262.
Toxalbumine 172.
Toxine 172.
Traubenkokken 170.

Tribromphenol-Bismut 109.
Trichophyton tonsurans 179.
Triformaldehyd 106.
Trikot 26.
— -Binden 26. 221. 225.
— -Fingerlinge 225.
— -Schlauch 24.
Trikresol 144.
Trinitrophenol 87.
Trioxymethylen 106.
Tripper-Taschen 239.
Trockenräume 79.
Trocknen der Materialien 79.
Tuberkulose 175.
Tuch-Bindung 15. 17.
Tupfer-Mull 22.
Turner's Nähseide 40.

U.

Umschläge 227.
Unverbrennliche Materialien 210.

V.

Vaselineöl 106.
Verband-Jute 34.
— -Kästen 259.
— -Moos 44.
— -Mull 22.
— -Päckchen 259.
— -Pergamentpapier 141.
— -Schränke 259.
— -Stoff, hydrophiler 22.
— -Taschen 259.
— -Torf 46.
— -Watte 9.
— -Watte, nicht knirschende 10.
Verpacken der Materialien 241.
Vibrionen 169. 178.
Vömel's Nähmaterialien 258.
Volkmann's Karbolsäure-Gaze 140.
Vorbereiten der Materialien 62.
Vulkanisiren des Kautschuks 53.

W.

Wachs 93.
— -Taffet 24.
Waldwollwatte 32.
Walken der Flanelle 18.
Walrat 93.

WasserdichteMaterialien 55. 209.
Wasser-Vibrionen 178.
Watte-Binden 202.
— -Filz 216.
— -Kompressen 209.
— -Mull-Binden 231.
— -Packformen 245.
— -Plissirform 215.
— -Pressen 77. 247.
— -Schneidemaschinen 212. 230.
— -Wickelmaschine 213.
Webwaaren 15.
Weichgummi 54.

Weingeist 107.
Weinsäure 196.
Werg 37. 42.
Wirkwaaren 24.
Wochenbett-Kissen 239.
Wolle 34.
Wringmaschinen 73. 132.
Wundstarrkrampf 175.
Wurstbacillus 178.

X.

Xeroform 109.
— -Gaze 113.

Z.

Zellstoff 30.
— -Blätter 30.
— -Gewebe 30.
— -Watte 30.
Zincum chloratum 109.
— -sulfocarbolicum 109.
Zinkchlorid-Gaze 167.
— -Jute 167.
— -Watte 166.
Zinksulfophenylat-Gaze 167.
— -Watte 167.
Zwirn 42.
— imprägnirter 142. 258.

Mitteilungen aus der pharmazeutischen Praxis.

Ueber Wertbestimmung von Sublimat in Sublimatpastillen.
Von Enrico Rimini.

Verfasser hat gefunden, daß Sublimatpastillen in den Handel kommen, die wenig oder gar kein Sublimat enthalten. Da gewichtsanalytische Bestimmungen des Sublimats umständlich und schwierig sind, hat er folgendes auch für kleine Laboratorien geeignete Verfahren ausgearbeitet: Er stellt eine $12,005^0/_{00}$ige Lösung von Hydrazinsulfat her, von dem 20 ccm einem Gramm Sublimat entsprechen, nach folgender Gleichung:

$$2\,HgCl_2 + N_2H_4H_2SO_4 + 6\,KOH = K_2SO_4 + 4\,KCl + 2\,Hg + N_2 + 6\,H_2O.$$

Mischt man nun 20 ccm der Hydrazinsulfatlösung mit der Lösung der Sublimatpastillen und fügt Kali- oder Natronlauge bis zur alkalischen Reaktion hinzu, so erhält man, wenn die Sublimatpastille 1 g Sublimat enthält, ein Filtrat, welches freies Hydrazin nicht enthält; ist weniger als 1 g Sublimat enthalten, so wird das Filtrat Fehlingsche Lösung in der Wärme reduzieren und mit Sublimat eine Färbung und einen grauen Niederschlag geben. Diese Probe dient nur zur approximativen Bestimmung des Sublimats. Zur genauen Bestimmung verfährt Verfasser folgendermaßen:

Er löst die Pastille in etwas warmem Wasser auf, fügt eine kaltgesättigte Lösung von Hydrazinsulfat (auf 1 g $HgCl_2$ etwa 20 ccm), die neutral sein muß (Methylorange als Indikator), hinzu und läßt aus einer Bürette 10 ccm Normalnatronlauge hinzufließen. Man rührt um, läßt einige Minuten absetzen, filtriert und wäscht sorgfältig mit warmem Wasser nach. Nach der Gleichung:

$$N_2H_4NaHSO_4 + 2\,HgCl_2 + 5\,NaOH =$$
$$4\,NaCl + Na_2SO_4 + 2\,Hg + N_2 + 5\,H_2O$$

entsprechen 5 Molek. Natronlauge 2 Molek. $HgCl_2$, oder 1 ccm Normalnatronlauge 0,10836 g $HgCl_2$. Titriert man nun den Ueberschuß Alkali mit $n/_{10}$ Normalschwefelsäure, so kann man leicht den Gehalt der Sublimatpastille an Sublimat berechnen. Die Färbung der Sublimatpastille ist hierbei nicht störend. Verfasser wünscht, daß diese Prüfung in der neuen Pharmakopöe Aufnahme findet.

(Bollet. Chimic. Farmaceut. Fasc. 5, S. 145.)

MIX
Papier aus verantwortungsvollen Quellen
Paper from responsible sources
FSC® C105338

If you have any concerns about our products,
you can contact us on
ProductSafety@springernature.com

In case Publisher is established outside the EU,
the EU authorized representative is:
**Springer Nature Customer Service Center GmbH
Europaplatz 3, 69115 Heidelberg, Germany**

Printed by Libri Plureos GmbH
in Hamburg, Germany